高等职业教育养老服务类示范专业系列教材

老年服务与管理专业改革创新教材

老年中医康复保健

主　　编　罗清平

副主编　林咸明　黄岩松

参　　编　狄　忠　潘国庆　沈攀攀　宋　瑶
　　　　　唐金容　唐云峰　张　异

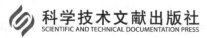

机械工业出版社
CHINA MACHINE PRESS

科学技术文献出版社
SCIENTIFIC AND TECHNICAL DOCUMENTATION PRESS

"老年中医康复保健"是老年服务与管理专业必修课。本教材主要包括初识中医康复保健（中医康复保健的基本概念及其发展历程）、认识经络与腧穴（经络与腧穴的基本知识及常用腧穴）、实施中医康复保健技术（灸法、拔罐、刮痧、耳穴、推拿等保健）、应用中医康复保健技术（包括老年高血压、老年心血管病、老年脑血管意外后遗症、老年糖尿病、老年失眠、老年颈腰痛、老年膝关节病、老年心理健康问题、老年便秘及老年急症的中医康复保健）4个项目20个任务。本教材从培养学生中医康复保健的职业素质及能力目标出发，突出中医康复保健所要求具备的专业知识和操作技能，使教材更加符合养老机构中医康复保健实际工作的要求，力求培养学生良好的职业素质和较强的岗位适应能力。基于此，本教材每个任务均以实际情境导入和实施相应的任务，使教材更加贴近行业实际。

本教材既可作为高等职业院校老年服务与管理专业的教材，又可作为高等职业院校老年保健与管理、康复治疗技术、社区康复等专业的教材，同时还可作为健康养老服务行业相关培训用书。

图书在版编目（CIP）数据

老年中医康复保健/罗清平主编. —北京：科学技术文献出版社：机械工业出版社：2016.10
（2024.1重印）

高等职业教育养老服务类示范专业系列教材. 老年服务与管理专业改革创新教材

ISBN 978-7-5189-1958-1

Ⅰ. ①老… Ⅱ. ①罗… Ⅲ. ①老年人—中医学—康复医学—高等职业教育—教材

Ⅳ. ①R247.9

中国版本图书馆CIP数据核字（2016）第231523号

机械工业出版社（北京市百万庄大街22号 邮政编码100037）

策划编辑：聂志磊 责任编辑：聂志磊

责任校对：樊钟英 封面设计：马精明

责任印制：邓 博

北京盛通数码印刷有限公司印刷

2024年1月第1版第7次印刷

184mm×260mm · 12.75印张 · 320千字

标准书号：ISBN 978-7-5189-1958-1

定价：39.00元

电话服务　　　　　　　网络服务

客服电话：010-88361066　　机　工　官　网：www.cmpbook.com

　　　　　010-88379833　　机　工　官　博：weibo.com/cmp1952

　　　　　010-68326294　　金　书　网：www.golden-book.com

封底无防伪标均为盗版　　机工教育服务网：www.cmpedu.com

高等职业教育养老服务类示范专业系列教材
老年服务与管理专业改革创新教材

编审委员会

主任：

邹文开　北京社会管理职业学院党委书记、院长、教授，民政部培训中心主任，民政部职业技能鉴定指定中心主任，全国民政职业教育教学指导委员会副主任委员，中国养老产业和教育联盟理事长

副主任：

吴玉韶　全国老龄工作委员会办公室副主任、教授，中国老龄科研中心主任

阎青春　中国老龄事业发展基金会副理事长，全国老龄工作委员会办公室原副主任

罗　志　湖南广播电视大学正校级督导、教授，中国养老产业和教育联盟顾问

赵红岗　北京社会管理学院副院长、教授，民政部培训中心副主任，全国民政职业教育教学指导委员会秘书长，中国养老产业和教育联盟副理事长

杨根来　北京社会管理职业学院老年福祉学院院长、教授，全国民政行指委老年专指委秘书长，中国养老产业和教育联盟副理事长兼秘书长

委员（排名不分先后）：

刘文清　广东开放大学、广东理工职业学院校长

钟　俊　武汉民政职业学院副院长

任　波　重庆城市管理职业学院党委书记

黄岩松　长沙民政职业技术学院医学院院长

沙聪颖　大连职业技术学院社会事业学院院长

张　俊　重庆城市管理职业学院健康与老年服务学院副院长

潘美意　广东开放大学、广东理工职业学院健康产业学院院长

王友顺　钟山职业技术学院现代服务与管理学院副院长

刘德禄　山东商业职业技术学院人文学院院长

李朝鹏　邢台医学高等专科学校副校长

孙书勤　滨州医学院老年医学院院长

胡月琴　皖北卫生职业技术学院副院长

方士英　皖西卫生职业学院副院长

艾旭光　许昌学院医学院院长

余运英　北京社会管理职业学院老年福祉学院教授

刘利君　北京社会管理职业学院老年福祉学院副教授

袁光亮　北京青年政治学院社会工作系主任

臧少敏　北京青年政治学院老年服务与管理教研室主任

阮　利　天津城市职业学院社会事业系副教授

孙剑宏　中山市博睿社会工作服务中心理事长

杨　敏　湖北省中医院康复科副主任

林咸明　浙江中医药大学第三临床医学院副院长，浙江省中山医院副院长

封　敏　湖南医药学院针灸教研室主任

刘利丹　大连医科大学医学博士

序

进入新世纪以来，随着我国人口老龄化形势的日益严峻，老年人的服务需求越来越多样化，养老服务成为关乎老年人晚年生活质量及每个家庭福祉的民生事业。以习近平同志为核心的党中央，高度关注人口老龄化问题，并对加快发展养老服务业做出了系统安排和全面部署。自2013年，《中华人民共和国老年人权益保障法》《国务院关于加快发展养老服务业的若干意见》颁发实施以来，国务院各部门密集出台了近40项政策规定和标准规范。有效应对我国人口老龄化，事关国家发展全局，事关亿万百姓福祉。要立足当前、着眼长远，加强顶层设计，完善生育、就业、养老等重大政策和制度，做到及时应对、科学应对、综合应对。仅在2016年间，习近平总书记对养老问题就有四次重要批示和讲话，其中两次提出"人才队伍建设"。习近平总书记的讲话不仅体现了党和国家对老年人的关爱，更是对今后养老服务发展和为老服务人才工作政策的顶层设计。

"十三五"期间，我国处于经济体制深刻变革、社会结构深刻变动、利益格局深刻调整、思想观念深刻变化的阶段，老龄化进程与家庭小型化、空巢化相伴随，与经济社会转型期的矛盾相交织，社会养老保障和养老服务的需求将急剧增加，这给应对人口老龄化增加了新难度。为应对这些新的变化趋势，我国提出推进养老服务社会化的政策。

社会化养老服务一方面带来全社会共同参与养老服务的良好局面，另一方面也面临着人才队伍严重短缺的困境。目前，我国养老服务人才队伍的问题突出表现在人才严重短缺、队伍不稳定、文化程度偏低、服务技能和专业知识差、年龄老化等方面。这些困难严重制约着我国养老服务水平的提高，严重影响老年人多样化的养老服务需求的实现。发展人口老龄化社会迫切需要大量专业化的养老服务与管理专业人才。

"行业发展、教育先行"，人才队伍建设离不开教育，大力推进老年服务与管理相关专业的发展是未来一个历史时期民政部和教育部的重点工作之一。在这样的社会背景下，由全国民政行指委老年专指委、中国养老产业和教育联盟、机械工业出版社组织全国多所大专院校联合开发的"高等职业教育养老服务类示范专业系列教材 老年服务与管理专业改革创新教材"，旨在以教材推进课程建设和专业建设，进而提高老年服务与管理人才培养质量。

在编写思想上，本系列教材充分体现工学结合教学改革思路，突出"做中学、做中教、教学做合一，理论实践一体化"的特点；体现专业教学要求和养老护理员、养老事务员职业标准；注重职业精神、素养（尊老敬老、爱岗敬业、爱心奉献等）和能力的培养，以及健康心理、完善人格、良好卫生与生活习惯的养成。

在编写形式上，本系列教材应用创新的编写体例：采用情境导入、案例分析、项目式编写模式，紧密联系生产生活实际；设计新颖、活泼的学习栏目，图文并茂，可读性强，利于激发学生的学习兴趣。

在编写内容上，本系列教材立足老年服务与管理岗位需求，内容涵盖老年服务与管理岗位人才需要掌握的多项技能，包括老年服务沟通技巧、老年服务伦理、老年服务礼仪、老年人生活照护、老年常见病的预防与照护、老年康复护理、老年心理护理、老年运动与保健、老年人活动策划与组织、老年膳食与营养配餐等多个方面。

在配套资源上，本系列教材力求为用书教师配备演示文稿等资源，并依托养老专业教学资源库，在重点知识处嵌入二维码，以呈现教学资源库成果，以利于教师教学和学生学习。

"十年树木，百年树人"，人才队伍建设非一朝一夕可实现。在此，我要感谢参与编写本系列教材的所有编写人员和出版社，是你们的全心投入和努力，让我看到这样一系列优秀教材的出版。我要感谢各院校以及扎根于一线老年服务与管理人才培养战线的广大教师，是你们的默默奉献，为养老服务行业输送了大量的高素质人才。当然，我还要感谢有志于投身养老服务事业的青年学子们，是你们让我对养老服务事业的发展充满信心。

我相信，在教育机构和行业机构的共同努力下，在校企共育的合作机制下，我国的养老服务人才必定不断涌现，推动养老服务行业走上规范、健康、持续发展的道路。

2017 年春节于北京

前　言

目前，我国 60 岁及以上老年人口已经突破 2 亿。据 2012 年卫生部统计，老年人慢性病发病率、患病率为 43.8%，其中城市高达 53.2%，农村为 38.9%；另外，老年人的残障率也越来越高。全国老龄办和中国老龄科学研究中心发布的《全国城乡失能老年人状况研究》报告显示，至 2015 年，全国失能、半失能老年人将达 4000 万人，占老年人口的 19.5%，亟须在老年人中开展中医康复保健工作。关注老年人健康、满足老年人的健康需求、提高老年人生活质量、为老年人提供中医康复保健服务，是每一位养老服务工作者的责任和义务。

2013 年 9 月出台的国务院 35 号文件——《关于加快老年服务业发展的若干意见》指出，到 2020 年，我国养老服务行业的从业人员将超过 1000 万，其中康复、护理、保健人才占有非常大的比重，因此未来 5 年康复保健类人才的需求量非常巨大。

基于此，本教材力求贴近养老服务行业、贴近养老服务中医康复保健工作岗位、贴近中医康复保健职业环境，将培养学生的中医康复保健操作技能和服务能力放在突出位置。同时，本教材强调内容的实用性与操作性，立足为我国养老产业中医康复保健实践服务，注重专业基础理论教学以应用为目的，以"必须""够用"为度；强调学生对中医康复保健知识的掌握及其实际应用。

本教材由罗清平担任主编，由林咸明、黄岩松担任副主编，具体编写分工：项目一由黄岩松编写，项目二由罗清平编写，项目三之任务一、三和项目四之任务三由唐云峰编写，项目三之任务二、四由狄忠编写，项目三之任务五由潘国庆编写，项目四之任务一、二、九、十由唐金容编写，项目四之任务四、七由林咸明编写，项目四之任务五由沈攀攀编写，项目四之任务六由张异编写，项目四之任务八由宋瑶编写。

为方便教学，凡选购本书作为教材的教师可登录机械工业出版社教材服务网（http://www.cmpedu.com）免费下载教学资源包（含助教课件、图片、视频等），同时欢迎广大教师加入老年服务与管理专业教师交流群（QQ 群：286490986），分享资料和经验。

本教材编写过程中参考或直接引用了相关教材的图片，谨向这些教材、文献的作者以及所有为本教材的编写做出贡献的单位和人员致以衷心的感谢。

由于编者水平有限，书中若有错误和疏漏之处，真诚希望使用本教材的各位教师、学生及读者批评指正。

编　者

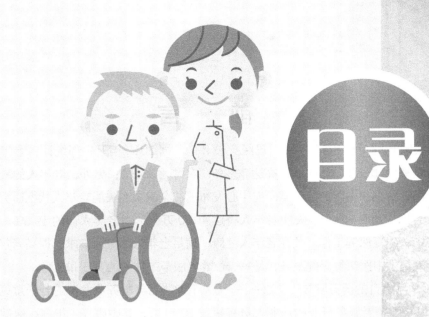

目录

项目一　初识中医康复保健

学习目标

知识目标

①掌握中医康复保健的概念。②熟悉中医康复保健的特点及应用。③了解中医康复保健的发展史。

技能目标

具备整体观念与辨证论治的康复保健思维。

情感目标

树立综合运用中医康复保健技术与方法帮助老年人进行康复保健的观念。

任务一　概说中医康复保健

情境导入

某女性老年人，65岁，无明显原因常于晨起突觉眩晕，如坐舟车，站立不稳，动则加剧，头胀痛晕蒙，少寐多梦。查：神疲懒言，闭目静卧，面色苍白，汗出肤冷，唇甲不华，胸闷泛恶，呕吐出胃内容物，口淡，耳如蝉鸣，二便尚可，舌苔薄，舌质淡，脉沉细弱。曾至医院就诊，诊断为内耳性眩晕（气血亏虚）。给予西药治疗，效果不明显，今该老年人欲采用中医康复保健的方法予以治疗。

请思考： 1. 什么是中医康复保健？它有什么样的特点？

2. 中医康复保健方法适用于什么情况？

知识储备

中医康复保健是中医学的重要组成部分，是随着中医学发展而逐渐形成的，是研究传统康复医学理论和方法的一门新兴学科，也可以说是既古老而又年轻的学科。它有着悠久的历史和丰富的理论与实践经验。数千年来，在历代医家的努力下，其不断得到完善和发展，为中华民族的繁衍做出了卓绝贡献的同时也传播到日本、朝鲜、越南等国家，在世界范围内产生了一定的影响。

一、中医康复保健的相关概念

（一）中医的概念

中医，一般指以中国劳动人民创造的传统医学，是研究人体生理、病理，以及疾病的诊断和防治等的一门学科。它诞生于原始社会，春秋战国时期中医理论已基本形成，之后历代均有总结、发展。除此之外，它对汉字文化圈国家影响深远，如日本汉方医学、韩国韩医学、朝鲜高丽医学、越南东医学等都是以中医为基础发展起来的。

中医承载着中国古代劳动人民同疾病做斗争的经验和理论知识，是在古代朴素的唯物论和自发的辩证法思想指导下，通过长期医疗实践逐步形成并发展成的医学理论体系。它以阴阳五行作为理论基础，将人体看成是气、形、神的统一体，通过"望、闻、问、切"四诊合参的方法，探求病因、病性、病位，分析病机及人体内五脏六腑、经络关节、气血津液的变化，判断邪正消长，进而得出病名，归纳出证型，以辨证论治为原则，制定"汗、吐、下、和、温、清、补、消"等治法，使用中药、针灸、推拿、拔罐、气功、食疗等多种手段，使人体达到阴阳调和而康复。

（二）康复的概念

康复是指综合地、协调地应用医学的、教育的、社会的、职业的各种方法，使已经丧失功能的部分患者、伤者和残障者（包括先天性残）尽快地、能尽最大可能地得到恢复和重建，使他们在体格上、精神上、社会上和经济上的能力得到尽可能的恢复，重新走向生活，重新走向工作，重新走向社会。康复不仅针对疾病，而且着眼于整个人从生理上、心理上、社会上及经济能力上进行全面康复。

（三）保健的概念

保健，顾名思义，保护健康，是指为保护和增进人体健康、防治疾病所采取的综合性措施。养生，指合理选用养精神、调饮食、练形体、慎房事、适寒温等保健方法，通过长期的锻炼和修习，达到保养身体、减少疾病、增进健康、延年益寿目的的技术和方法。简而言之，所有促进健康、延长寿命的活动都是保健活动。

保健在中国有着悠久的历史，早在《黄帝内经》中就全面地总结了先秦时期的养生保健经验，明确地指出"圣人不治已病治未病，不治已乱治未乱……夫病已成而后药之，乱已成而后治之，譬犹渴而穿井，斗而铸锥，不亦晚乎"的养生保健观点，为中国传统预防医学和养生学的发展奠定了基础。数千年来，历代的中医药学家和养生学家不断地积累和总结流传于民间的养生保健经验，并著有大量的养生保健专著，促进了中国传统养生保健医学的发展。

（四）中医康复保健的概念

中医康复保健是以中医基础理论为核心，以整体观念和辨证论治为指导，采用中医传统康复方法对老年人、残疾者、亚健康人群进行康复活动的一系列医疗与保健技法。其主要包括针灸、推拿、传统运动等，是中国传统医学的重要组成部分，具有疗效确切、无明显不良反应、费用低廉、简单易用等诸多优势。它在防治疾病、保障人们健康方面发挥着巨大的作用，尤其在人口老龄化日趋严峻的形势下，中医康复保健方法对防治老年人疾病、延缓衰老、促进长寿有较高的实用价值。

二、中医康复保健的特点

受中国传统文化和中医基础理论的影响，中医康复保健在康复理念、技术手段、施术部位等各个方面与现代康复技术都有着极大的差异，其特点主要体现在以下几个方面。

（一）整体观念

中医康复保健认为，人体本身具有统一性和完整性，在构成上不可分割，在功能上相互协调、相互为用，在病理上相互影响，而且认为人的精神活动与躯体状态具有完整性和统一性，人与自然环境和社会环境具有有机联系，保持着统一和适应的整体关系，这就是所谓的整体观念。

1. 形与神俱

形即形体。神有广义和狭义之分，广义是指人体生命活动外在表现的总称，包括生理性或病理性外露的征象；狭义是指精神意识思维活动。形神学说是中医学基础理论之一，是在唯物主义自然观的基础上形成的。人体的"形"与"神"在生理状态下是相互滋生、相互依存的统一整体，所谓"形具而神生"，在病理状态下则相互影响，所谓"神之不守则体之不康"。正如张景岳所说："无神则形不可活，无形则神无以生。"所以中医康复保健必须树立形神合一的观念，在急则治标的情况下，可先"复其形"，在一般情况下则可二者兼顾。在不能治愈或恢复形体十分困难的情况下，必先养神愉心，以防病势进一步发展，同时也有防止再次伤残的意义。

2. 天人相应

人类生活在自然界中，自然界存在着人类赖以生存的必要条件，《素问·宝命全形论》云："天地合气，命之曰人""天食人以五气，地食人以五味。"同时，自然界的变化又可以直接或间接地影响人体，而使机体产生相应的生理性和病理性反应，故曰："人与天地相应也。"又如《灵枢·邪客》所云："人与天地相参也，与日月相应也。"故而四时气候、地区方域、昼夜晨昏的变化对人体有着很大影响。天人合一观在传统康复疗法的应用中有着非常重要的意义，一是顺应自然，利用时令气候的周期性变化和日昼时序节律，以及自然地理环境对人体有益的因素进行康复治疗；二是利用自然万物，如日光、泉水、空气、金石、草木、香花、泥沙、海滨、声音、山石等进行预防、保健、养生益寿。

3. 人与社会

真正意义的康复应包括医学的康复、教育的康复、职业的康复和社会的康复。人是社会之一员，随时会因社会地位、经济、文化、职业、人际关系、社会风俗、爱好、学习、工作等的变化使身心受到影响，从而发生伤、病、残。而这些变化同时也是影响康复治疗效果的客观因素。人与社会的关系中发生的问题，是康复工作中必须要努力解决的问题。若此问题不能在真正意义上解决，将对真正意义上的康复产生巨大的影响。世界卫生组织（WHO）医疗康复专家委员会1981年对康复的定义做出的补充说明中明确阐述："康复不仅是指训练残障人使其适应周围的环境，而且也指调整残障人周围的环境和社会条件，以利于他们重返社会。"由此可见人与社会的关系在康复医学中的地位。

（二）辨证论治

辨证就是辨认和识别证候。证候，是根据中医理论，对人体病因、病位、疾病性质及邪正双方力量对比的基本概括。辨证论治是根据不同证候采用不同的治疗方法。辨证的方法有病因辨证、六经辨证、卫气营血辨证、三焦辨证、脏腑辨证、气血津液辨证、经络辨证等。在中医康复保健临床过程中，辨证论治始终是重要的指导原则。

（三）因人、因时、因地制宜

因人、因时、因地制宜，是指防治疾病要根据季节、地区，以及人体的体质、性别、年龄等不同而制定适宜的治疗方法。由于疾病的发生、发展与转归受多方面因素的影响，如时令气候、地理环境等，尤其是个体的体质因素对疾病的影响更大，因此在治疗疾病时，必须把这些方面的因素考虑进去，对具体情况做具体分析，区别对待，以制定出适宜的治疗方法。

（四）杂合以治

"杂合以治"是以中医辨证论治为基础，针对不同的病情，采取综合性的康复治疗手段。随着医疗事业的进步，人的平均寿命不断延长，由慢性病、老年病等导致的功能障碍逐年增加。因此，康复医学的治疗对象也不断发生变化，越来越趋于慢性化、老年化，病情也趋于多样化、复杂化，常常表现为多因素致病、多病理改变、多层次受累、多功能障碍，因而越来越显示出中医"杂合以治"的优势。

（五）未病先防、既病防变

"治未病"包括"未病先防"和"既病防变"。在用于指导康复预防时，"未病先防"可预防疾病的发生，如《素问·四气调神大论》载："是故圣人不治已病治未病，不治已乱治未乱，此之谓也。""既病防变"即指通过早期康复诊断和康复治疗，从而防止疾病的恶化和致残。

总之，防重于治。未病之前，要采取一定的措施，防止病残的发生；已病之后，要早期诊断、早期治疗，以防止疾病的恶化、蔓延和再次发生。这一"未病先防、既病防变"的学术思想在未来康复保健中将会发挥巨大的作用。

三、中医康复保健的应用

（一）残障者

残障是指由各种原因造成的身体结构或功能不同程度的丧失，造成生理上或心理上的缺陷，从而不同程度地丧失生活自理、学习、工作和社会活动能力的一种状态。这种状态大多数是经充分和合理的临床医学治疗，但仍然不能有效地克服而长期、持续或永久地存在。

残障者是指心理、生理、人体结构上，某种组织、功能丧失或者不正常，使得部分或全部失去以正常方式发挥个人或社会生活能力的人。多因先天或后天因素所致身心功能缺陷，包括由于损伤所致的伤残者，由疾病所致的病残者及先天发育障碍和异常的先天性残障者，如视力残障、听力残障、语言残障、肢体残障、智力残障、精神残障、内脏残障、多重残障和其他残障。

（二）老年病患者

老年人是一个多病、多功能障碍、多残障的群体，他们对预防、保健、医疗、康复需求极大。

随着我国经济的发展、医学的进步和生活水平的提高，老年人在社会中所占比例日渐增高，老龄化已成当前社会的主要问题。人口高龄化的现象日趋严重，老年病患者越来越多。截至2015年，60岁以上老年人慢性患病率高达54%，其中高血压、脑血管病、糖尿病为位居前三位疾病，并且65岁以上人群两周就诊率达30.3%。老年慢性病症多因调摄失宜，元气衰退，形神皆虚，气血不足，五脏亏损，故抗病能力和自我调节能力以及适应外界环境的能力下降，容易患病。这类疾病多在慢性衰老的基础上发生，一旦患病，脏腑功能难以康复。因此，老年病症侧重使用调养的康复保健措施，若使用康复保健方法，也要选择既能治又能养的一类康复保健措施，更需要摄养于无疾之先。因此中医康复保健对老年病来说尤为重要。

（三）慢性病患者

慢性病是指临床各科中的慢性疑难痼疾，此类病证往往病机复杂，身心受损，正气难复，故病多迁延不愈，若局限于临床常规或单一的药物治疗，实难收效。正如《医学源流论·汤药不足尽病论》所云："今之医者，只以一煎方为治，唯病后调理则用滋补丸散，尽废圣人良法。即使用药不误，而与病不相入，则终难取效。"所以应本着因时、因地、因人、因病制宜的原则，依据中医理论准确辨证、分清主次、选择针对性强的方法，多种康复保健方法优化组合，即"杂合以治"，充分发挥中医康复保健的优势，达到治愈慢性病的目的。

（四）其他健康问题

现代社会的发展已经使人们认识到，没有病不等于健康，亚健康状态、精神紧张、失眠、慢性疼痛、肥胖、慢性疲劳等健康问题给现代的人们带来越来越多的困扰。这些问题多属主观感觉的不适，而现代先进的诊断仪器却难以发现异常，因得不到及时的康复治疗而致使其进一步发展演变成疾病。面对这类健康问题，中医康复保健有着广阔的应用前景。

随着时代的发展，医学科技水平和经济水平的快速提高，人类疾病谱的不断发生变化，中医康复保健必将在各个学科得以广泛应用。

➡ 任务实施

中医康复保健知识的搜集活动

▶▶ **第一步：明确搜集中医康复保健知识的目的。**

通过中医康复保健知识的搜集，我们能更加了解我们中医学的博大精深。

▶▶ **第二步：明确搜集中医康复保健知识的方式。**

1）社会调查。社会调查是获得真实、可靠信息的重要手段。可以通过调查问卷的形式获取老年人对中医康复保健技术的需求情况等。

2）文献检索。文献是前人留下的宝贵财富，是知识的集合体，在数量庞大、高度分散的文献中找到所需要的有价值的信息是情报检索所研究的内容，尤其是中医康复保健知识，在文献中蕴藏丰富。

3）网络信息搜集。随着科技的进步，网络资源日趋丰富，能够获取较多的关于中医康复保健的知识。

4）利用广播电视获取信息，比如国家对中医药方面的一些政策与扶持等。

5）向周围的朋友学习，如倾听别人的谈话，别忘了"三人行，必有我师"。

6）要善于留意身边的事物，试着去了解它们，做生活中的有心人。

▶▶ **第三步：搜集中医康复保健知识的步骤。**

1）制定中医康复保健搜集计划。只有制定出搜集中医康复保健知识的周密、切实可行的计划，才能指导整个知识搜集工作正常开展。

2）设计中医康复保健搜集提纲或表格。为了便于以后的加工、储存和传递，在进行知识搜集以前，就要按照知识搜集的目的和要求设计出合理的搜集提纲或表格。

①中医基础理论所包括的内容。

②中医康复与现代康复的区别与联系。

③老年人对中医康复保健的需求情况等。

3）提供中医康复保健知识搜集的成果。中医康复保健知识搜集完之后，以调查报告、资料摘编、数据图表等形式把获得的信息整理出来，并要将这些信息资料与收集计划进行对比分析，如不符合要求，还要进行补充收集。

➡️ 触类旁通

现 代 康 复

随着中医康复保健独特优势的日益彰显、现代康复医学教育与临床在我国的快速发展，越来越多地呈现出中医康复保健与现代康复相结合的发展趋势。中医康复保健技术主要包括针灸技术、推拿技术、传统体育等。而我们所说的现代康复所包含的康复技术有物理治疗（PT）、作业治疗（OT）、言语治疗（ST）、康复工程等。二者的结合可以体现在理论基础的互补、评定技术的互补和治疗技术的互补上。在这里，简单给大家补充讲一下什么是物理治疗（PT）、作业治疗（OT）、言语治疗（ST）、康复工程。

1. 物理治疗（PT）

物理治疗是康复治疗的主体，它使用包括声、光、冷、热、电、力（运动和压力）等物理因子进行治疗，针对人体局部或全身性的功能障碍或病变，采用非侵入性、非药物性的治疗来恢复身体原有的生理功能。物理治疗是现代与传统医学中的非常重要的一分子。物理治疗可以分为两大类，一类是以功能训练和手法治疗为主要手段的，又称为运动治疗或运动疗法；另一类是以各种物理因子（声、光、冷、热、电、磁、水等）为主要手段的，又称为理疗。常用的治疗技术：①运动治疗：运动治疗在恢复、重建功能中起着极其重要的作用，逐渐成为物理治疗的主体，包括关节活动技术、关节松动技术、肌肉牵伸技术、改善肌力与肌耐力技术、平衡与协调训练技术、步行训练、牵引技术、神经生理治疗技术、增强心肺功能技术等。②物理因子治疗：物理因子治疗应用天然或人工物理因子的物理能，通过神经、体液、内分泌等生理调节机制作用于人体，以达到预防和治疗疾病的目的，常用方法包括声疗（治疗性超声波，频率为 45kHz ～ 3MHz）、光疗（红外线光疗、紫外线光疗、低能量激光刺激）、水疗（对比浴、旋涡浴、水疗运动等）、电疗（直流电疗、低频电疗、中频电疗、高频电疗或透热疗法）、冷疗（冰敷、冰按摩等）、热疗（热敷、蜡疗、透热疗法等）、压力疗法等。③手法治疗：包括关节松动技术和传统手法治疗（或称按摩、推拿）。

2. 作业治疗（OT）

作业治疗是应用有目的的、经过选择的作业活动，对由于身体上、精神上、发育上有功能障碍或残疾，以致不同程度地丧失生活自理和劳动能力的患者进行评价、治疗和训练的过程，是一种康复治疗方法，目的是使患者最大限度地恢复或提高独立生活和劳动能力，以使其能作为家庭和社会的一员过着有意义的生活。这种疗法对功能障碍患者的康复有重要价值，可帮助患者功能恢复，改变异常运动模式，提高生活自理能力，缩短其回归家庭和社会的过程。

3. 言语治疗（ST）

言语治疗原指一套为矫正发声和构音缺陷而设计的与行为有关的技术和方法，如矫正口吃。现在也指用于失语症的康复和处理发育性言语障碍的技术和方法。言语治疗是由言语治疗专业人员对各类言语障碍者进行治疗或矫治的一门专业学科。其内容包括对各种言语障碍进行评定、诊断、治疗和研究，对象是存在各类言语障碍的成人和儿童。言语障碍包括失语症、构音障碍、儿童语言发育迟缓、发声障碍和口吃等。直接从事言语治疗工作的人称为言语治疗师或语言治疗师。

4. 康复工程

康复工程是工程技术人员在全面康复和有关工程理论指导下，与各个康复领域的康复工作者、残障人、残障人家属密切合作，以各种工艺技术为手段，帮助残障人最大限度地开发潜能，恢复其独立生活、学习、工作、回归社会、参与社会能力的科学。

任务二　了解中医康复保健发展历程

➡ 情境导入

三国时代，东吴庐山有位名医叫董奉，字君异，福建侯官（今福州）人，与当时的张仲景、华佗齐名，被称为"建安三神医"。他医道高明，技术精湛，相传有起死回生之术。他看病有一个特点，就是从不收取患者的报酬，但是他对找他看病的人有个要求：凡是重病被治好了，要在他的园子里栽5株杏树；轻病被治好的则栽种1株。光阴似箭，日月如梭。经他治愈的患者不计其数，杏树竟栽有10余万株，他园子里的杏树也已聚棵成林，人称"杏林董仙"。后来，董奉又告诉人们，凡是到他的杏林来买杏的人，不要付钱，只要拿一些粮谷放在仓中，就可以去林中取杏子。于是，每年董奉用杏子换来的粮食堆满了仓库，他又拿这些粮食救济了无数穷苦的平民百姓。数年之后，董奉驾鹤西归了，"杏林佳话"的故事却一直流传了下来。后来，人们在称赞有高尚医德，精湛医术的医师时，也往往用"杏林春暖""誉满杏林""杏林高手"等词句来形容。

请思考：在中医浩瀚长河中，出现了哪些有名的中医康复保健方面的医家？他们的代表作有哪些？贡献体现在哪些方面？

➡ 知识储备

中医康复保健的发展已有2000多年的历史，它是中国人民在长期与疾病做斗争的过程中总结出来的，是伴随中医学的医疗活动产生并发展起来的。虽然目前在历史古籍中还没有找到类似"康复保健"这一名称的专著，但康复的概念和传统康复保健方法，早已散见于中医学的各种古代文献中。如《内经·素问》《诸病源候论》等医著中，就已记载了使用针灸、导引、推拿等进行功能康复的技术。

中医康复保健在整体观念、辨证论治、杂和以治、治病求本、未病先防、既病防变的坚实基础理论和严谨治疗原则指导下，注重神与形相结合，药物调理与食物、气候、起居及患者情况相结合，动静结合，内治与外治相结合，医疗与自然相结合，从而形成了传统运动、气功、传统物理、针灸、按摩、药物、膳食、娱乐、情志等一整套独特的康复保健方法。这些理论与方法在几千年的漫漫长路中，不仅惠泽华夏子孙，也倍受世界人民的关注和青睐，而且在当今也形成了具有中国特色的重要康复治疗手段和技术，也成为现代康复医学不可或缺的组成部分，为世界康复医学所瞩目。

从古至今，中医康复保健的发展大致经历了以下几个阶段。

一、先秦、秦、汉时期——中医康复保健理论与技术的起源

春秋战国时期，是中国社会由奴隶制过渡到封建制的大变革时代，经济的发展促进了科学文化的繁荣，此时学术空气自由，呈现出诸子蜂起、百家争鸣的局面，从现存诸子典籍中，尚可找到传统康复医疗的蛛丝马迹。《尚书·洪范》所载"五福"："一曰寿"，指享有高龄；"二曰富"，指经济宽裕；"三曰康宁"，指无疾病；"四曰攸好德"，指长久的美善；"五曰考终命"，指善

终天年。它涉及身体状况、经济条件、社会地位和精神因素等诸多方面，显然已认识到人与社会是一个有机的整体，而要求达到身体、精神和社会意义上的完满状态，与现代康复医学所追求的真正意义上的整体健康大有异曲同工之处，初步形成了中医康复保健的理念。

秦汉时期，中国传统医学理论逐渐形成，中医康复保健有了较大的发展，传统康复方法和手段不断丰富，导引、按摩、药物和针灸等康复疗法在保健、治疗和康复上都得到了广泛应用。如长沙马王堆汉墓出土的《五十二病方》除了所载药物的内服疗法之外，还有大量的外治法，如敷贴法、烟熏或蒸气熏法、熨法、砭法、灸法、按摩、角法（拔罐）等。《却谷食气》中记载了导引行气的方法和四时食气的宜忌，是我国迄今发现最早的气功导引专著。《导引图》中载有医疗体操40余式。《黄帝内经》以阴阳学说和五行学说作为传统医学的两大哲学基础，在此基础上建构和发展了传统医学的理论体系，从而为中医康复保健的预防观念和综合康复治疗观念奠定了理论基础；除此之外，《内经》中还记载了依据疾病的阴阳、虚实、表里、寒热、病者的体质、生活环境和疾病发病季节的不同，采取因人、因时、因地制宜的康复保健原则，同时记载多种康复保健方法，如针灸、按跷、气功、导引、药疗、食疗、传统物理和情志、心理疗法等。《神农本草经》是现存最早的完整的中药学著作，总结了当时的用药经验，共载药物365种。根据《汉书·艺文志》的记载，《黄帝岐伯按摩十卷》（已佚）在此期间问世。三国时期名医华佗根据《吕氏春秋·季春纪》"流水不腐，户枢不蠹，动也，形气亦然"之说，提出导引健身理论，并在前人基础上总结、编排出"五禽戏"，即虎、鹿、熊、猿、鸟戏，为世界医学史上第一套由医师编导的医疗体操，对康复保健均有良效，对后世影响极为深远，至今沿用。

二、魏晋、隋、唐时期——中医康复保健理论与技术的发展

魏晋隋唐时期，特别是唐代，是中国封建社会的鼎盛时期，医药文化也绚丽纷呈。医药学思维活跃，内外交流频繁，出现空前昌盛的局面。这一时期，导引、按摩、气功等康复方法得到系统整理和使用，药物和饮食康复受到重视。

晋代医家皇甫谧在原有的医学理论基础上，除广泛阅读各种医书外，还将《灵枢》《素问》《明堂孔穴针灸治要》三部书中的针灸理论和方法加以整理归纳，编成《针灸甲乙经》，成为我国医学史上现存最早的针灸专著。葛洪的《肘后备急方》是我国第一部临床急救手册，其中也记载了许多饮食康复与药物康复的内容。南北朝时期陶弘景的《养性延命录》对气功和按摩康复有所发展。隋代巢元方所著《诸病源候论》是我国现存最早的病因证候学专著，全书记载了200余种导引方法。在唐代，官方医疗机构中设针科和按摩科，已有了针博士和按摩专科医师，还把按摩医师分成按摩博士、按摩师和按摩工的等级。此时针灸疗法和按摩疗法在理论和实践方面均有显著进步并广泛用于临床各科，还出现了由政府出面专门为残疾人设立的"养疾坊"，类似于现代社会福利与康复相结合的机构。唐代孙思邈的《备急千金要方》《千金翼方》是我国第一部医学百科全书，内容包括中医学的理论、医方、诊法、治疗、食养及导引等多方面著述。王焘的《外台秘要》详细描述了多种老年病的康复保健方法，对唐代及以前的康复治疗方法进行了总结，是我国古代一部有丰富内容和方法的中医康复保健技术著作。

三、宋、金、元时期——中医康复保健理论与技术的繁荣

两宋时期的物质文明和精神文明所达到的高度，在整个封建社会中是空前绝后的。学术气氛的

活跃与自由，各门自然科学的发展和繁荣提供了必要的环境与条件。政府设立了安济坊、养济院等收治老弱病残者的康复疗养机构，还设立校正医书局，组织人力对医药书籍进行整理。除校正医书外，官方还组织编纂了许多医书，再度出现了学术繁荣、学派论争的局面，传统康复医学的理论、方法由此得到发展。

宋代《太平圣惠方》《圣济总录》收录了大量的方剂，而且对推拿进行了总结。北宋王惟一主持设计、制造针灸铜人，著《铜人腧穴针灸图经》，详述手足三阴三阳经及任督二脉的循行路线和腧穴，对传统医学及中医康复技术教学及实践有重要的指导意义。王执中的《针灸资生经》首创因证配穴来指导临床针灸治疗。陈直的《寿亲养老新书》收录了四时摄养方药和食疗方160余首，论述了老年人的生理、病理特点，整理、提出了许多独特的康复方法，是有关老年人养生与疾病康复的专著。宋朝时期经整理出版的赵自化的《四时颐养录》，无名氏的《四段锦》《八段锦》《百段锦》，托名达摩的《易筋经》，还有同出一源的《洗髓经》的相继问世，进一步丰富和充实了中医康复保健方法。

金元时期忽思慧撰的《饮膳正要》，是我国古代最完备的饮食康复专著。另外，"金元四大家"中寒凉派代表医家刘完素、补土派代表医家李杲、滋阴派代表医家朱震亨、攻邪派代表医家张子和在药物康复疗法上都有突出的贡献。

四、明清时期——中医康复保健理论与技术的深化与普及

明代是中国历史上政治比较稳定，封建经济高度发展的王朝，经济高度发展促进了科学技术和文化的发展，医学水平也有了明显提高。当时重视社会福利事业的发展，兴建安乐堂、养济院，收治鳏寡孤独、跛废残疾的平民。徐春甫的《古今医统大全》辑录了230余部医籍，其中包括中医康复保健的理论与方法。高武的《针灸聚英发挥》汇集了16世纪初以前十余种针灸文献的理论与治疗经验。杨继洲的《针灸大成》综合介绍了明代以前针灸与部分药物治疗经验。张景岳的《景岳全书》也记载了大量的康复保健技术与方法。李时珍的《本草纲目》是世界公认的医药学的伟大著作。

清代冷谦的《修龄要旨》是一部内容丰富的气功与养生保健专书。沈子复的《养病庸言》是此时期出版的有关中医康复保健技术的专著。《医宗金鉴》把"摸、接、端、提、推、拿、按、摩"列为伤科八法。

食疗和药膳在明清时期被广泛应用，甚至作为商品经营，方便人们食用。在此时有许多食疗和药膳的专著问世，如王孟英的《随息居饮食谱》、曹庭栋的《老老恒言》及黄云鹄的《粥谱》等，书中载药粥方数百首，由于方法简便，易于接受，因此药粥、药膳普遍盛行，甚至一直流传到现代。

五、近现代——中医康复保健理论与技术在曲折中发展

1840年鸦片战争爆发，1842年中英签订不平等条约，条约中允许英国人可以在通商口岸设置医馆，从此西医学在中国日渐普及，形成了中西医并存的局面。这一情况以及当时对中医的错误认识在客观上对中医学形成了较大的冲击。到了民国时期，认为中医学不科学的观点一度甚嚣尘上，使中医学险遭摧残和消灭。即使如此，中医康复技术与方法仍然顽强生存与发展，如吴尚先的《理瀹骈文》、张振鋆的《厘正按摩要术》等。

中华人民共和国成立之后，在党中央、卫生部和各级政府的领导和大力支持下，中医学得到了快速发展。1982年全国人大通过新的《中华人民共和国宪法》中写入了"发展现代医药与传统医药"，在法

律上确定了中医学的合法地位。中医学的宝贵遗产不断被挖掘和整理，中医康复保健技术与方法也越来越受到重视。目前，我国的太极拳、针灸、推拿等在康复领域的显著作用及其特色已为世界瞩目。

综上所述，中医康复保健自春秋战国时期到现今经历了两千多年，在漫长的历史长河之中，它在从探索、发展到逐渐充实的艰苦历程中逐渐成熟起来，成为独立的中医学分支学科。对于这份珍贵的历史遗产，在有待进一步挖掘、整理、规范的同时，引入现代康复医学新的思维理念和新成果、新技术，使每一种康复方法和治疗技术更具有科学性和可重复性，进而完善中医康复保健技术，以促进我国现代康复医学事业的发展，使中医传统康复医学焕发出新的活力，紧跟未来医学发展的步伐。

➡️ 任务实施

中医康复保健发展知识搜集

现在越来越多的人开始注重养生保健，除了在生活饮食方面之外，还会通过一些中医康复保健技术来进行养生保健，比如针灸推拿、传统体育运动等。那这些技术的发展历程是怎样的呢？它与我们常说的现代康复有何不同呢？下面就来进行这方面知识的搜集，进一步丰富我们对中医康复保健的了解与认识。

▶️ **第一步：制订中医康复保健发展搜集计划。**

关于中医康复保健发展方面的文献资料很多，要想在这浩瀚的中医书海中寻找到自己需要的东西，就需要制订计划，有的放矢。

▶️ **第二步：明确搜集中医康复保健发展的方式。**

1）文献检索。通过文献检索的方式，获取中医康复保健发展的历史资料。

2）网络信息搜集。通过网络的方式，获取中医康复保健发展的历史资料。

▶️ **第三步：设计中医康复保健发展搜集提纲。**

1）针灸的发展历程。

2）推拿的发展历程。

3）传统体育运动的发展历程。

4）中医康复与现代康复的区别与联系。

▶️ **第四步：提供中医康复保健发展搜集的成果。**

搜集完中医康复保健知识之后，以调查报告、资料摘编、数据图表等形式把获得的信息整理出来，并将这些信息资料与收集计划进行对比分析，如不符合要求，还要进行补充收集。

➡️ 触类旁通

《黄帝内经》介绍

《黄帝内经》分《灵枢》《素问》两部分，是中国最早的医学典籍，传统医学四大经典著作之一（其余三者为《难经》《伤寒杂病论》《神农本草经》）。《素问》重点论述了脏腑、经络、病因、病机、病证、诊法、治疗原则以及针灸等内容。《灵枢》又称《针经》，是《素问》不可分割的姊妹篇，内容与之大体相同，除了论述脏腑功能、病因、病机之外，还重点阐述了经络腧穴、针具、刺法及治疗原则等。它在黄老道家理论上建立了中医学上的"阴阳五行学说""藏象学说""病因学说""养生学说""药物治疗学说""经络治疗学说"等学说。从整体观上来论述医学，呈现了自然－生物－心理－社会"整体医学模式"，是中国影响最大的一部医学著作，被称为医之始祖。

➡️ 项目小结

　　中医康复保健是中国传统医学的重要组成部分，它以中医基础理论为指导，并具有独特的康复理论、技术与方法；中医康复保健历史悠久、内容丰富，对老年慢性病患者和功能障碍者有着良好的效果。

　　本项目是从事中医康复保健时必须熟悉的基础知识，主要介绍了中医康复保健的概念、特点与应用、发展历程。它具有自身显著的特色与优势，在实际工作中与现代康复治疗技术中有很好的互补性；主要运用包括针灸、推拿、中药、传统体育运动等独具特色的中医康复方法与技术防治老年人常见病症。

　　学习本项目可使学生掌握中医康复保健的相关概念、特点与应用以及发展历程，并树立中医康复保健思维，为学习本课程的后续项目任务及实际工作中运用中医康复保健奠定基础。

项目二 认识经络与腧穴

知识目标

①掌握经络与腧穴的概念，十二经脉的走向、流注次序、交接规律，腧穴的分类、主治作用，特定穴的组成，腧穴的定位方法，常用腧穴的定位、主治与操作方法。②熟悉经络系统的组成，十二经的循行。③了解奇经八脉、十五络脉的概念与特点。

技能目标

能在人体划出十四经在体表的循行路线，详细指出常用腧穴定位。

情感目标

以认真、严谨、细致的态度划经、点穴；能与老年人及其家属进行沟通，能为老年人安排合适的康复保健环境，为以后的康复保健工作奠定基础。

任务一 初识经络

情境导入

某男性老年人，胃痛10年，时好时犯，遇怒或食用刺激性食物则甚，素来嗜烟酒。用中西药甚多，疗效甚微。经 X 线钡餐造影诊断为慢性胃炎，辨证为肝胃不和。遂于每天早上 7～9 点针刺双侧足三里（足阳明胃经穴位），泻法，留针 20min 左右，1 日 1 次，15 次为 1 疗程，两个疗程间间隔 5 天，治疗 3 个疗程后诸症消失。随访 1 年，病未复发。

请思考：1. 根据经脉相关理论，分析为何刺激足三里穴位可以治疗慢性胃炎？

　　　　2. 除任务中提及的足阳明胃经，经络系统还有哪些组成部分？

　　　　3. 经络具备哪些生理功能？在中医康复保健工作中如何应用？

　　　　4. 情境中提及的足阳明胃经为十二经脉之一，我们常将十二经脉称为"正经"，为什么？

知识储备

经络，是经脉和络脉的总称，是人体运行气血、联络脏腑、沟通内外、贯穿上下的通路。经，指经脉，是直行的主干，有如路径，贯通上下，沟通内外，纵行于头身四肢，较大，在里；络，指络脉，是经脉分出的旁支，较经脉细小，在表，其走向横斜，反复分支，纵横交错，形如网络，遍布全身，有联络功用，故名"络脉"。

一、经络系统的组成

经络系统由经脉和络脉组成，其中经脉包括十二经脉、奇经八脉，以及附属于十二经脉的十二经别、十二经筋、十二皮部；络脉包括十五络脉和难以计数的浮络、孙络等，如图2-1所示。

（一）十二经脉

十二经脉即手三阴、手三阳、足三阳、足三阴经的总称。它们是经络系统的主体，又称"正经"。

1. 十二经脉命名依据

十二经脉的名称是根据脏腑、手足、阴阳而定的。它们分别隶属于十二脏腑，各经都有其所属脏腑的名称，结合循行于手足、内外、前中后的不同部位，根据阴阳学说而给予不同名称。如将其中隶属于六腑、循行于四肢外侧的称为阳经，隶属于五脏和心包、循行于四肢内侧的称为阴经，并根据阴阳衍化的道理分出三阴（太阴、厥阴、少阴）、三阳（阳明、少阳、太阳），见表2-1。

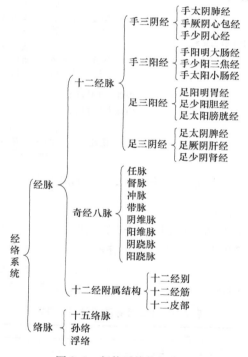

图 2-1　经络系统的组成

表 2-1　十二经脉命名简表

手　足	阴　阳	脏　腑	手　足	阴　阳	脏　腑
手	太阴	肺经	足	太阴	脾经
手	厥阴	心包经	足	厥阴	肝经
手	少阴	心经	足	少阴	肾经
手	阳明	大肠经	足	阳明	胃经
手	少阳	三焦经	足	少阳	胆经
手	太阳	小肠经	足	太阳	膀胱经

2. 十二经脉在体表分布规律

（1）总规律

十二经脉左右对称分布于头面、躯干和四肢，纵贯全身。

（2）在四肢的分布规律

六阳经分布于头面、躯干和四肢的外侧，手三阳经在上肢外侧，足三阳经在下肢外侧，手足三阳经在四肢的排列是阳明在前、少阳在中、太阳在后；六阴经分布于胸腹和四肢内侧，手足三阴经在四肢的排列是太阴在前、厥阴在中、少阴在后。

（3）特殊规律

足三阴经在内踝上 8 寸以下是厥阴在前、太阴在中、少阴在后，如图 2-2 所示。

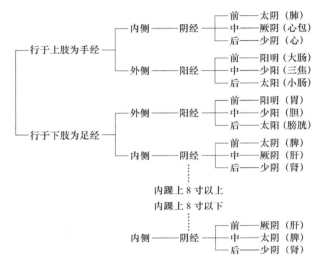

图 2-2　十二经脉体表分布规律图

3. 十二经脉脏腑表里属络关系

十二经脉内属于脏腑，脏与腑有表里相合的关系，阴经与阳经也有表里属络关系。如手阴肺经与手阳明大肠经相表里，足阳明胃经与足太阴脾经相表里等。互为表里的阴经与阳经在体内有属络关系，即阴经属脏络腑，阳经属腑络脏；在四肢部则通过络脉的衔接又加强了互为表里的阴阳二经的联系，使它们在生理上密切联系，病理上互相影响，康复保健上相互为用，见表 2-2。

表 2-2　十二经脉脏腑器官联络表

经 脉 名 称	属络的脏腑	联络的器官
手太阴肺经	属肺，络大肠，还循胃口	喉咙
手阳明大肠经	属大肠，络肺	入下齿中，夹鼻口
足阳明胃经	属胃，络脾	起于鼻，入上齿，环口夹唇，循喉咙
足太阴脾经	属脾，络胃，流注心中	夹咽，连舌本，散舌下
手少阴心经	属心，络小肠，上肺	夹咽系目
手太阳小肠经	属小肠，络心，抵胃	循咽，至目内外眦，入耳中，抵鼻
足太阳膀胱经	属膀胱，络肾	起于目内眦，至耳上角，入络脑
足少阴肾经	属肾，络膀胱，上贯肝，入肺中，络心	循喉咙，夹舌本
手厥阴心包经	属心包，络三焦	
手少阳三焦经	属三焦，络心包	系耳后，出耳上角，入耳中，至目外眦
足少阳胆经	属胆，络肝	起于目外眦，下耳后，入耳中，出耳前
足厥阴肝经	属肝，络胆	过阴器，连目系，环唇内

4. 十二经脉循行走向

十二经脉的循行走向是：手三阴经从胸走手，手三阳经从手走头，足三阳经从头走足，足三阴经从足走腹胸，如图 2-3 所示。

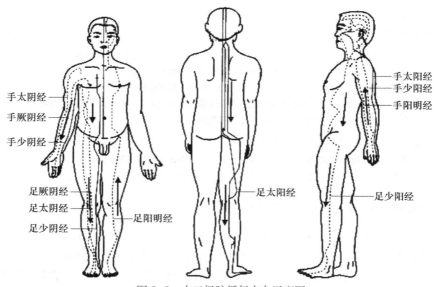

图 2-3　十二经脉循行走向示意图

5. 十二经脉循环流注与交接规律

十二经气血流注始于肺经，依次逐经传注直到肝经，肝经从足走胸中，传注肺经，再由肺经逐经相传，从而形成了一个周而复始、循环无端的传注系统，将气血周流全身，保证全身各部组织器官的营养和功能以及人体生命活动的正常进行。其交接规律有三：①互为表里的阴阳二经在手足末端交接；②手足同名阳经在头面部交接；③相互衔接的阴经与阴经在胸中交接，如图 2-4 所示。

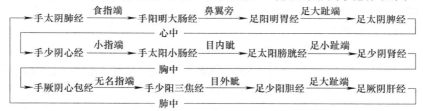

图 2-4　十二经脉循环流注与交接图

（二）奇经八脉

奇经八脉是与十二正经别道而奇行的八条经脉，即督脉、任脉、冲脉、带脉、阴维脉、阳维脉、阴跷脉、阳跷脉，总称奇经八脉。它们与十二正经不同，既不直属脏腑，又无表里配合关系，但与奇恒之府（脑、髓、骨、脉、胆、女子胞）有密切联系，故称"奇经"，即"别道奇行"的经脉。其中督脉、任脉、冲脉皆起于胞中，同出会阴而后分三路循行，故称"一源三歧"。其主要功能表现在：①联络、统领作用。②涵蓄、调节作用。奇经八脉的循行分布及功能见表 2-3。

表 2-3　奇经八脉的循行分布及功能

经脉名称	分布概况	功　能
督脉	后正中线	调节全身阳经经气，称为"阳脉之海"
任脉	前正中线	调节全身阴经经气，称为"阴脉之海"
冲脉	与足少阴相并，行于胸腹第一侧线	涵蓄十二经气血，称为"十二经之海"或"血海"
带脉	环腰一周，状如束带	约束纵行躯干的诸条经脉
阴维脉	下肢内侧，主要伴足太阴经上行	调节六阴经经气
阳维脉	下肢外侧，主要伴足少阳经上行	调节六阳经经气
阴跷脉	下肢内侧，主要伴足少阴经上行	司眼睑开合
阳跷脉	下肢外侧，主要伴足太阳经上行	

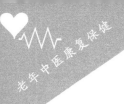

（三）十五络脉

十二经脉和任督二脉各自别出一支络脉，加上脾之大络，共计十五条，总称十五络脉。十五络脉的名称均以它们从各经别出处的腧穴（络穴）名称命名。其分布特点与功能如图2-5所示。

分布特点
- 十二经脉别络分别从本经肘膝关节以下的络穴别出后，均走向其相表里经脉
- 任脉的别络从鸠尾（络穴）分出后散布于腹部，以沟通腹部的经气
- 督脉别络从长强（络穴）分出后散布于头部，左右别走足太阳经，以沟通背部经气
- 脾之大络从胁下的大包穴分出后散布于胸胁

功能
- 十二经别络沟通了表里二经的联系
- 躯干部的任脉别络、督脉别络和脾之大络，分别沟通了腹、背和胸胁及全身经气

图2-5 十五络脉的分布特点与功能

二、经络的生理功能与康复保健应用

经脉和络脉共同组成一个系统，其中十二经脉"内属于腑脏，外络于肢节"（《灵枢·海论》），再加上络脉的联络功能，从而把人体的五脏六腑、四肢百骸、筋骨皮毛、分肉腠理和五官九窍联系成为一个有机的整体，并借以运行气血而"营阴阳、濡筋骨、利关节"，保证了人体各部功能活动正常进行，实现了全身各部之间的沟通联系与和谐统一。

（一）经络的生理功能

1. 联络脏腑，沟通肢窍

由于十二经脉内属五脏六腑，外联四肢百骸，通达五官九窍，再加上奇经八脉、十五络脉、经筋、经别、皮部和浮络、孙络遍布全身，形如网络，纵横交错，入里出表，上通下达，从而把人体各脏腑器官、肢体官窍、筋骨皮肉联系成了一个有机的整体，实现了各部组织器官在功能活动之间的联系、沟通和协调统一，保证了人体生命活动的正常进行。

2. 运行气血，濡养周身

《灵枢·本脏》指出："经脉者，所以行血气而营阴阳，濡筋骨，利关节者也……"说明经络有运行气血、调节阴阳、营养全身的作用。经络是气血运行的通道，气血是人体生命活动的物质基础。人体各个脏腑、组织、器官均需要气血的温养和濡润，才能发挥其正常作用。而气血必须依赖经络系统的循环传注，才能输布周身，以温养濡润全身各脏腑组织器官，维持机体的正常机能。如营气之"调和于五脏，洒陈于六腑"，从而为五脏藏精、六腑传化的功能活动提供了物质基础。

3. 抗御外邪，保卫机体

由于经络能"行血气而营阴阳"，营气运行于脉中，卫气行于脉外，使营卫之气密布于周身，加强了机体的防御能力，起到了抗御外邪、保卫机体的屏障作用。

4. 接受刺激，调整虚实

在皮部或经脉循行线上进行针灸刺激，可通过经络的内外联系，调整脏腑经络的虚实，从而达到防治疾病的目的。

（二）经络的康复保健应用

1. 说明病理变化

（1）说明病邪传注途径和疾病发展规律

在病理情况下，许多外感病的病邪均是由浅入深沿经络向里传变，并引起相应的临床症状。

（2）说明脏腑之间在病理上的相互影响和传变途径

由于脏腑之间有经脉沟通，所以其病变尚可通过经络相互传变。如肝气犯胃，肝火灼肺，肾病会出现水气凌心、射肺，肝风内动出现口面㖞斜，心火移热于小肠等，均可根据经络的脏腑属络联

系和循行关系阐明其机理。

（3）阐明体表各种病理变化的发生机制

临床中某些疾病的病理过程中，往往可有关的经络循行路线上或某些特定穴部位出现压痛敏感点或结节、条索等反应物，或皮肤色泽、形态、温度、电阻等的变化，以及感觉异常现象。通过望色、循经触诊和测量又可推断疾病的病位所在和病情的深浅轻重与进退等病理变化。可见体表各种病理变化是有关经络脏腑病变的反映。

2. 指导辨证归经

由于经络系统各部的循行分布各有分野，脏腑官窍络属各有差异，所以可根据体表病变发生部位与经络循行分布的关系，推断疾病所在的经脉，此即"明部定经"。例如头痛的辨证归经：痛在前额者多与阳明经有关，痛在两侧者多与少阳经有关，痛在后项者多与太阳经有关，痛在巅顶者多与督脉和足厥阴经有关等。

3. 指导针灸治疗

临床上的一切病证，无不是脏腑经络的病理反映。因此，中医辨证论治必须以脏腑、经络理论为指导，特别是经络学说，对针灸治疗的指导作用更为直接而重要。

（1）指导循经取穴

通常是按照经脉的循行分布和脏腑官窍属络关系，根据"经脉所通，主治所及"的理论来取穴进行针灸治疗的。例如《四总穴歌》"肚腹三里留，腰背委中求，头项寻列缺，面口合谷收"就是循经取穴的实例。

（2）指导皮部取穴

由于经络、脏腑与皮部密切联系，所以对脏腑经络疾病也可用皮肤针或交内针在其相应的皮部叩刺、埋针，进行治疗。

（3）指导刺络治疗

《灵枢·官针》说："络刺者，刺小络之血脉也。"据此，凡经络瘀滞，火热实邪痹阻为患者，皆可刺络脉放血治疗。如目赤肿痛，刺太阳出血，高热神昏，刺十宣出血，又如治软组织挫伤在局部刺络拔罐等。

（4）指导经筋治疗

经筋疾病多表现为拘挛、强直、抽搐、弛缓等症状，可取局部痛点或阿是穴针灸治疗。此即"以痛为腧"的治法。

（5）指导按时取穴

经络气血的循行流注与时间有密切相关，因而有各种时间针法的创立。如子午流注、灵龟八法、飞腾八法等，均是以经络气血流注、盛衰、开阖的规律，配合阴阳、五行、天干、地支推算逐日按时开穴的针刺取穴法。

4. 药物归经

药物按其主治性能归入某经和某几经，简称药物归经，此说是在分经辨证的基础上发展起来的。因病证可以分经，主治某些病证的药物也就成为某经和某几经之药。近代中药书中亦多有归经的记载。

➡️ 任务实施

经络的实质讨论活动

对于几千年流传下来的中医经络学说，人们一直抱有神秘感。因为它是在解剖状态下不能够看到的东西。所以，对于什么是经络，经络是否真的存在，它的实质又是什么，这些问题既是中外科学家一直在研究和探索的重大课题，也是普通人非常想了解的奥秘。

▶▶ **第一步**：明确讨论经络实质的目的。

通过查阅文献和讨论，能够更加了解什么是经络等相关的理论知识。

▶▶ **第二步**：明确搜集经络实质的方式。

1）文献检索。通过文献检索的方式获得经络实质的相应资料。

2）网络信息搜集。通过发达的网络获取经络实质的相关资料。

▶▶ **第三步**：提交关于经络实质的成果。

将获取到的关于经络实质的资料整理成 Word 文档提交给教师存档。

▶▶ **第四步**：组织经络实质的讨论。

目前关于经络实质的研究和观点较多，将自己搜集到的观点跟同学们分享，同时阐述自己（或小组）比较认同哪种观点，并说明自己（或小组）认同的理由。

这样的讨论活动可以让同学们更加了解经络与经络学说。

➡ 触类旁通

中医对人体部位的描述

中医康复保健对人体部位的描述有别于我们在《人体解剖学》中的解剖学姿势 [即身体直立，两眼平视前方，足尖朝前；上肢垂于躯干两侧，手掌朝向前方（拇指在外侧）] 的描述：人体自然站立，两手下垂，掌心向内成立正姿势，其中上肢掌心一侧即屈侧为"内侧"，是手三阴经在四肢的循行部位；手背一侧即伸侧为"外侧"，是手三阳经在四肢的循行部位；下肢近躯干侧为"内侧"，是足三阴经在四肢的循行部位；下肢远离躯干侧为"外侧"，是足三阳经在四肢的循行部位。

任务二　初识腧穴

➡ 情境导入

某女性老年人，72 岁，右侧半身躯体痿废不用 2 个月。患者于 2 个月前因家庭纠纷突然昏倒，不省人事，右侧肢体不能活动，急送至附近医院住院，诊断为中风，治疗后好转出院，后经人推荐采用推拿治疗，选穴为百会、太阳、风池、颊车、承浆、手三里、外关、环跳、阳陵泉、足三里、太冲等穴。

请思考：1. 根据腧穴相关理论，分析通过推拿手法刺激上述穴位为何可以治疗疾病。

2. 腧穴到底具备哪些作用？在中医康复保健工作中如何应用？

3. 取穴准确与否，直接关系到疗效，你认为任务中采取哪种腧穴定位方法才能定位得最准确？

4. 除了第 1 题中的腧穴定位方法，还有哪几种腧穴定位方法？

5. 分析为什么选取这些腧穴治疗中风？

→ 知识储备

腧穴是人体脏腑经络之气输注于体表的特殊部位，是中医康复保健防治疾病的刺激点。它既是"神气之所游行出入"的门户，又通过经脉通道与脏腑之气相通，所以脏腑经络气血功能的病理变化常可在体表相应的腧穴引起各种反应。反之，在腧穴施行的中医康复保健刺激，也可通过经络通道内达脏腑、直趋病所，发挥其补泻或调整作用而产生防治效果。因此，必须熟练掌握腧穴的定位、归经、主治等基本知识，这样才能在实际工作中正确运用中医康复保健技术防治疾病。

一、腧穴的分类

人体腧穴很多，总括起来可分成三类，即十四经穴、经外奇穴、阿是穴，见表2-4。

表2-4　腧穴分类表

分类项目	十 四 经 穴	经 外 奇 穴	阿 是 穴
概念	具有固定名称和位置，归属于十四经的腧穴	具有固定名称，又有明确位置，尚未列入十四经系统的腧穴	既无固定名称，也无固定位置，而以压痛点或其他反应点作为腧穴
特点	1. 有固定的名称 2. 有固定的位置 3. 有归经 4. 有主治规律（具有主治本经病症的共同作用）	1. 有固定的名称 2. 有固定的位置 3. 无归经 4. 对某些病有奇效（主治范围比较单纯）	1. 无固定的名称 2. 无固定的位置 3. 无归经 4. 无主治规律（多治疗局部病症）
分布	均分布在十四经循行线上	无规律	无规律
来源	从奇穴中归纳总结而来	经验用穴	首见于《备急千金要方》
数目	361个	历代记载不一，数目不定	无一定数目

二、腧穴的作用与主治规律

腧穴是人体脏腑经络之气输注的部位，也是邪气所客之处。当脏腑有病或邪气侵犯人体后引起脏腑经络气血功能失调时，均会在相应的腧穴发生病理反应。反之，运用针刺、艾灸等刺激作用于腧穴，通过激发经气，"通其经脉，调其血气，营其逆顺出入之会"和补虚泻实、协调阴阳等作用，可达到阴阳平衡、脏腑调和、真元畅通、邪去正安的治疗目的。这就是腧穴的治疗作用，概括起来主要有以下两个方面。

（一）反应病症，协助诊断

腧穴能够诊断疾病的作用，是以腧穴能反应相关经络、相应脏腑、器官病变的特殊功能为基础，根据腧穴、经络、脏腑内外相通相关逆向推断而建立起来的。腧穴反应病症，主要指腧穴处出现的压痛、结节、肿胀、瘀血、变色等病理现象。如脏病多反应于背腧穴；腑病多反应于募穴或下合穴。反之，当背腧穴或募穴出现压痛或阳性反应时，可协助诊断脏腑病症。

（二）防治疾病

1. 预防疾病

腧穴用于预防疾病，主要是某些腧穴能提高机体免疫抗病能力。古典医籍有很多这方面的记载，《扁鹊心书》曰："人于无病时，常灸关元、气海、命门、中脘，虽未得长生，亦可保百年寿矣。"俗话亦说："若要安，三里常不干。"

2. 治疗作用

（1）近治作用

腧穴近治作用是指所有腧穴均可治疗其所在部位局部及邻近组织、器官的病症。如睛明、承泣、攒竹、瞳子髎等穴位均在眼区及其邻近部位，所以它们均可治疗眼病；中脘、梁门等穴位均在胃脘部，所以均可治疗胃脘痛；迎香在鼻旁，可治鼻病；地仓在口角旁，可治口㖞；膝眼、梁丘、阳陵泉等穴位在膝关节及其附近，所以均可治疗膝关节疼痛等。腧穴近治作用是一切腧穴主治作用所具有的共同特点，即"腧穴所在，主治所在"。

（2）远治作用

腧穴远治作用是十四经穴主治作用的基本规律，主要是指十四经腧穴，尤其是十二经脉在四肢肘膝关节以下的腧穴，不仅能治疗局部病症，而且能治疗本经循行所过的远离局部的脏腑、组织器官病症，即"经脉所通，主治所及"。①本经腧穴作用：十四经穴中许多腧穴，除能治疗局部病症外，还可治疗其所属经脉经过的远离局部的脏腑或组织器官病症。如合谷穴，不仅能治疗上肢病症，还能治疗本经经脉所过处的颈部和头面、五官病症；足三里不仅能治下肢病症，而且能治疗本经经脉所过部位的腹痛、胃痛、乳痛等病症。②异经腧穴作用：有些经穴除能治本经远离局部的病症外，还能治疗其表里经远离局部的病症。如列缺除治咳喘、胸闷等肺（本经）病症外，还可治疗手阳明大肠经（异经）的病症，如头痛、项强等。还有的腧穴能治疗多经病症，例如许多交会穴都有这类作用（详见特定穴的运用）。

（3）特殊作用

①相对特异性：某些腧穴的某些特殊作用相对于同类腧穴来说在同一方面的疗效更显著，如大椎退热、神门安神等，这是中医康复保健服务工作中对症取穴的作用基础。②双向良性调整作用：针刺某些腧穴时，对其所治疗的相应某器官或某机能活动的病理状态具有双向良性调整作用。如腹泻时针刺天枢可止泻，便秘时针刺天枢则可通便；心动过速时针刺内关能减慢心率，心动过缓时针刺内关则又可使心率恢复正常等。③特定穴的特殊作用（见特定穴内容）。

总之，腧穴治疗作用是有规律可循的：本经腧穴能治本经病；表里经穴能治互为表里的经脉、脏腑病；经穴还能治疗局部病。各经腧穴主治作用既有其特殊性又有共同性，见表2-5、表2-6，图2-6～图2-11。

表2-5　十四经腧穴分经主治规律

经　名		本 经 主 治	二经相同主治	三经相同主治
手三阴经	手太阴肺经	肺、喉病	神志病	胸部病证
	手厥阴心包经	心、胃病		
	手少阴心经	心病		
手三阳经	手阳明大肠经	前头、鼻、口齿病	眼、耳病	咽喉病、热病
	手少阳三焦经	侧头、胁肋病		
	手太阳小肠经	后头、肩胛、神志病		
足三阳经	足阳明胃经	前头、口齿、咽喉、胃肠病	眼病	神志病、热病
	足少阳胆经	侧头、耳、项、胁肋、胆病		
	足太阳膀胱经	后头、项、背腰、肛肠病		
足三阴经	足太阴脾经	脾胃病	前阴病	腹部病、妇科病
	足厥阴肝经	肝病		
	足少阴肾经	肾、肺、咽喉病		
任督脉	督脉	中风、昏迷、热病、头面病	神志病、脏腑病、妇科病	
	任脉	回阳、固脱、强壮作用		

表 2-6　十四经穴分部主治规律表

分　部		主　治
头面颈项部	前头、侧头区	眼、鼻病
	后头区	神志病、局部病
	项区	神志、喑哑、咽喉、眼、头项病
	眼区	眼病
	鼻区	鼻病
	颈区	舌、咽喉、喑哑、哮喘、食管、颈部病
胸膺胁腹部	胸膺部	胸、肺、心病
	腹部	肝、胆、脾、胃病
	少腹部	经带、前阴、肾、膀胱、肠病
肩背腰骶部	肩胛部	局部、头顶痛
	背部	肺、心病
	背腰部	肝、胆、脾、胃病
腋胁侧腹部	胸部	肝、胆病，局部病
	侧腹部	脾、胃病，经带病
上肢内侧部	上臂内侧部	肘臂内侧病
	前臂内侧部	胸、肺、心、咽喉、胃、神志病
	掌指内侧部	神志病、发热病、昏迷、急救
上肢外侧部	上臂外侧部	肩、臂、肘外侧病
	前臂外侧部	头、眼、鼻、口、齿、咽喉、胁肋、肩胛、神志、发热病
	掌指外侧部	咽喉、发热病、急救
下肢后侧部	大腿后侧	臀股部病
	小腿后侧	腰背、后阴病
	跟后、足外侧	头、顶、背腰、眼、神志、发热病
下肢前侧部	大腿前侧	腿膝部病
	小腿前侧	胃肠病
	足跗前侧	前头、口齿、咽喉、胃肠、神志、发热病
下肢内侧部	大腿内侧	经带、小便、前阴病
	小腿内侧	经带、脾胃、前阴、小便病
	足内侧	经带、脾胃、肝、前阴、肾、肺、咽喉病
下肢外侧部	大腿外侧	腰尻、膝股关节病
	小腿外侧	胸胁、颈项、眼、侧头部病
	足外侧	侧头、眼、耳、胁肋、发热病

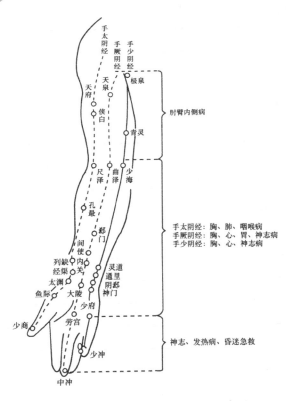

图 2-6　十四经上肢内侧腧穴主治示意图

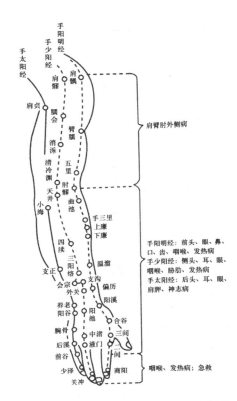

图 2-7　十四经上肢外侧腧穴主治示意图

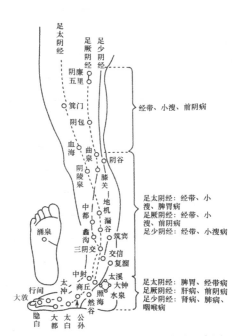

图 2-8　十四经下肢内侧腧穴主治示意图

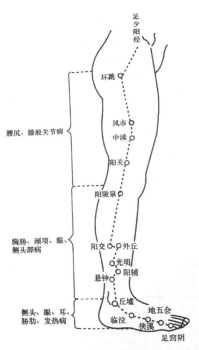

图 2-9　十四经下肢外侧腧穴主治示意图

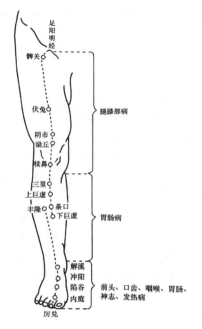
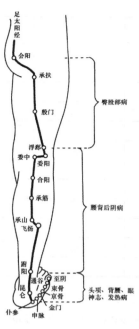

图 2-10 十四经下肢前面腧穴主治示意图 图 2-11 十四经下肢后侧腧穴主治示意图

三、特定穴的意义及应用

特定穴，是十四经穴中具有特殊治疗作用并被给以特定名称的腧穴。它们除具有经穴的共同主治特性外，还有某些特殊的性能和功用，在中医康复保健中有重要意义。

（一）五输穴

五输穴是十二经分布在肘膝关节以下的"井、荥、输、经、合"五个特定穴，见表 2-7。"井"穴，分布于指、趾末端，为经气所出，如水流的源头；"荥"穴，分布于掌指或跖趾关节之前，是经气流过之处，如刚出的泉水微流；"输"穴，分布于掌指或跖趾关节之后，为经气灌注之处，如水流由浅入深；"经"穴，分布于前臂或胫部，为经气所行经的畅行部位，经气盛行，如水入江河畅通无阻；"合"穴，位于肘膝关节附近，为经气充盛入合于脏腑之处，如百川汇入湖海。《灵枢·九针十二原》指出："所出为井，所溜为荥，所注为输，所行为经，所入为合。"这是对五输穴名称及其含义的高度概括。

五输穴各有所主病症，《难经·六十七难》说："井主心下满，荥主身热，输主体节重痛，经主喘咳寒热，合主逆气而泄。"井穴，多用于昏迷、厥证，有疏通气血、开窍醒神、泄热清神作用；荥穴，主要用于清泄各经热证，阳经主外热，阴经主内热；输穴，位于腕踝关节附近，阳经输穴主治各经痛症及循经远道病症，阴经输穴即各经原穴，主治及反应所属脏器病症；经穴，主要用于循经远道配穴，用于寒热、喘咳等；合穴中的阴经合穴用于胸部及腹部病症，足阳经合穴主要用于腑病，手阳经合穴多用于外经病症。

表 2-7　五输穴表

五输穴 经脉名	井	荥	输	经	合
手太阴肺经	少商	鱼际	太渊	经渠	尺泽
手阳明大肠经	商阳	二间	三间	阳溪	曲池
足阳明胃经	厉兑	内庭	陷谷	解溪	足三里
足太阴脾经	隐白	大都	太白	商丘	阴陵泉
手少阴心经	少冲	少府	神门	灵道	少海
手太阳小肠经	少泽	前谷	后溪	阳谷	小海
足太阳膀胱经	至阴	通谷	束骨	昆仑	委中
足少阴肾经	涌泉	然谷	太溪	复溜	阴谷
手厥阴心包经	中冲	劳宫	大陵	间使	曲泽
手少阳三焦经	关冲	液门	中渚	支沟	天井
足少阳胆经	窍阴	侠溪	足临泣	阳辅	阳陵泉
足厥阴肝经	大敦	行间	太冲	中封	曲泉

（二）原穴、络穴

原穴是脏腑原气经过和留止的部位，十二经各有一个原穴，共十二原穴，均分布于四肢腕、踝关节附近，见表 2-8。脏腑病变，可反映到其相应原穴，有助于诊断；而各经原穴对本经所属脏腑的疾病均有特异性康复保健作用。手足六阳经的原穴单独存在，均排列在输穴之后；手足六阴经则以输穴为其原穴。

表 2-8　十二原穴表

经 脉 名	原 穴	经 脉 名	原 穴	经 脉 名	原 穴	经 脉 名	原 穴
手太阴肺经	太渊	足太阴脾经	太白	手阳明大肠经	合谷	足阳明胃经	冲阳
手厥阴心包经	大陵	足厥阴肝经	太冲	手少阳三焦经	阳池	足少阳胆经	丘墟
手少阴心经	神门	足少阴肾经	太溪	手太阳小肠经	腕骨	足太阳膀胱经	京骨

十五络脉从经脉分出的部位各有一个腧穴叫络穴，共十五穴，故称十五络穴，见表 2-9。其中十二经的络穴均位于四肢肘膝关节以下，而任脉的络穴鸠尾位于上腹部，督脉的络穴长强位于尾骶部，脾之大络大包穴位于胸胁部。十二经络穴具有联络表里二经的作用，兼治表里二经病候；长强、鸠尾、大包除了治疗本经病候外，还治疗其络脉联络部位的病痛。

表 2-9　十五络穴表

经 脉 名	络 穴	经 脉 名	络 穴	经 脉 名	络 穴
手太阴肺经	列缺	手厥阴心包经	内关	手少阴心经	通里
手阳明大肠经	偏历	手少阳三焦经	外关	手太阳小肠经	支正
足太阴脾经	公孙	足厥阴肝经	蠡沟	足少阴肾经	大钟
足阳明胃经	丰隆	足少阳胆经	光明	足太阳膀胱经	飞扬
任脉	鸠尾	督脉	长强	脾之大络	大包

在中医康复保健实际工作中，常以本经原穴与其表里经的络穴相配合，用以防治本脏本腑有关疾病的方法，称为原络配穴法，是中医康复保健的配穴法之一。如大肠经有病取本经的原穴合谷，配以肺经的络穴列缺等。因本法以取本经的原穴为主，表里经的络穴为配（客），故又称主客配穴法。

（三）郄穴

"郄"即孔隙，郄穴是各经经气深集的部位。十二经脉与奇经八脉中的阴跷、阳跷、阴维、阳维四脉各有一个郄穴，共十六个郄穴，见表2-10，多分布于四肢肘、膝关节以下。郄穴对各经急性病痛有较好的康复保健作用。

表2-10　十六郄穴表

阴　经	郄　穴	阳　经	郄　穴
手太阴肺经	孔最	手阳明大肠经	温溜
手厥阴心包经	郄门	手少阳三焦经	会宗
手少阴心经	阴郄	手太阳小肠经	养老
足太阴脾经	地机	足阳明胃经	梁丘
足厥阴肝经	中都	足少阳胆经	外丘
足少阴肾经	水泉	足太阳膀胱经	金门
阴维脉	筑宾	阳维脉	阳交
阴跷脉	交信	阳跷脉	跗阳

（四）下合穴

手足三阳六腑之气下合于足三阳经的六个特定穴，称为下合穴，也称六腑下合穴，见表2-11。其中胃、胆、膀胱的下合穴就是其本经合穴，而大肠的下合穴、小肠的下合穴均在胃经，三焦的下合穴在膀胱经。这六个下合穴是治疗六腑病症的重要穴位，均在膝关节以下或附近。

表2-11　六腑下合穴表

手三阳	六　腑	下合穴	足三阳	六　腑	下合穴
手阳明大肠经	大肠	上巨虚（胃经腧穴）	足阳明胃经	胃	足三里（胃经腧穴）
手少阳三焦经	三焦	委阳（膀胱经腧穴）	足少阳胆经	胆	阳陵泉（胆经腧穴）
手太阳小肠经	小肠	下巨虚（胃经腧穴）	足太阳膀胱经	膀胱	委中（膀胱经腧穴）

（五）背腧穴、募穴

背腧穴是脏腑之气输注于背部的腧穴，见表2-12。五脏六腑各有一个背腧穴，均分布于背腰部足太阳膀胱经第一侧线上，其位置与相关脏腑所在部位的上下排列相接近。

募穴，是脏腑之气汇聚于胸腹部的腧穴，又称腹募穴，见表2-12。五脏六腑各有一个募穴，其位置也与相关脏腑所在部位相接近。

表2-12　十二脏腑背腧穴、募穴表

六　脏	背腧穴	募　穴	六　腑	背腧穴	募　穴
肺	肺俞	中府	大肠	大肠俞	天枢
肾	肾俞	京门	膀胱	膀胱俞	中极
肝	肝俞	期门	胆	胆俞	日月
心	心俞	巨阙	小肠	小肠俞	关元
脾	脾俞	章门	胃	胃俞	中脘
心包	厥阴俞	膻中	三焦	三焦俞	石门

背腧穴、募穴均在人体躯干部，并与相关脏腑一前一后相对应，多用于相关脏腑病症的治疗。背腧穴与募穴可单独使用，在中医康复保健实际工作中也常常将同一脏腑的背腧穴、募穴配合运用，

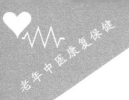
以发挥其协同作用，称为俞募配穴法，是前后配穴法的典型实例。

（六）八会穴

八会穴，是人体脏、腑、气、血、筋、脉、骨、髓精气所聚会的 8 个特定穴，见表 2-13。它们均分布在躯干和四肢部，分别与上述的 8 种脏腑器官或组织有着密切联系，主治其有关病症。

表 2-13　八会穴表

八　会	穴　名	八　会	穴　名	八　会	穴　名	八　会	穴　名
脏会	章门	腑会	中脘	气会	膻中	血会	膈俞
筋会	阳陵泉	脉会	太渊	骨会	大杼	髓会	悬钟

（七）八脉交会穴

八脉交会穴，是十二经脉与奇经八脉相通的八个特定穴，见表 2-14。它们分别位于上肢和下肢的腕、踝关节附近，既能治疗其本经病症，又能治疗其所通的奇经的病症。

表 2-14　八脉交会穴表

经　属	八　穴	所通之脉	会合部位
足太阴	公孙	冲脉	胃、心、胸
手厥阴	内关	阴维	
手少阳	外关	阳维	目外眦、颊、颈、耳后、肩
足少阳	足临泣	带脉	
手太阳	后溪	督脉	目内眦、颈耳、肩胛
足太阳	申脉	阳跷	
手太阴	列缺	任脉	胸、肺、膈、喉咙
足少阴	照海	阴跷	

（八）交会穴

交会穴，是指两经或数经相交会部位的腧穴，多分布于头面、躯干，也见于四肢部。交会穴不仅能治疗其所属经脉（本经）的病症，也能治疗其相交会经脉（他经）的病症。

四、腧穴定位方法

在中医康复保健服务工作中，取穴是否准确与中医康复保健效果有密切的关系。为了定准穴位，历代医家在长期的临床实践中积累了丰富的经验，创立了多种定穴方法。熟练掌握各种定穴方法，对准确取穴、提高保健效果有重要意义。

（一）体表解剖标志定位法

体表解剖标志定位法，是以人体体表的各种解剖学标志为依据来确定腧穴位置的方法，也叫自然标志定位法。体表解剖标志又分为固定标志和活动标志两种。

1. 固定标志定位法

固定标志定位法是指利用体表各部位由骨节、肌肉形成的凸起、凹陷、五官轮廓、发际、指（趾）甲、乳头、肚脐等位置固定的标志来确定腧穴位置的方法，见表 2-15。如眉头定攒竹，腓骨小头前下方陷中定阳陵泉，肚脐中央定神阙等。

2. 活动标志定位法

活动标志定位法是指利用人体各部位的关节、肌肉、肌腱、皮肤等随着活动而出现的空隙、凹陷、皱纹等标志来确定腧穴位置的方法。例如，屈肘时在肘横纹外侧端与肱骨外上髁连线中点定曲池，屈膝时在髌韧带外侧凹陷中定犊鼻，张口时在耳屏前与下颌关节之间凹陷中取听宫，咀嚼时在咬肌隆起处当下颌角前上方约 1 横指陷中取颊车等。

表 2-15　全身各部主要体表标志

部　位	体　表　标　志	说　明
头部	前发际正中	头部有发部位的前缘正中
	后发际正中	头部有发部位的后缘正中
	额角（发角）	前发际额部曲角处
	完骨	颞骨乳突
	枕外隆突	枕骨外侧最隆起的骨突
面部	眉间（印堂）	两眉头之间中点处
	瞳孔、目中	平视，瞳孔中央
颈项部	喉结	喉头凸起
	第 7 颈椎棘突	
胸部	胸骨上窝	胸骨切迹上方凹陷处
	胸剑联合中点	胸骨体与剑突结合部
	乳头	乳头中央
腹部	脐中	脐窝中央
	耻骨联合上缘	耻骨联合上缘与前正中线的交点处
	髂前上棘	髂脊前部的上方凸起处
侧胸侧腹部	腋窝顶点	腋窝正中央最高点
	第 11 肋端	第 11 肋骨游离端
背腰骶部	胸椎棘突 1～12	
	腰椎棘突 1～5	
	骶正中嵴、尾骨	
	肩胛冈根部点	肩胛骨内侧缘近脊柱侧
	肩峰角	肩峰外侧缘与肩胛内连续处
	髂后上棘	髂嵴后部上方凸起处
上肢部	腋前纹头	腋窝皱襞的前端
	腋后纹头	腋窝皱襞的后端
	肘横纹	
	肘尖	尺骨鹰嘴
	腕掌、背侧横纹	尺桡骨茎突远端连线上的横纹
下肢部	髀枢	股骨大转子
	股骨内侧髁	内辅骨上
	胫骨内侧髁	内辅骨下
	臀下横纹	臀与大腿的移行部
	犊鼻（外膝眼）	髌韧带外侧凹陷处中央
	腘横纹	腘窝处横纹
	内踝尖	内踝向内侧的凸起处
	外踝尖	外踝向外侧的凸起处

（二）"骨度"折量定位法

骨度折量定位法又称骨度分寸定位法，是将人体各部的长度和宽度，以骨节、缝纹或其他标志为依据定出分寸而用于腧穴定位的方法，见表2-16、图2-12。现行使用的"骨度"折量尺寸主要是以《灵枢·骨度》规定的人体各部尺寸为基础，又经历代医家补充修改，已成为腧穴定位时折量尺寸的基本准则。不论男女、老幼、高矮、胖瘦，均按照这个标准进行折量。

表2-16　骨度分寸表

部　位	起　止　点	折量分寸/寸	度　量　法	说　　明
头面	前发际正中→后发际正中	12	直	定头部经穴的纵向距离
	眉间（印堂）→前发际正中	3	直	定前后发际及头部经穴纵向距离
	第七颈椎棘突下（大椎）→后发际正中	3	直	
	眉间（印堂）→后发际正中→第七颈椎棘突下	18	直	
	前额两发角（头维）之间	9	横	定头前部经穴的横向距离
	耳后两乳突（完骨）之间	9	横	定头后部经穴的横向距离
胸腹胁部	胸骨上窝（天突）→胸剑联合中点（歧骨）	9	直	定胸部任脉穴的纵向距离
	胸剑联合中点→脐中	8	直	定上腹部经穴的纵向距离
	脐中→耻骨联合上缘	5	直	定下腹部经穴的纵向距离
	两乳头之间	8	横	定胸腹部经穴的横向距离
	腋窝顶点→第11肋游离端	12	直	定胁肋部经穴的纵向距离
背腰	肩胛骨内缘→后正中线	3	横	定背腰部经穴的横向距离
	肩峰缘→后正中线	8	横	定肩背部经穴的横向距离
上肢	腋前、后纹头→肘横纹（平肘尖）	9	直	定臂部经穴的纵向距离
	肘横纹（平肘尖）→腕掌（背）侧横纹	12	直	定前臂部经穴的纵向距离
下肢	耻骨联合上缘→股骨内上髁上缘	18	直	定下肢内侧足三阴经穴纵向距离
	胫骨内侧髁下方→内踝尖	13	直	
	股骨大转子→腘窝横纹	19	直	定下肢外后侧足三阳经穴纵向距离
	臀横纹→腘窝横纹	14	直	
	腘窝横纹→外踝尖	16	直	定下肢外后侧足三阳经穴纵向距离

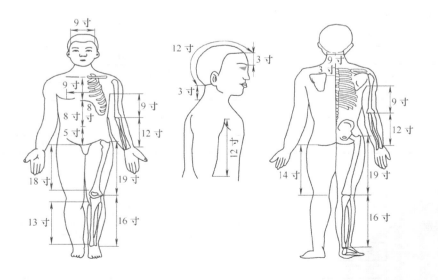

图2-12　全身各部骨度分寸

（三）指寸定位法

指寸定位法又称"手指同身寸法"，是以受术者手指为尺寸折量标准来测量定穴的方法。常用的有以下3种。

1. 中指同身寸

中指同身寸是以受术者中指中节屈曲时内侧两端纹头之间的距离作为1寸，用于四肢部取穴的直寸和背部取穴的横寸，如图2-13所示。

2. 拇指同身寸

拇指同身寸是以受术者拇指指关节的横度作为1寸，适用于四肢部的直寸取穴，如图2-14所示。

3. 横指同身寸

横指同身寸又名"一夫法"，是令受术者将示指、中指、环指和小指伸直并拢，以中指中节横纹为准，横量四指宽度作为3寸，如图2-15所示。

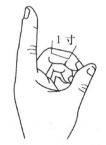 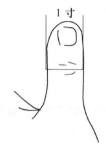 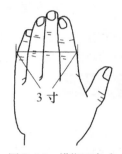

图2-13 中指同身寸　　　图2-14 拇指同身寸　　　图2-15 横指同身寸

➡ 任务实施

腧穴的定位方法

▶▶ **第一步：明确任务目的。**

1）熟练掌握解剖标志定位法、骨度折量定位法、手指同身寸法等常用腧穴定位方法的取穴要领。

2）能够熟练使用常用腧穴定位方法并根据康复保健需要准确定穴。

▶▶ **第二步：准备任务所需器材。**

经络腧穴人体模型、经络腧穴挂图、视频资料、人体模特（同学之间相互担任）等。

▶▶ **第三步：明确任务实施方式（讲授＋示教＋实训）。**

1）教师可先结合经络腧穴人体模型与挂图、视频资料等进行讲授。

2）教师在模特（学生）身上示教。

3）学生2人一组进行腧穴定位方法练习。

▶▶ **第四步：明确任务实施的内容。**

1. 解剖标志定位法

1）固定标志定位法：①让学生按表 2-15 在模特身上一一找出常用固定标志；②教师可事先给出如神阙、印堂、膻中、素髎、天突、阳陵泉、阴陵泉、攒竹等用固定标志定位法来定位的腧穴，让学生以 2 人一组模拟操作。

2）活动标志定位法：教师可事先给出如后溪、耳门、听宫、听会、颊车等用活动标志定位法来定位的腧穴，让学生 2 人一组模拟操作。

2. 骨度折量定位法

让学生按表 2-16 在模特身上一一找出常用骨度分寸。

3. 手指同身寸法

教师可事先给出如足三里、三阴交、阳白等腧穴，让学生 2 人一组选择相应的手指同身寸来定取腧穴。

▶▶ **第五步：任务实施思考与总结。**

1）常用腧穴定位方法中，哪种方法定位更准确？
2）在进行腧穴定位时，需要注意什么？

➡ **触类旁通**

骨度分寸的"寸"的含义

骨度分寸定位法使用的单位为"寸"，实际是等分。如肘横纹至腕横纹为 12 寸，即为 12 等分。骨度分寸定位法属自身折量，所以适用于任何年龄、任何体型的人，实际工作中不论男女老少、高矮胖瘦，只要部位相同，骨度分寸的长短都是一样的，如图 2-16 所示。

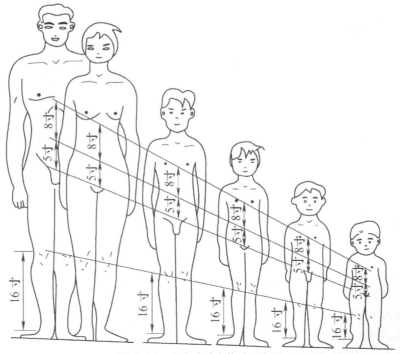

图 2-16 骨度分寸定位法示意图

任务三　认识十四经与常用腧穴

➡ 情境导入

某男性老年人，三四年前开始粪便干燥，往往两三天大便1次，渐渐五日排便1次；或者采取用泻药的方法排便，并且逐渐发胖。近1年来，除排便困难外，自觉口苦、口臭、腹胀。近段时间1周左右排便1次，口服泻药缓解不明显。查体：腹部柔软，脐周可触及硬块并伴有压痛，舌质红，苔黄，脉弦。诊断为便秘（热结肠腑）。遂采用中医保健方法，取中脘、天枢、支沟、承山等穴处理，情况好转。

请思考： 1. 任务中提及的腧穴分属于什么经脉？

　　　　　2. 上述腧穴怎样定位？

　　　　　3. 分析为什么选取这些腧穴来治疗便秘（热结肠腑）？

➡ 知识储备

一、手太阴肺经及其常用腧穴

（一）经脉循行

起于中焦，向下联络大肠，回过来沿着胃的上口贯穿膈肌，入属肺脏，从肺系（气管、喉咙）横行出胸壁外上方，走向腋下，沿上臂内侧前缘，至肘中后再沿前臂内侧前缘，下行至寸口（桡动脉搏动处），又沿手掌大鱼际外缘出拇指桡侧端。

其支脉，从列缺穴分出，从腕后桡骨茎突上方分出，经手背虎口部至示指桡侧端，与手阳明大肠经相接，如图2-17所示。

（二）主治概要

本经腧穴主要治疗肺、胸、喉、头面和经脉循行部位的其他病症。

（三）常用腧穴

本经一侧11穴（左右两侧共22穴）。其中9穴分布于上肢掌面桡侧，2穴在前胸上部，首穴中府，末穴少商，如图2-18所示。下面介绍本经常用的6个腧穴。

1. 中府　肺募穴；手、足太阴经交会穴

【定位】胸前壁外上方，前正中线旁开6寸，平第1肋间隙处，如图2-19所示。

【主治】①咳嗽、气喘、肺胀满、胸痛；②肩背痛。

【操作】向外斜刺0.5～0.8寸，不可向内深刺，以免伤及肺脏，引起气胸。

2. 尺泽　合穴

【定位】肘横纹中，肱二头肌腱桡侧凹陷处，如图2-20所示。

【主治】①咳嗽、气喘、咯血，胸部胀满、咽喉肿痛；②急性吐泻；③小儿惊风，肘臂挛痛。

【操作】直刺0.8～1.2寸，或点刺出血；可灸。

3. 孔最　郄穴

【定位】前臂掌面桡侧，尺泽与太渊连线上，腕横纹上7寸处，如图2-21所示。

【主治】咳嗽，气喘，咯血，咽喉肿痛，肘臂挛痛。

【操作】直刺 0.5～1.2 寸，可灸。

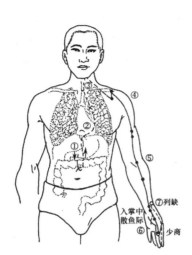

图 2-17　手太阴肺经循行图

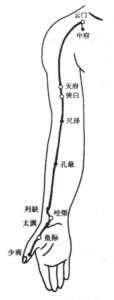

图 2-18　手太阴肺经腧穴总图

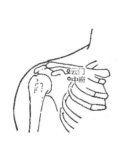

图 2-19　中府穴

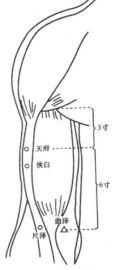

图 2-20　尺泽穴

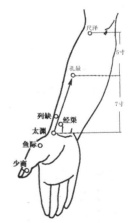

图 2-21　孔最、列缺、太渊、少商穴

4. 列缺　络穴；八脉交会穴，通任脉

【定位】桡骨茎突上方，腕横纹上 1.5 寸，当肱桡肌与拇长展肌腱之间，如图 2-21 所示。

【主治】①咳嗽、气喘、咽喉痛。②口眼㖞斜、偏头痛、项强痛、牙痛。③半身不遂、腕痛无力。

【操作】斜刺 0.3～0.8 寸，可灸。

5. 太渊　输穴；原穴；脉会

【定位】腕掌侧横纹桡侧端，桡动脉搏动处，如图 2-21 所示。

【主治】①咳嗽、气喘、咯血、胸痛、咽喉肿痛；②无脉症；③手腕痛。

【操作】避开桡动脉，直刺 0.3 ～ 0.5 寸；可灸。

6. 少商　井穴

【定位】拇指桡侧端，指甲角旁约 0.1 寸处，如图 2-21 所示。

【主治】①咽喉肿痛、咳嗽、鼻衄；②中暑呕吐、高热；③中风昏迷、癫狂。

【操作】浅刺 0.1 寸，或点刺出血，可灸。

二、手阳明大肠经及其常用腧穴

（一）经脉循行

起于示指桡侧端（商阳穴），沿示指桡侧向上，经第一、二掌骨之间（合谷），向上进入两筋（拇长伸肌腱与拇短伸肌腱）之间的凹陷处，沿前臂外侧前缘，经肘外，再沿上臂外侧前缘，上肩，至肩关节前缘，向后与督脉在大椎穴处相会，再向前下行入锁骨上窝（缺盆），进入胸腔络肺，通过膈肌下行，入属大肠。

缺盆部支脉：从锁骨上窝上行，经颈部至面颊，入下齿中，回出夹口两旁，左右交叉于人中，至对侧鼻翼旁（迎香），与足阳明胃经相接，如图 2-22 所示。

（二）主治概要

本经腧穴主要治疗头面、五官、颈项、咽喉部病症，热病和经脉循行部位的其他病症。

（三）常用腧穴

本经一侧 20 穴（左右两侧共 40 穴），其中 15 穴分布于上肢背面的桡侧，5 穴在颈、面部。首穴商阳，末穴迎香，如图 2-23 所示。下面介绍本经常用的 7 个腧穴。

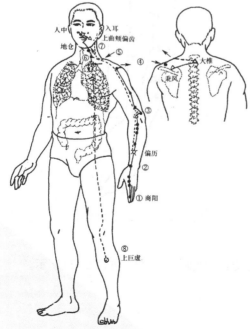

图 2-22　手阳明大肠经循行图

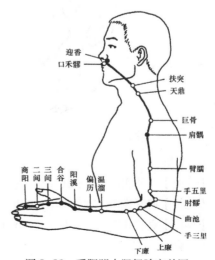

图 2-23　手阳明大肠经腧穴总图

1. 商阳　井穴

【定位】示指桡侧端，指甲角旁 0.1 寸处，如图 2-24 所示。

【主治】①耳聋、齿痛、咽喉肿痛；②中风昏迷、癫狂、惊风；③肩臂肿痛、手指麻木；④热病。

【操作】浅刺 0.1 寸，或点刺出血；可灸。

2. 合谷　原穴

【定位】手背，第 1、2 掌骨间，当第 2 掌骨桡侧中点，如图 2-24 所示。

【主治】①头痛，目赤肿痛，鼻衄，齿痛，牙关紧闭，口眼㖞斜，耳聋，疔腮，咽喉肿痛；②热病，多汗，无汗；③腹痛，便秘；④经闭，滞产，痛经，胞衣不下；⑤手指屈伸不利，半身不遂；⑥瘾疹，皮肤瘙痒。

【操作】直刺 0.5～1.0 寸，孕妇禁用；可灸。

3. 手三里

【定位】前臂背面桡侧，阳溪与曲池连线上，肘横纹下 2 寸，如图 2-25 所示。

【主治】肘臂疼痛，上肢瘫痪麻木。

【操作】直刺 0.5～1.0 寸；可灸。

4. 曲池　合穴

【定位】屈肘成直角，肘横纹外侧端与肱骨外上髁连线中点，如图 2-25 所示。

【主治】①热病，咽喉肿痛；②目赤肿痛，齿痛；③腹痛吐泻，痢疾；④心中烦闷，癫狂；⑤风疹，荨麻疹；⑥上肢不遂，手臂肿痛无力。

【操作】直刺 0.8～1.2 寸；可灸。

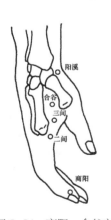

图 2-24　商阳、合谷穴

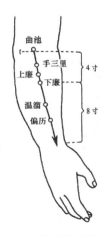

图 2-25　手三里、曲池穴

5. 臂臑

【定位】臂外侧，三角肌止点处，曲池与肩髃连线上，曲池上 7 寸处，如图 2-26 所示。

【主治】肩臂疼痛，颈项拘挛，瘰疬。

【操作】直刺或向上斜刺 0.8～1.5 寸；可灸。

6. 肩髃

【定位】肩峰端下缘，三角肌上部中央，上臂外展时，肩峰前下方向凹陷处，如图 2-26 所示。

【主治】①肩臂疼痛，手臂挛急，上肢不遂；②瘾疹，瘰疬。

【操作】直刺或向上斜刺 0.8～1.5 寸；可灸。

7. 迎香　手、足阳明经交会穴

【定位】鼻翼外缘中点旁，当鼻唇沟中，如图 2-27 所示。

【主治】①鼻塞，鼻衄；②口㖞，面瘫，面肌抽搐；③胆道蛔虫。

【操作】直刺或斜刺 0.3～0.5 寸。

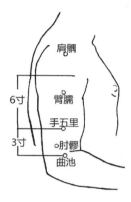

图 2-26　臂臑、肩髃穴

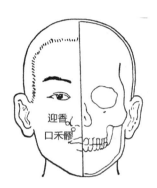

图 2-27　迎香穴

三、足阳明胃经及其常用腧穴

（一）经脉循行

起于鼻翼旁（迎香穴），夹鼻上行至鼻根部，与足太阳经相交，向下沿鼻外侧，入上齿中，还出环绕口唇，在颏唇沟承浆穴处相交，再向后沿下颌骨后下缘到大迎穴处，沿下颌角颊车上行耳前，经过上关穴，沿发际，至前额。

面部支脉：从大迎穴前，下行至人迎穴，沿喉咙向下后行至大椎，折向前行，入缺盆，下行穿过膈肌，属胃，络脾。

缺盆直行脉：经乳头，向下夹脐旁（距前正中线旁开二寸），进入少府两侧气冲。

胃下口部支脉：沿腹腔内下行到气冲与直行之脉会合，而后下行至髀关，直抵伏兔部，至膝膑沿下肢胫骨外侧前缘下行至足背，入足第二趾外侧端（厉兑穴）。

胫部支脉：从膝下 3 寸处（足三里穴）分出，下行入中趾外侧端。

足跗部支脉：从足背冲阳穴分出，前行入足大趾内侧端（隐白穴），与足太阴脾经相接，如图 2-28 所示。

（二）主治概要

本经腧穴主要治疗胃肠病、头面五官病、颈项咽喉病、神志病、热病以及经脉循行部位其他病症。

（三）常用腧穴

本经一侧 45 穴（左右两侧共 90 穴），其中 15 穴分布于下肢的前外侧面，30 穴在腹、胸部与头面部。首穴承泣，末穴厉兑，如图 2-29 所示。下面介绍本经常用的 15 个腧穴。

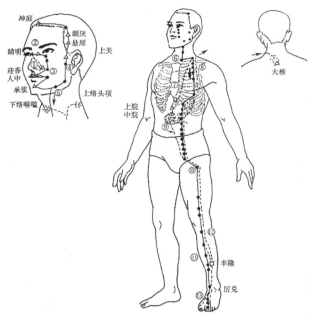

图 2-28　足阳明胃经循行图

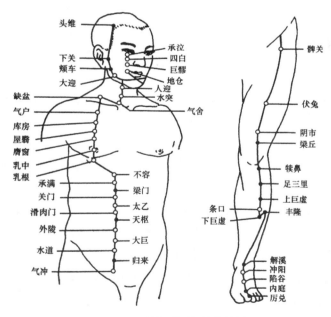

图 2-29　足阳明胃经腧穴总图

1. 地仓

【定位】面部，口角外侧，上直对瞳孔，如图 2-30 所示。

【主治】口眼㖞斜、流涎等局部病症。

【操作】针尖向颊车方向平刺 1.0 ～ 1.5 寸。

2. 颊车

【定位】面颊部，下颌角前上方约 1 横指，当咀嚼时咬肌隆起，按之凹陷处，如图 2-31 所示。

【主治】口眼㖞斜，齿痛，颊肿，牙关紧闭，面肌痉挛等。

【操作】直刺 0.3 ～ 0.5 寸；或向地仓方向平刺 0.5 ～ 1.0 寸。

3. 下关

【定位】面部，当颧弓与下颌切迹所形成的凹陷中，如图 2-31 所示。

【主治】①牙关紧闭，齿痛，口噤；②口眼㖞斜，下颌疼痛，面痛；③耳鸣，耳聋。

【操作】直刺 0.5 ～ 1.0 寸。

4. 头维

【定位】头侧部，额角发际上 0.5 寸，头正中线旁 4.5 寸，如图 2-31 所示。

【主治】头痛，目眩，目赤肿痛，迎风流泪，视物不明。

【操作】平刺 0.5 ～ 1.0 寸。

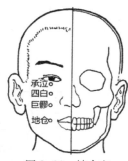

图 2-30　地仓穴

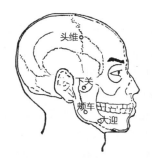

图 2-31　颊车、下关、头维穴

5. 梁门

【定位】上腹部，脐中上 4 寸，前正中线旁开 2 寸，如图 2-32 所示。

【主治】胃痛，呕吐，食欲不振，腹胀，泄泻等。

【操作】直刺 0.8 ～ 1.2 寸。

6. 天枢　大肠募穴

【定位】腹部，脐中旁开 2 寸，如图 2-32 所示。

【主治】①腹胀肠鸣，绕脐痛，便秘，泄泻，痢疾；②月经不调，崩漏带下。

【操作】直刺 1.0 ～ 1.5 寸。

7. 归来

【定位】腹部，脐中下 4 寸，前正中线旁开 2 寸，如图 2-32 所示。

【主治】腹痛，疝气，月经不调，白带，子宫脱垂等。

【操作】直刺 1.0 ～ 1.5 寸。

8. 髀关

【定位】大腿前外侧，髂前上棘与髌底外侧端的连线上，屈髋时平会阴，居缝匠肌外侧凹陷处，如图 2-33 所示。

【主治】下肢痿痹。

【操作】直刺 1.0 ～ 2.0 寸。

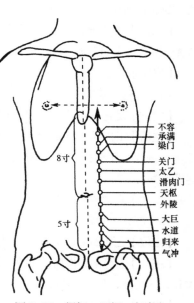

图 2-32　梁门、天枢、归来穴

9. 足三里　合穴；胃下合穴

【定位】小腿前外侧，犊鼻下3寸，胫骨前嵴外1横指（中指），如图2-34所示。

【主治】①呕吐，腹胀，泄泻，痢疾，便秘，肠痈；②心烦，心悸，失眠，癫狂；③乳痈，痛经，脏躁；④下肢痹痛；⑤水肿，虚劳羸瘦。为保健强壮要穴。

【操作】直刺1.0～2.0寸；保健常用灸法。

10. 上巨虚　大肠下合穴

【定位】小腿前外侧，犊鼻下6寸，胫骨前嵴外1横指（中指），如图2-34所示。

【主治】①肠鸣，腹痛，泄泻，便秘，肠痈；②下肢痿痹、瘫痪。

【操作】直刺1.0～2.0寸。

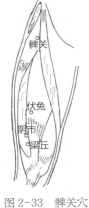

图2-33　髀关穴

11. 条口

【定位】小腿前外侧，犊鼻下8寸，胫骨前嵴外1横指（中指），如图2-34所示。

【主治】脘腹疼痛，下肢痿痹，跗肿，肩臂痛等。

【操作】直刺1.0～1.5寸。

12. 丰隆　络穴

【定位】在小腿前外侧，外踝尖上8寸，条口外，胫骨前嵴外2横指（中指），如图2-34所示。

【主治】①腹胀肠鸣，绕脐痛，便秘，泄泻，痢疾；②月经不调，崩漏，带下，产后腹痛。

【操作】直刺1.0～1.5寸。

13. 解溪　经穴

【定位】足背与踝关节横纹中央凹陷处，当姆长伸肌腱与趾长伸肌腱之间，如图2-35所示。

【主治】①头痛，眩晕，头面浮肿；②腹胀，便秘；③癫狂，谵语；④下肢痿痹。

【操作】直刺0.5～1寸。

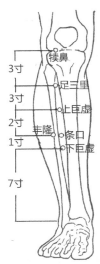

图2-34　足三里、上巨虚、条口、丰隆穴

14. 内庭　荥穴

【定位】足背，当第2、3趾间缝纹端，如图2-35所示。

【主治】①齿痛，咽喉肿病，口㖞，鼻衄；②胃病吐酸，腹胀，泄泻，痢疾，便秘；③壮热不退；④心烦，失眠多梦，狂证；⑤足背肿痛。

【操作】直刺或向上斜刺0.5～0.8寸。

15. 厉兑　井穴

【定位】足第2趾末节外侧，距趾甲角0.1寸，如图2-35所示。

【主治】①鼻衄，齿痛，面肿；②腹胀；③热病无汗；④多梦，癫狂；⑤足痛，足胫寒冷。

【操作】浅刺0.1寸。

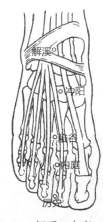

图2-35　解溪、内庭、厉兑穴

四、足太阴脾经及其常用腧穴

（一）经脉循行

起于足大趾内侧端（隐白穴），沿内侧赤白肉际，上行至内踝前，沿小腿内侧正中线上行，在内踝上 8 寸处，交出足厥阴肝经之前，经膝内侧，上行沿大腿内侧前缘，进入腹部，属脾，络胃，向上穿过膈，上行，夹咽旁，连舌本，散舌下。

胃部支脉：从胃别出，上行过膈，注入心中，与手少阴心经相接，如图 2-36 所示。

（二）主治概要

本经腧穴主要治疗脾胃病、妇科病、前阴病以及经脉循行部位其他病症。

（三）常用腧穴

本经一侧 21 穴（左右两侧共 42 穴），其中 11 穴分布于下肢内侧面的前部，10 穴分布于侧胸腹部。首穴隐白，末穴大包，如图 2-37 所示。下面介绍本经常用的 5 个腧穴。

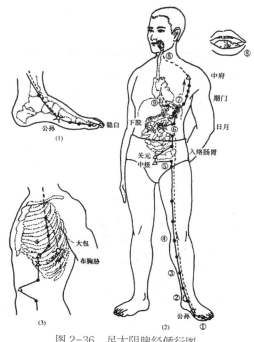

图 2-36　足太阴脾经循行图

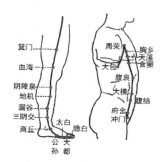

图 2-37　足太阴脾经腧穴总图

1. 隐白　井穴

【定位】足大趾末节内侧，距趾甲角 0.1 寸，如图 2-38 所示。

【主治】①月经过多，崩漏；②便血，尿血；③腹胀，腹泻，呕吐；④癫狂，多梦，惊风，昏厥；⑤足趾痛。

【操作】浅刺 0.1 寸。

2. 公孙　络穴；八脉交会穴，通冲脉

【定位】足内侧缘，第 1 跖骨基底部前下方赤白肉际处，如图 2-38 所示。

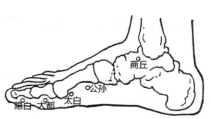

图 2-38　隐白、公孙穴

【主治】①胃痛，呕吐，腹痛，泄泻，痢疾；②痛经，月经不调，带下，胞衣不下；③逆气里急，冲逆攻急，气冲上心；④心烦，失眠，狂证。

【操作】直刺 0.5 ~ 1.0 寸。

3. 三阴交　足三阴经交会穴

【定位】小腿内侧，足内踝尖上 3 寸，胫骨内侧缘后方，如图 2-39 所示。

【主治】①脾胃虚弱，肠鸣，腹胀，泄泻；②月经不调，带下，阴挺，不孕，滞产；③遗精，阳痿，遗尿；④失眠，癫狂，昏厥，中风；⑤下肢痿痹。

【操作】直刺 1.0 ~ 1.5 寸，孕妇禁用。

4. 阴陵泉　合穴

【定位】小腿内侧，胫骨内侧髁后下方凹陷处，如图 2-39 所示。

【主治】①腹胀，泄泻，黄疸；②月经不调，痛经；小便不利或失禁，膝痛。③水肿，小便不利，遗尿，遗精，阳痿；④湿疹，荨麻疹，疥疮；⑤下肢痿痹。

【操作】直刺 1.0 ~ 2.0 寸。

5. 血海

【定位】大腿内侧，屈膝，髌底内侧端上 2 寸，股四头肌内侧头的隆起处，如图 2-40 所示。

【主治】①月经不调，崩漏，经闭；②瘾疹，湿疹，丹毒；③膝内侧痛。

【操作】直刺 1.0 ~ 1.5 寸。

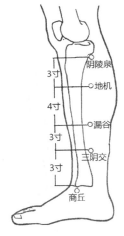

图 2-39　三阴交、阴陵泉穴

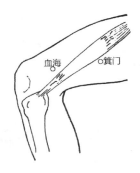

图 2-40　血海穴

五、手少阴心经及其常用腧穴

(一) 经脉循行

起于心中，出属心系（心与其他脏器相连的部位），下行穿过膈，络小肠。

向上的支脉：从心系分出，夹咽喉上行，连于目系（目与脑相连的脉络）。

直行的脉：从心系出来，上行经过肺，再向下出腋窝（极泉穴），沿上肢内侧后缘，过肘中，经掌后豌豆骨端入掌中，沿小指桡侧至末端（少冲穴），与手太阳小肠经相接，如图 2-41 所示。

（二）主治概要

本经腧穴主要治疗心、胸、神志病以及经脉循行部位的其他病症。

（三）常用腧穴

本经一侧9穴（左右两侧共18穴），其中8穴分布于上肢掌侧面的尺侧，1穴在侧胸上部。首穴极泉，末穴少冲，如图2-42所示。下面介绍本经常用的4个腧穴。

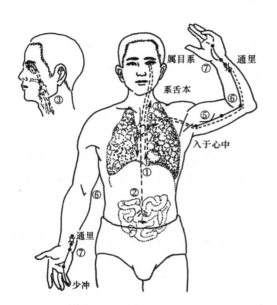

图2-41　手少阴心经循行图

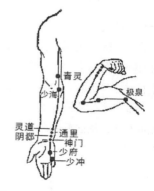

图2-42　手少阴心经腧穴总图

1. 少海　合穴

【定位】肘内侧，肘横纹内侧端与肱骨内上髁连线的中点处，如图2-43所示。

【主治】①心痛，癫狂；②肘臂挛痛，腋胁痛。

【操作】直刺0.5～1.0寸。

2. 通里　络穴

【定位】前臂掌侧，尺侧腕屈肌腱的桡侧缘，腕横纹上1寸，如图2-43所示。

【主治】①心悸，怔忡；②暴喑，舌强不语，腕臂痛。

【操作】直刺0.3～0.5寸。

3. 神门　输穴；原穴

【定位】腕部，腕掌侧横纹尺侧端，尺侧腕屈肌腱的桡侧凹陷处，如图2-44所示。

【主治】①心病，心烦，惊悸，怔忡，健忘，失眠，癫狂痫；②胸胁痛，手臂疼痛、麻木。

【操作】直刺0.3～0.5寸。

4. 少冲　井穴

【定位】小指末节桡侧，距指甲角0.1寸，如图2-45所示。

【主治】①心悸，心痛，胸胁痛；②癫狂，昏迷。

【操作】浅刺0.1寸或点刺出血。

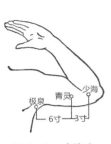

图 2-43　少海穴

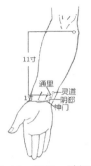

图 2-44　通里、神门穴

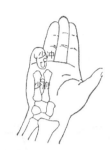

图 2-45　少冲穴

六、手太阳小肠经及其常用腧穴

（一）经脉循行

起于手小指尺侧端（少泽），沿手掌尺侧缘上行至腕部，沿前臂外侧后缘直上，经尺骨鹰嘴和肱骨内上髁之间向上，沿上臂外侧后缘出于肩关节后，绕肩胛，交大椎，又向前进入缺盆，联络心脏，沿食管下行，穿膈肌，到胃部，属小肠。

缺盆部支脉：从锁骨上窝沿颈上面颊至目外眦，转入耳中。

颊部支脉：从面颊部分出，上行目眶下，达鼻根部至目内眦（睛明），与足太阳膀胱经相接，如图 2-46 所示。

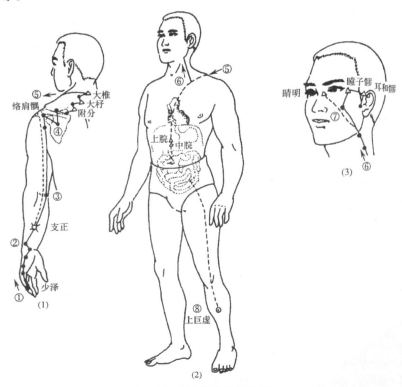

图 2-46　手太阳小肠经循行图

（二）主治概要

本经腧穴主要治疗头、项、耳、目、咽喉病，热病、神志病以及经脉循行部位的其他病症。

（三）常用腧穴

本经一侧19穴（左右两侧共38穴），其中8穴分布于上肢背面的尺侧，11穴在肩、颈、面部。首穴少泽，末穴听宫，如图2-47所示。下面介绍本经常用的10个腧穴。

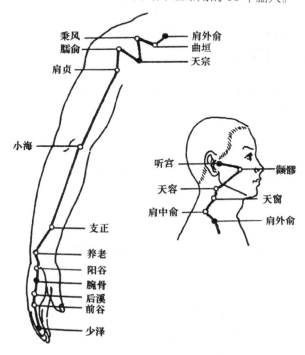

图 2-47　手太阳小肠经腧穴总图

1. 少泽　井穴

【定位】小指末节尺侧，距指甲角0.1寸，如图2-48所示。

【主治】①乳痛，乳汁少；②头痛，目翳，咽喉肿痛；③昏迷，热病。

【操作】浅刺0.1寸或点刺出血。

2. 后溪　输穴；八脉交会穴，通督脉

【定位】手掌尺侧，微握拳，小指本节后的远侧掌横纹头赤白肉际处，如图2-48所示。

【主治】①头项强痛，目赤，耳聋，咽喉肿痛；②心烦，胸闷，癫狂痫；③手指及肘臂挛痛；④腰背痛，疟疾。

【操作】直刺0.5～0.8寸，或透刺合谷。

3. 养老　郄穴

【定位】前臂背面尺侧，尺骨小头近端桡侧凹缘中，如图2-49所示。

【主治】①目视不明；②肩、背、肘、臂酸痛。

【操作】直刺或斜刺0.5～0.8寸。

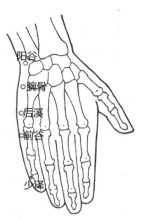

图 2-48　少泽、后溪穴

4. 小海　合穴

【定位】肘内侧，尺骨鹰嘴与肱骨内上髁之间凹陷处，如图2-49所示。

【主治】肘臂疼痛。

【操作】直刺0.3～0.5寸。

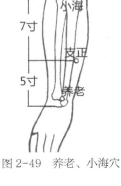

图2-49　养老、小海穴

5. 肩贞

【定位】肩关节后下方，臂内收时，腋后纹头上1寸，如图2-50所示。

【主治】肩臂疼痛，上肢不遂。

【操作】向外斜刺1.0～1.5寸。

6. 天宗

【定位】肩胛部，冈下窝中央凹陷处，与第4胸椎相平，如图2-50所示。

【主治】肩胛疼痛，肘臂后外侧痛。

【操作】直刺或斜刺0.5～1.0寸。

7. 肩外俞

【定位】背部，当第1胸椎棘突下，旁开3寸，如图2-50所示。

【主治】肩背疼痛，颈项强痛。

【操作】斜刺0.5～0.8寸。

8. 肩中俞

【定位】背部，第7颈椎棘突下，旁开2寸，如图2-50所示。

【主治】咳嗽，气喘，肩背疼痛，颈项强痛。

【操作】斜刺0.5～0.8寸。

9. 颧髎　手少阳、手太阳经交会穴

【定位】面部，目外眦直下，颧骨下缘凹陷处，如图2-51所示。

【主治】口眼㖞斜，齿痛，颊肿等局部病症。

【操作】直刺0.3～0.5寸。

10. 听宫　手少阳、足少阳、手太阳经交会穴

【定位】面部，耳屏前，下颌骨髁状突的后方，张口呈凹陷，如图2-51所示。

【主治】耳鸣，耳聋，聤耳，齿痛，牙关不利等局部病症。

【操作】直刺1.0～1.5寸。

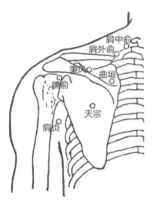

图2-50　肩贞、天宗、肩外俞、肩中俞穴

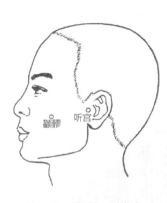

图2-51　颧髎、听宫穴

七、足太阳膀胱经及其常用腧穴

（一）经脉循行

起于目内眦（睛明穴），上达额部，左右交会于头顶部（百会穴）。

巅顶部支脉：从头顶部分出，到耳上角部。

巅顶部直行脉：从头顶部分别向后行至枕骨处，入络脑，回出分别下行到项部（天柱穴），下行交会于大椎穴，再分左右沿肩胛内侧，夹脊柱（一寸五分），到达腰部（肾俞穴），从脊旁肌肉入体腔，络肾，属膀胱。

腰部支脉：从腰部分出，沿脊柱两旁下行，穿过臀部，从大腿后侧外缘下行至腘窝中（委中穴）。

后项部支脉：从后项分出下行，经肩胛内侧缘直下，夹脊（三寸）下行，经臀部，沿大腿后侧至腘窝中与前一支脉会合，然后下行，出走于外踝后，沿足背外侧缘至小趾外侧端（至阴穴），与足少阴肾经相接，如图 2-52 所示。

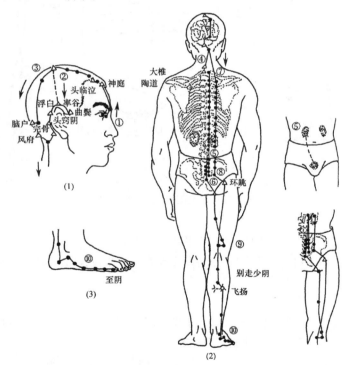

图 2-52　足太阳膀胱经循行图

（二）主治概要

本经腧穴主要治疗目、头、项、背、腰、下肢病症及神志病，背部第 1 侧线的背腧穴及第 2 侧线的腧穴主治与其相关的脏腑病症和有关的组织器官病症。

（三）常用腧穴

本经一侧 67 穴（左右两侧共 134 穴），其中 49 穴分布于头面部、项部和背腰部之督脉的两侧，余 18 穴则分布于下肢后面的正中线上及足的外侧部。首穴睛明，末穴至阴，如图 2-53 所示。下面介绍本经常用的 20 个腧穴。

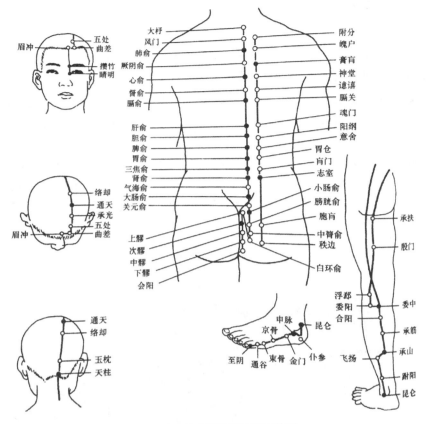

图 2-53　足太阳膀胱经腧穴总图

1. 攒竹

【定位】面部，眉头陷中，眶上切迹处，如图 2-54 所示。

【主治】头痛，口眼㖞斜，目视不明，流泪，目赤肿痛，眉棱骨痛，眼睑下垂。

【操作】平刺 0.5 ～ 0.8 寸。

2. 天柱

【定位】斜方肌外缘之后发际凹陷中，约当后发际正中旁开 1.3 寸，如图 2-55 所示。

【主治】头痛，项强，鼻塞，癫狂痫，肩背痛。

【操作】直刺或斜刺 0.5 ～ 0.8 寸，不可向内上方深刺，以免伤及延髓。

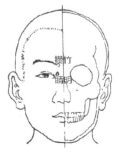

图 2-54　攒竹穴

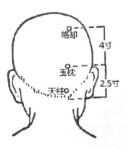

图 2-55　天柱穴

3. 风门　足太阳、督脉交会穴

【定位】背部，第2胸椎棘突下，旁开1.5寸，如图2-56所示。

【主治】①伤风，咳嗽，发热，头痛；②项强，胸背痛。

【操作】斜刺0.5～0.8寸。

4. 肺俞　肺之背腧穴

【定位】背部，第3胸椎棘突下，旁开1.5寸，如图2-56所示。

【主治】咳嗽，气喘，吐血，潮热，盗汗，鼻塞；腰背痛。

【操作】斜刺0.5～0.8寸。

5. 心俞　肺之背腧穴

【定位】背部，第5胸椎棘突下，旁开1.5寸，如图2-56所示。

【主治】①心痛，惊悸；②失眠，健忘，癫痫；③咳嗽，吐血，盗汗，腰背痛。

【操作】斜刺0.5～0.8寸。

6. 膈俞　八会穴之血会

【定位】背部，第7胸椎棘突下，旁开1.5寸，如图2-56所示。

【主治】①吐血，咯血，便血；②呕吐，呃逆；③气喘，咳嗽，潮热，盗汗；④腰背痛，风疹，瘾疹。

【操作】斜刺0.5～0.8寸。

7. 肝俞　肝之背腧穴

【定位】背部，第9胸椎棘突下，旁开1.5寸，如图2-56所示。

【主治】①黄疸，胁痛，头痛，眩晕；②目赤，目眩；③吐血，咳血；④月经不调，痛经，闭经；⑤腰背痛。

【操作】斜刺0.5～0.8寸。

8. 脾俞　脾之背腧穴

【定位】背部，第11胸椎棘突下，旁开1.5寸，如图2-56所示。

【主治】①腹胀，黄疸，呕吐，泄泻，便血，水肿；②腰背痛。

【操作】斜刺0.5～0.8寸。

9. 胃俞　胃之背腧穴

【定位】背部，第12胸椎棘突下，旁开1.5寸，如图2-57所示。

【主治】①胃痛，呕吐，腹胀，肠鸣；②腰背痛。

【操作】斜刺0.5～0.8寸。

10. 肾俞　肾之背腧穴

【定位】腰部，第2腰椎棘突下，旁开1.5寸，如图2-57所示。

【主治】①头晕目眩、耳鸣、耳聋、水肿、气喘、泄泻、遗精，阳痿，月经不调，白带；②腰背痛。

【操作】直刺0.5～1.0寸。

11. 大肠俞　大肠之背腧穴

【定位】腰部，第4腰椎棘突下，旁开1.5寸，如图2-57所示。

【主治】①腹胀，泄泻，便秘；②腰腿痛。

【操作】直刺0.8～1.2寸。

12. 次髎

【定位】骶部，当髂后上棘内下与后正中线之间，适对第 2 骶后孔处，如图 2-57 所示。

【主治】①月经不调，痛经，带下，小便不利，遗精；②腰痛，下肢痿痹。

【操作】直刺 1.0 ～ 1.5 寸。

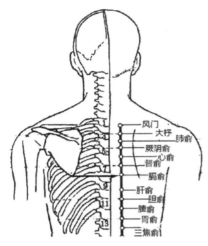

图 2-56　风门、肺俞等穴

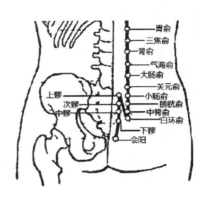

图 2-57　肾俞、大肠俞、次髎等穴

13. 承扶

【定位】大腿后面，臀横纹的中点，如图 2-58 所示。

【主治】腰骶、臀、股部疼痛。

【操作】直刺 1.0 ～ 2.0 寸。

14. 殷门

【定位】大腿后面，承扶与委中的连线上，承扶下 6 寸，如图 2-58 所示。

【主治】腰痛，下肢痿痹。

【操作】直刺 1.0 ～ 2.0 寸。

15. 委中　合穴；膀胱下合穴

【定位】腘横纹中点，当股二头肌腱与半腱肌肌腱的中间，如图 2-58 所示。

【主治】①腰痛，下肢痿痹；②腹痛，急性吐泻，中暑，丹毒；③小便不利，遗尿。

【操作】直刺 1.0 ～ 1.5 寸，或三棱针点刺出血。

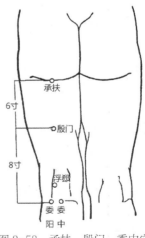

图 2-58　承扶、殷门、委中穴

16. 秩边

【定位】臀部，平第 4 骶后孔，骶正中嵴旁开 3 寸，如图 2-59 所示。

【主治】①腰骶痛，下肢痿痹；②小便不利，便秘。

【操作】直刺 1.5 ～ 2.0 寸。

17. 承山

【定位】小腿后面正中，委中与昆仑之间，足跟上提时腓肠肌肌腹下出现尖角凹陷，如图2-60所示。

【主治】①痔疾，便秘；②腰、腿拘急疼痛。

【操作】直刺1.0～2.0寸。

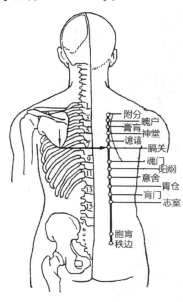

图2-59 秩边穴

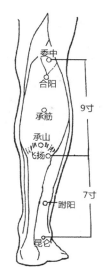

图2-60 承山、昆仑穴

18. 昆仑 经穴

【定位】外踝后方，当外踝尖与跟腱之间的凹陷处，如图2-61所示。

【主治】①头痛，项强，目眩；②癫痫；③难产；④腰骶疼痛，脚跟肿痛。

【操作】直刺0.5～1.0寸，孕妇禁针。

19. 申脉 八脉交会穴，通阳跷脉

【定位】足外侧部，外踝直下方凹陷中，如图2-61所示。

【主治】①头痛，眩晕，腰腿酸痛；②癫、狂、痫证，失眠。

【操作】直刺0.3～0.5寸。

20. 至阴 井穴

【定位】足小趾末节外侧，距趾甲角0.1寸，如图2-61所示。

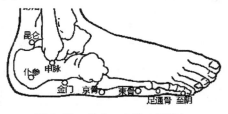

图2-61 昆仑、申脉、至阴穴

【主治】①头痛，目痛，鼻塞，鼻衄；②胎位不正，难产。

【操作】浅刺0.1寸，或点刺出血；胎位不正用灸法。

八、足少阴肾经及其常用腧穴

（一）经脉循行

起于足小趾下，斜走足心（涌泉），出于舟骨粗隆下，沿内踝后，向上行于腿肚内侧，出于腘窝内侧，上经大腿内侧后缘，通向脊柱，属于肾脏，联络膀胱，还出于前（中极，属任脉），沿腹中线旁开 0.5 寸、胸中线旁开 2 寸，到达锁骨下缘（俞府）。

肾脏直行之脉：向上通过肝和横膈，进入肺中，沿着喉咙，夹于舌根。

肺部支脉：从肺出来，络心，流注胸中，与手厥阴心包经相接，如图 2-62 所示。

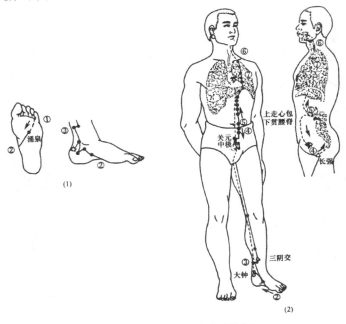

图 2-62　足少阴肾经循行图

（二）主治概要

本经腧穴主要治疗妇科、前阴病和肾、肺、肝、心、咽喉病以及经脉循行部位其他病症。

（三）常用腧穴

本经一侧 27 穴（左右两侧共 54 穴），其中 10 穴分布于下肢内侧面的后缘，其余 17 穴位于胸腹部任脉两侧。首穴涌泉，末穴俞府，如图 2-63 所示。下面介绍本经常用的 3 个腧穴。

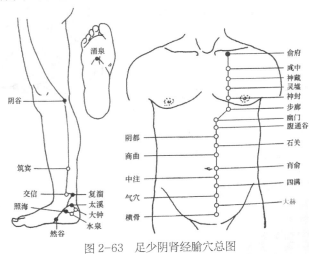

图 2-63　足少阴肾经腧穴总图

1. 涌泉　井穴

【定位】足底部，卷足时足前部凹陷处，约当第 2、3 趾缝纹头与足跟连线的前 1/3 与后 2/3 交点上，如图 2-64 所示。

【主治】①高热，昏厥，中暑，癫、狂、痫；②头痛，头晕眼花，咽喉痛，失音；③足心热。

【操作】直刺 0.5 ～ 0.8 寸。

2. 太溪　输穴；原穴

【定位】内踝后方，内踝尖与跟腱之间的凹陷处，如图 2-65 所示。

【主治】①头痛目眩，咽喉肿痛，齿痛，耳聋，耳鸣；②咳嗽，气喘，胸痛咳血；③遗精，阳痿，月经不调，闭经，小便频数；④失眠，健忘；⑤腰脊痛，下肢厥冷，内踝肿痛。

【操作】直刺 0.5 ～ 1.0 寸。

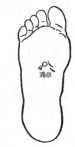

图 2-64　涌泉

3. 照海　八脉交会穴，通阴跷脉

【定位】足内侧，内踝尖下方凹陷处，如图 2-65 所示。

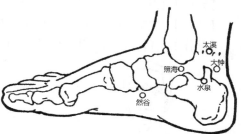

图 2-65　太溪、照海穴

【主治】①咽喉干痛，便秘；②痫证，失眠，嗜卧，惊恐不宁；③月经不调，痛经，赤白带下，阴挺，小便频数，癃闭；④肾脏疾患。

【操作】直刺 0.5 ～ 0.8 寸。

九、手厥阴心包经及其常用腧穴

（一）经脉循行

起于胸中，出属心包络，向下贯穿横膈，依次联络上、中、下三焦。

胸部支脉：从胸中出走胁部至腋下（天池），上行至腋窝中，沿上臂内侧正中，经肘中（曲泽），下行前臂正中入掌中（劳宫），沿中指出其末端（中冲）。

掌中支脉，从掌中（劳宫）分出，沿环指到指端尺侧（关冲），与手少阳三焦经相接，如图 2-66 所示。

（二）主治概要

本经腧穴主要治疗心、胸、胃、神志病，以及经脉循行部位的其他病症。

（三）常用腧穴

本经一侧 9 穴（左右两侧共 18 穴），其中 8 穴分布于上肢掌面的正中线上，1 穴在前胸上部。首穴天池，末穴中冲，如图 2-67 所示。下面介绍本经常用的 4 个腧穴。

1. 曲泽　合穴

【定位】肘横纹中，当肱二头肌腱的尺侧缘，如图 2-68 所示。

【主治】①心痛，善惊，心悸；②胃痛，呕吐；③热病，烦躁；④肘臂痛，上肢颤动。

【操作】直刺 1.0 ～ 1.5 寸，或三棱针点刺出血。

2. 内关　络穴；八脉交会穴，通阴维脉

【定位】前臂内侧，曲泽与大陵的连线上，腕横纹上 2 寸，掌长肌腱与桡侧腕屈肌腱之间，如图 2-68 所示。

【主治】①心痛，心悸，胸闷胸痛，胃痛，呕吐，呃逆；②失眠，癫狂，痫证，郁证；③上肢不遂，肘臂挛痛。

【操作】直刺 0.5～1.0 寸。

3. 劳宫　荥穴

【定位】掌心，当第 2、3 掌骨之间偏于第 3 掌骨，握拳屈指时中指尖处，如图 2-69 所示。

【主治】①中风昏迷，中暑；②心痛，呕吐，癫狂，痫证；③口疮，口臭。

【操作】直刺 0.3～0.5 寸。

4. 中冲　井穴

【定位】手中指末节尖端中央，如图 2-69 所示。

【主治】①中风昏迷，中暑，昏厥，热病；②心痛，心烦；③舌强不语，舌下肿痛，掌中热。

【操作】浅刺 0.1 寸；或以三棱针点刺出血。

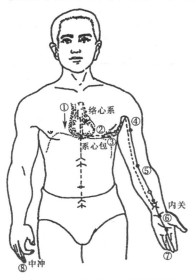

图 2-66　手厥阴心包经循行图

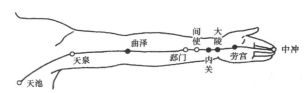

图 2-67　手厥阴心包经腧穴总图

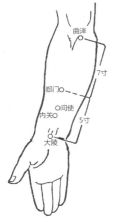

图 2-68　曲泽、内关穴

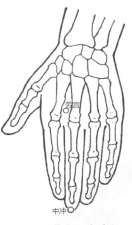

图 2-69　劳宫、中冲穴

十、手少阳三焦经及其常用腧穴

（一）经脉循行

起于环指尺侧端关冲穴，上行于手背第 4、5 掌骨间，经腕背，出于前臂外侧尺、桡两骨之间，至肘尖，沿上臂外侧上肩部，前行入缺盆，分布于胸中，络心包，过横膈，属于上、中、下三焦。

胸中支脉：从胸中分出，上出缺盆，上走项部，沿耳后，上行出于耳尖上方的角孙，再弯曲向下，经面颊到目下。

耳部支脉：从耳后进入耳中，出行耳前，经过颧弓上缘，交面颊，至目外眦，与足少阳胆经相接，如图 2-70 所示。

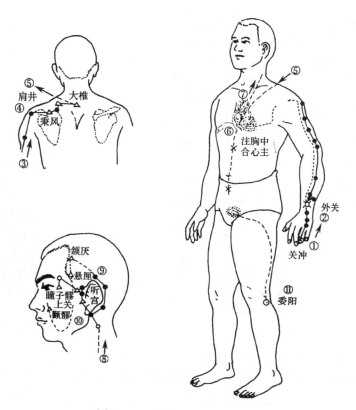

图 2-70　手少阳三焦经循行图

（二）主治概要

本经腧穴主要治疗侧头、耳、目、颊、胸胁、咽喉病，热病以及经脉循行部位的其他病症。

（三）常用腧穴

本经一侧 23 穴（左右两侧共 46 穴），其中 13 穴分布于上肢背面的正中线上，10 穴在颈、侧头部。首穴关冲，末穴丝竹空，如图 2-71 所示。下面介绍本经常用的 8 个腧穴。

1. 关冲　井穴

【定位】手环指末节尺侧，距指甲角 0.1 寸，如图 2-72 所示。

【主治】①头痛，目赤，耳聋，耳鸣，咽喉肿痛；②热病，昏厥，中暑。

【操作】浅刺 0.1 寸，或以三棱针点刺出血。

2. 中渚　输穴

【定位】手背，第 4 掌指关节后方，第 4、5 掌骨间凹陷处，如图 2-72 所示。

【主治】①头痛，目眩，目赤，目痛，耳聋，耳鸣，咽喉肿痛；②肩背肘臂酸痛，手指不能屈伸；③热病。

【操作】直刺 0.3 ～ 0.5 寸。

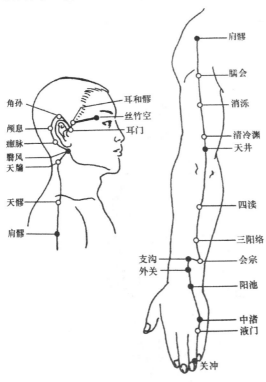

图 2-71　手少阳三焦经腧穴总图

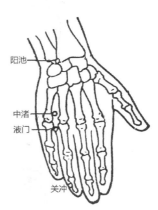

图 2-72　关冲、中渚穴

3. 外关　络穴；八脉交会穴，通阳维脉

【定位】前臂背侧，腕背横纹上 2 寸，尺骨与桡骨之间，如图 2-73 所示。

【主治】①头痛，颊痛，耳聋耳鸣，目赤肿痛；②肩背痛，肘臂屈伸不利，手指疼痛，手颤；③热病。

【操作】直刺 0.5 ～ 1.0 寸。

4. 支沟　经穴

【定位】前臂背侧，腕背横纹上 3 寸，尺骨与桡骨之间，如图 2-73 所示。

【主治】①暴喑，耳聋，耳鸣；②肩背酸痛，胁肋痛；③便秘。

【操作】直刺 0.5 ～ 1.0 寸。

5. 肩髎

【定位】肩部，肩髃后方，臂外展时，肩峰后下方呈现凹陷处，如图 2-74 所示。

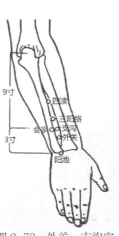

图 2-73　外关、支沟穴

【主治】臂痛，肩重不能举等局部病症。

【操作】直刺 0.5 ～ 1.0 寸。

6. 翳风

【定位】耳垂后方，乳突与下颌角之间的凹陷处，如图 2-75 所示。

【主治】耳鸣，耳聋，聤耳，口眼㖞斜，牙关紧闭，颊肿等局部病症。

【操作】直刺 0.5 ～ 1.0 寸。

7. 角孙

【定位】头部，折耳郭向前，耳尖直上入发际处，如图 2-75 所示。

【主治】耳鸣，目赤肿痛，偏头痛等局部病症。

【操作】直刺 0.3 ～ 0.5 寸。

8. 丝竹空

【定位】面部，眉梢凹陷处，如图 2-75 所示。

【主治】头痛，目眩，目赤痛，眼睑跳动，口眼㖞斜，齿痛等。

【操作】平刺 0.3 ～ 0.5 寸。

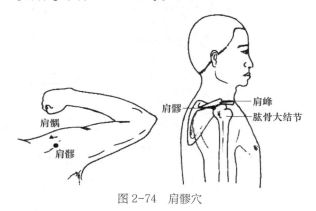

图 2-74　肩髎穴　　　　　　　图 2-75　翳风、角孙、丝竹空穴

十一、足少阳胆经及其常用腧穴

（一）经脉循行

起于目外眦（瞳子髎），向上到达额角，下行至耳后（完骨穴），外折向上行，经额部至眉上（阳白），复返向耳后（风池），再沿颈部侧面行于手少阳经之前，至肩上退后，交出于手少阳经之后，向下进入缺盆部。

耳部支脉：从耳后分出，入耳中，出走耳前，至目外眦后方。

目外眦支脉：从目外眦分出，下行至大迎穴附近，上到目眶下，下行经颊车，与前脉会合于缺盆，然后向下入胸中，穿过横膈，络肝，属胆，沿着胁肋内，出于少腹两侧腹股沟动脉部，经过外阴部毛际，横行入髋关节部（环跳）。

缺盆部直行支脉：从缺盆分出，向下至腋窝，沿胸侧部，经过季胁，下行至髋关节部（环跳）与前脉会合，再向下沿大腿外侧，出膝关节外侧，行于腓骨前面，直下至腓骨下段，再下行至外踝前，沿足背，进入第四趾外侧端（足窍阴）。

足背支脉：从足背（足临泣）分出，沿第1、2跖骨间至大趾端大敦，与足厥阴肝经相接，如图 2-76

所示。

（二）主治概要

本经腧穴主要治疗侧头、目、耳、咽喉病，神志病，热病，以及经脉循行部位的其他病症。

（三）常用腧穴

本经一侧44穴（左右两侧共88穴）。其中15穴分布于下肢的外侧面，29穴在臀、侧胸、侧头等部。首穴瞳子髎，末穴足窍阴，如图2-77所示。下面介绍本经常用的15个腧穴。

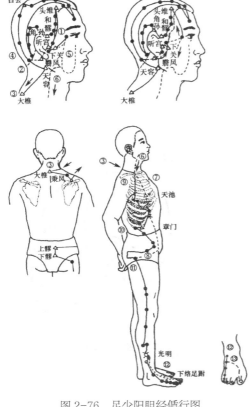

图 2-76　足少阳胆经循行图

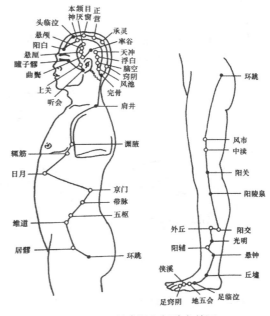

图 2-77　足少阳胆经腧穴总图

1. 瞳子髎　手太阳、足少阳、手少阳经交会穴

【定位】面部，目外眦旁，眶外侧缘处，如图2-78所示。

【主治】头痛，目赤，目痛，迎风流泪，远视不明等局部病症。

【操作】向后平刺0.3～0.5寸；或以三棱针点刺出血。

2. 听会

【定位】面部，耳屏间切迹的前方，下颌骨髁状突的后缘，张口有凹陷处，如图2-78所示。

【主治】耳鸣，耳聋，齿痛，口眼㖞斜，面痛，头痛等局部病症。

【操作】直刺0.5寸。

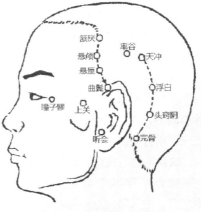

图 2-78　瞳子髎、听会穴

3. 阳白　足少阳、阳维脉交会穴

【定位】前额部，瞳孔直上，眉上1寸，如图2-79所示。

【主治】前额痛，眉棱骨痛，目眩，目痛等局部病症。

【操作】平刺0.3～0.5寸。

4. 风池　足少阳、阳维脉交会穴

【定位】项部，当枕骨之下，与风府相平，胸锁乳突肌与斜方肌上端之间的凹陷处，如图2-80所示。

【主治】①头痛，眩晕，颈项强痛，目赤痛，鼻渊，鼻衄，耳聋；②中风，癫狂，失眠。

【操作】针尖微下，向鼻尖方向斜刺1.0～1.5寸。

5. 肩井　手少阳、足少阳、足阳明与阳维脉交会穴

【定位】肩上，前直乳中，大椎与肩峰端连线的中点上，如图2-81所示。

【主治】①肩背疼痛，上肢不遂，颈项强痛；②乳汁不下，难产。

【操作】直刺0.5～0.8寸，深部正当肺尖，慎不可深刺，孕妇禁针。

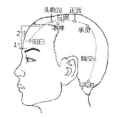

图2-79　阳白、风池穴

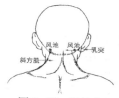

图2-80　风池穴

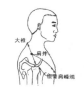

图2-81　肩井穴

6. 日月　胆募穴；足太阴、足少阳交会穴

【定位】上腹部，乳头直下，第7肋间隙，前正中线旁开4寸，如图2-82所示。

【主治】①胁肋疼痛，胀满；②呕吐，吞酸，呃逆，黄疸。

【操作】斜刺0.5～0.8寸。

7. 环跳　足少阳、足太阳交会穴

【定位】侧卧屈股，股骨大转子最高点与骶管裂孔连线的外1/3与中1/3交点处，如图2-83所示。

【主治】腰痛，半身不遂，下肢痿痹。

【操作】直刺2.0～3.0寸。

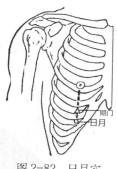

图2-82　日月穴

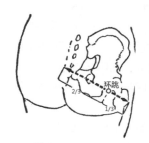

图2-83　环跳穴

8. 风市

【定位】大腿外侧部的中线上，腘横纹上7寸。或直立垂手时，中指尖处，如图2-84所示。

【主治】①中风半身不遂，下肢痿痹、麻木；②遍身瘙痒。

【操作】直刺 1.0～1.5 寸。

9. 阳陵泉　合穴；胆下合穴；八会穴之筋会

【定位】小腿外侧，腓骨小头前下方凹陷处，如图 2-85 所示。

【主治】①下肢痿痹、麻木，膝肿痛；②胁肋痛，口苦，呕吐，黄疸；③惊风。

【操作】直刺 1.0～1.5 寸。

10. 光明　络穴

【定位】小腿外侧，外踝尖上 5 寸，腓骨前缘，如图 2-85 所示。

【主治】①下肢痿痹、麻木，膝肿痛；②胁肋痛，口苦，呕吐，黄疸；③惊风。

【操作】直刺 1.0～1.5 寸。

11. 悬钟　八会穴之髓会

【定位】小腿外侧，外踝尖上 3 寸，腓骨前缘，如图 2-85 所示。

【主治】半身不遂，颈项强痛，胸腹胀满，胁肋疼痛，膝腿痛，腋下肿。

【操作】直刺 1.0～1.5 寸。

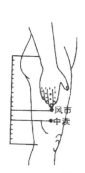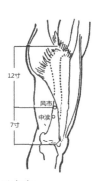

图 2-84　风市穴

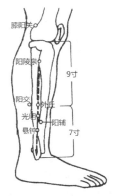

图 2-85　阳陵泉、光明、悬钟穴

12. 丘墟　原穴

【定位】外踝前下方，当趾长伸肌腱的外侧凹陷处，如图 2-86 所示。

【主治】①颈项痛，目赤肿痛；②腋下肿，胸胁痛，下肢痿痹，足下垂。

【操作】直刺 0.5～0.8 寸。

13. 足临泣　输穴；八脉交会穴，通带脉

【定位】足背，第 4、5 跖骨结合部前方，小趾伸肌腱外侧凹陷处，如图 2-86 所示。

【主治】①偏头痛，目外眦痛，目眩；②胁肋痛；③足背肿痛。

【操作】直刺 0.3～0.5 寸。

14. 侠溪　荥穴

【定位】足背，第 4、5 趾间，趾蹼缘后方赤白肉际处，如图 2-86 所示。

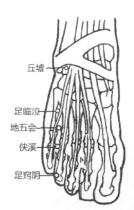

图 2-86　丘墟、足临泣、侠溪、足窍阴穴

【主治】①头痛，眩晕，耳鸣，耳聋，目外眦痛，颊肿；②胸胁痛，膝股痛，足跗肿痛；③热病。

【操作】直刺 0.3～0.5 寸。

15. 足窍阴　井穴

【定位】第 4 趾末节外侧，距趾甲角 0.1 寸，如图 2-86 所示。

【主治】①偏头痛，目赤肿痛，耳聋，耳鸣，咽喉肿痛；②胸胁痛，足跗肿痛；③失眠，多梦，热病。

【操作】直刺 0.1～0.2 寸，或以三棱针点刺出血。

十二、足厥阴肝经及其常用腧穴

（一）经脉循行

起于足大趾毫毛部（大敦），向上沿着足背内侧，至内踝前，上沿小腿内侧，在离内踝上 8 寸处交于足太阴之后，再沿膝关节和大腿内侧上行，进入阴毛中，环绕阴器，到达小腹部，夹胃旁，属肝，络胆，向上贯穿膈，分布在胁肋，沿喉咙后，上行到鼻咽部，联系目系（眼与脑相连的组织），上出于额部，与督脉交会于头顶。

"目系"支脉：从目系下行颊里，环绕唇内。

肝部支脉：从肝分出，贯穿膈，向上流注于肺，与手太阴肺经相接，如图 2-87 所示。

（二）主治概要

本经腧穴主要治疗肝、胆、脾、胃病，妇科、前阴病以及经脉循行部位的其他病症。

（三）常用腧穴

本经一侧 14 穴（左右两侧共 28 穴），其中 12 穴分布于下肢内侧，其余 2 穴位于腹部及胸部。首穴大敦，末穴期门，如图 2-88 所示。下面介绍本经常用的 4 个腧穴。

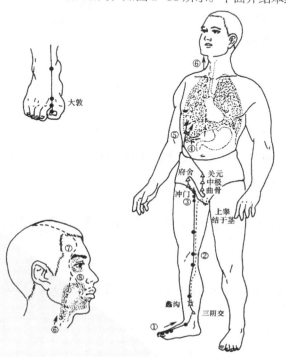

图 2-87　足厥阴肝经循行图

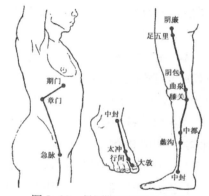

图 2-88　足厥阴肝经腧穴总图

1. 大敦　井穴

【定位】足大趾末节外侧，距趾甲角0.1寸，如图2-89所示。

【主治】①月经不调，崩漏；②疝气，阴中痛，尿血，癃闭，遗尿；③癫狂，痫症。

【操作】浅刺0.1～0.2寸，或以三棱针点刺出血。

2. 行间　荥穴

【定位】足背，第1、2趾间，趾蹼缘的后方赤白肉际处，如图2-89所示。

【主治】①月经过多，闭经，痛经，白带；②遗尿，小便不利；③胸胁满痛，失眠，咳嗽；④头痛，眩晕，目赤肿痛，口喎；⑤下肢不遂，下肢内侧痛，足跗肿痛。

【操作】直刺0.5～0.8寸。

3. 太冲　输穴；原穴

【定位】足背，第1、2跖骨结合部前方凹陷处，如图2-89所示。

【主治】①头痛，眩晕，咽痛，目赤肿痛；②遗尿，胁痛，腹胀，黄疸，呕逆；③惊风，癫狂，痫症；④月经不调；⑤膝股内侧痛，足跗肿痛，下肢痿痹。

【操作】直刺0.5～0.8寸。

4. 期门　肝募穴

【定位】乳头直下，第6肋间隙，前正中线旁开4寸，如图2-90所示。

【主治】胸胁胀满疼痛，呕吐，呃逆，腹胀，吞酸。

【操作】斜刺0.5～0.8寸。

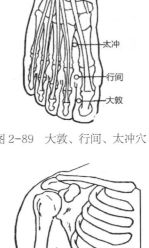

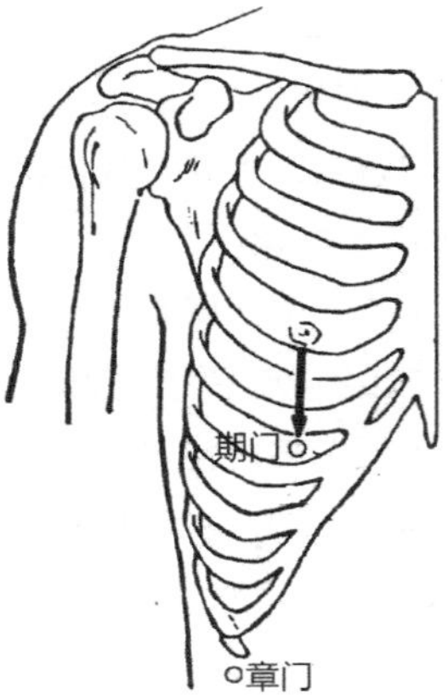

图2-89　大敦、行间、太冲穴

图2-90　期门穴

十三、任脉及其常用腧穴

（一）经脉循行

起于小腹内，下出于会阴部，向前上行于阴毛部，沿腹里向上，经前正中线直上，至咽喉，再向上，环绕口唇，经面部，进入目眶下，联系于目，如图2-91所示。

（二）主治概要

本经腧穴主要治疗腹、胸、颈、咽喉、头面的局部病症及相应的内脏器官疾病，少数腧穴有强壮作用或可治疗神志病。

（三）常用腧穴

本经穴1名1穴，计24穴，分布于面、颈、胸、腹的前正中线上，如图2-92所示。下面介绍本经常用的9个腧穴。

1. 中极　膀胱募穴；任脉、足三阴经交会穴

【定位】下腹部，前正中线上，当脐中下4寸，如图2-93所示。

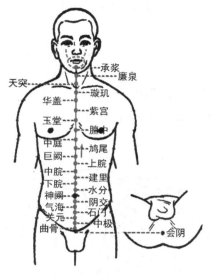

图 2-91　任脉循行图

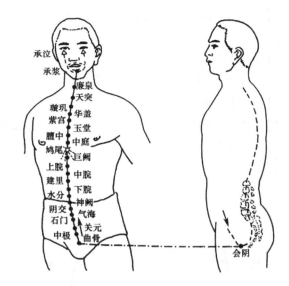

图 2-92　任脉腧穴总图

【主治】①小便不利，遗尿；②阳痿，遗精；③月经不调，痛经，带下，崩漏；④小腹痛，疝气。

【操作】直刺 1.0～1.5 寸，孕妇慎用。

2. 关元　小肠募穴；任脉、足三阴经交会穴

【定位】下腹部，前正中线上，当脐中下 3 寸，如图 2-93 所示。

【主治】①中风脱证，虚劳冷惫，羸瘦无力；②完谷不化，泄泻，脱肛；③小便不利，尿频，尿闭；④遗精，阳痿，早泄；⑤月经不调，经闭，痛经，带下，崩漏。

【操作】直刺 1.0～1.5 寸，孕妇慎用；本穴有强壮作用，为保健要穴。

3. 气海

【定位】下腹部，前正中线上，当脐中下 1.5 寸，如图 2-93 所示。

【主治】①绕脐腹痛，水肿，脘腹胀满，水谷不化，大便不通，脱肛；②遗尿，遗精，小便频数；③月经不调，痛经，经闭，崩漏，带下；④中风脱证，脏气虚惫，形体羸瘦，四肢乏力。

【操作】直刺 1.0～1.5 寸，孕妇慎用；本穴有强壮作用，为保健要穴。

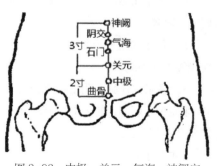

图 2-93　中极、关元、气海、神阙穴

4. 神阙

【定位】腹中部，脐中央，如图 2-93 所示。

【主治】①中风脱证，虚脱；②绕脐腹痛，脱肛，泄利，便秘。

【操作】禁针，多用大艾炷隔盐灸或艾条灸。

5. 中脘　胃募穴；八会穴之腑会；任脉、手太阳、足阳明经交会穴

【定位】上腹部，前正中线上，当脐中上 4 寸，如图 2-94 所示。

【主治】①胃痛，腹胀，呕吐，呃逆，吞酸，疳积，黄疸，泄泻，便秘；②失眠，癫狂，痫证。

【操作】直刺 1.0 ～ 1.5 寸。

6. 膻中　心包募穴；八会穴之气会

【定位】胸部，前正中线上，平第 4 肋间，两乳头连线的中点，如图 2-95 所示。

【主治】①咳嗽，气喘，呃逆，噎嗝，胸闷，心悸，心烦；②产妇少乳，乳痈。

【操作】平刺 0.3 ～ 0.5 寸。

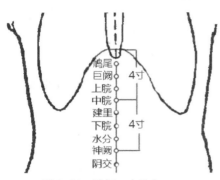

图 2-94　神阙、中脘穴

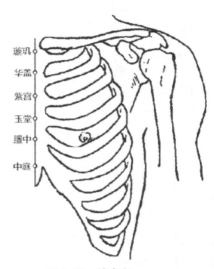

图 2-95　膻中穴

7. 天突　任脉、阴维脉交会穴

【定位】颈部，前正中线上，胸骨上窝中央，如图 2-96 所示。

【主治】①咳嗽，气喘，胸中气逆；②咽喉肿痛，暴喑，瘿气，噎嗝。

【操作】先直刺 0.2 ～ 0.3 寸，然后沿胸骨柄后缘、气管前缘缓慢向下刺入 0.5 ～ 1.0 寸。

8. 廉泉　任脉、阴维脉交会穴

【定位】颈部，前正中线上，喉结上方，舌骨上缘凹陷处，如图 2-96 所示。

【主治】舌下肿痛，舌强，中风失语，口干舌燥，暴喑，吞咽困难等局部病症。

【操作】直刺 0.5 ～ 0.8 寸，不留针。

9. 承浆　任脉、足阳明经交会穴

【定位】面部，颏唇沟的正中凹陷处，如图 2-96 所示。

【主治】口眼㖞斜，流涎，暴喑等局部病症。

【操作】斜刺 0.3 ～ 0.5 寸。

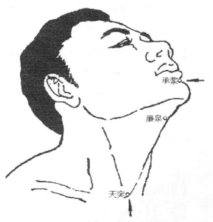

图 2-96　天突、廉泉、承浆穴

十四、督脉及其常用腧穴

（一）经脉循行

起于小腹内，下出于会阴部，沿脊柱内上行，到项后风府穴处进入脑内，络于脑，再回出上行至头顶正中百会穴，循前额正中，下行鼻柱至水沟穴，止于上唇内龈交穴，如图 2-97 所示。

（二）主治概要

本经腧穴主要治疗神志病，热病，腰骶、背、头项等经脉循行部位病症以及相应的内脏病症。

（三）常用腧穴

本经 1 名 1 穴，共 28 穴，分布于头、面、项、背、腰、骶部之后正中线上，如图 2-98 所示。下面介绍本经常用的 9 个腧穴。

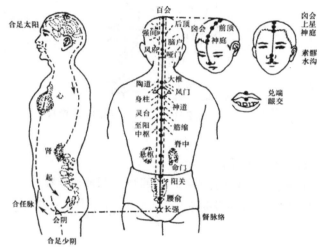

图 2-97　督脉循行图

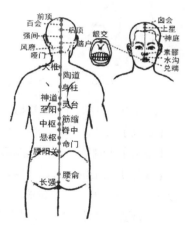

图 2-98　督脉腧穴总图

1. **长强**　络穴

【定位】尾骨端下，尾骨端与肛门连线的中点处，如图 2-99 所示。

【主治】①泄泻，痢疾，便秘，便血，痔；②腰脊、尾骶部疼痛。

【操作】斜刺，针尖向上与骶骨平行刺入 0.5～1.0 寸。

2. **腰阳关**

【定位】腰部，后正中线上，第 4 腰椎棘突下凹陷中，如图 2-99 所示。

【主治】①腰骶疼痛，下肢痿痹；②月经不调，带下；③遗精，阳痿。

【操作】直刺 0.5～1.0 寸。

3. **命门**

【定位】腰部，后正中线上，第 2 腰椎棘突下凹陷中，如图 2-99 所示。

【主治】①腰痛，脊强，下肢痿痹；②遗尿，尿频，泄泻，遗精，阳痿；③月经不调，痛经，闭经，不孕，带下。

【操作】直刺 0.5～1.0 寸。

4. **至阳**

【定位】背部，后正中线上，第 7 胸椎棘突下凹陷中，如图 2-100 所示。

【主治】①胸胁胀痛，咳嗽，气喘；②黄疸；③腰背疼痛，脊强。

【操作】向上斜刺 0.5～1.0 寸。

5. 大椎　督脉、手三阳经、足三阳经交会穴

【定位】项部，后正中线上，第 7 颈椎棘突下凹陷中，如图 2-100 所示。

【主治】①热病，咳嗽，喘逆，风疹；②惊风，癫狂痫证；③项强，肩背痛，腰脊强。

【操作】向上斜刺 0.5～1.0 寸。

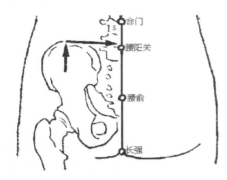

图 2-99　长强、腰阳关、命门穴

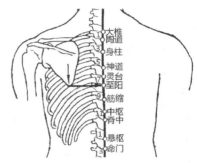

图 2-100　命门、至阳、大椎穴

6. 风府　督脉、阳维脉交会穴

【定位】项部，后发际正中直上 1 寸，如图 2-101 所示。

【主治】①癫狂，痫证；②中风失语，半身不遂；③颈项强痛，咽喉肿痛，目痛，鼻衄。

【操作】正坐位，头微前倾，项部放松，向下颌方向缓慢刺入 0.5～1.0 寸，不可向上深刺，以免刺入枕骨大孔，伤及延髓。

7. 百会　督脉、足太阳经交会穴

【定位】头部，前发际正中直上 5 寸，或两耳尖连线中点处，如图 2-101 所示。

【主治】①头痛，眩晕，中风失语；②失眠，健忘，昏厥，癫狂，痫证；③脱肛，子宫脱垂，胃下垂，久泄。

【操作】平刺 0.5～0.8 寸，升阳益气用灸法。

8. 上星

【定位】头部，前发际正中直上 1 寸，如图 2-101 所示。

【主治】①头痛，眩晕，目赤肿痛，迎风流泪，鼻渊，鼻衄；②发热，癫狂，痫证。

【操作】平刺 0.5～0.8 寸。

9. 水沟

【定位】面部，人中沟的上 1/3 与中 1/3 交点处，如图 2-101 所示。

【主治】①昏迷，昏厥，中暑，癫狂，痫证；②口眼㖞斜，鼻塞，鼻衄，牙关紧闭；③腰脊强痛。

【操作】向上斜刺 0.3～0.5 寸。

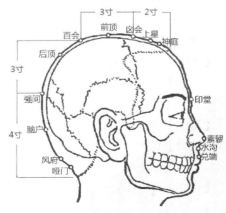

图 2-101　风府、百会、上星、水沟穴

十五、常用经外奇穴

（一）头面颈项部穴

1. 四神聪

【定位】头顶部，百会前后左右各1寸处，共4个穴位，如图2-102所示。

【主治】头痛，眩晕，失眠，健忘，癫痫，中风后遗症等。

【操作】向百会方向平刺0.5～0.8寸。

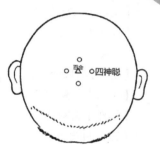

图2-102　四神聪穴

2. 印堂

【定位】头部，两眉头连线的中点，如图2-103所示。

【主治】头痛，眩晕，失眠，鼻衄，鼻渊，惊风等。

【操作】平刺0.3～0.5寸。

3. 鱼腰

【定位】头部，瞳孔直上，眉毛中，如图2-103所示。

【主治】眉棱骨痛，目赤肿痛，眼睑下垂，口眼㖞斜等。

【操作】平刺0.3～0.5寸。

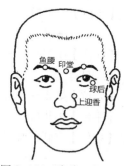

图2-103　印堂、鱼腰穴

4. 太阳

【定位】颞部，眉梢与目外眦之间，向后约1寸的凹陷处，如图2-104所示。

【主治】偏正头痛，神经血管性头痛，三叉神经痛，目赤肿痛等。

【操作】直刺或斜刺0.3～0.5寸，或点刺出血。

5. 牵正

【定位】面颊部，耳垂前方0.5寸，与耳中点相平处，如图2-104所示。

【主治】面神经麻痹，口眼㖞斜等。

【操作】向前斜刺0.5～0.8寸。

6. 安眠

【定位】项部，翳风和风池连线的中点，如图2-104所示。

【主治】面神经麻痹，口眼㖞斜等。

【操作】向前斜刺0.5～0.8寸。

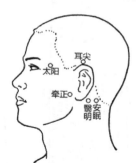

图2-104　太阳、牵正、安眠穴

7. 定喘

【定位】项背部，第7颈椎棘突下，旁开0.5寸，如图2-105所示。

【主治】咳嗽，气喘，肩背痛，落枕等。

【操作】直刺0.5～0.8寸。

8. 颈百劳

【定位】项部，大椎直上2寸，后正中线旁开1寸，如图2-105所示。

【主治】咳嗽，哮喘，颈项强痛等。

【操作】直刺0.5～0.8寸。

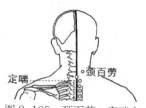

图2-105　颈百劳、定喘穴

（二）躯干部穴

1. 子宫

【定位】下腹部，脐中下4寸，中极旁开3寸，如图2-106所示。

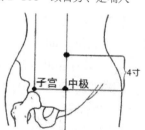

图2-106　子宫穴

【主治】子宫脱垂，月经不调，痛经，崩漏，不孕等。

【操作】直刺 0.8 ～ 1.2 寸。

2. 夹脊

【定位】背腰部，第 1 胸椎至第 5 腰椎棘突下两侧，旁开 0.5 寸，一侧 17 个穴位，如图 2-107 所示。

【主治】上胸部穴治疗心肺、上肢疾病，下胸部穴治疗胃肠疾病，腰部穴治疗腰、腹及下肢疾病。

【操作】斜刺 0.5 ～ 1.0 寸，或用梅花针叩刺。

（三）四肢部穴

1. 十宣

【定位】手十指尖端，距指甲游离缘 0.1 寸，左右共 10 个穴位，如图 2-108 所示。

【主治】高热，咽喉肿痛，昏迷，休克，中暑，癫痫，手指麻木等。

【操作】浅刺 0.1 ～ 0.2 寸，或点刺出血。

2. 四缝

【定位】第 2 ～ 5 指掌面，近端指间关节横纹中点，一侧 4 穴，左右共 8 穴，如图 2-109 所示。

【主治】小儿疳积，百日咳等。

【操作】点刺出血或挤出少量黄白色透明样黏液。

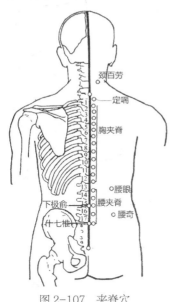

图 2-107　夹脊穴

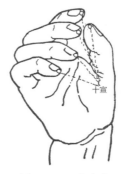

图 2-108　十宣穴

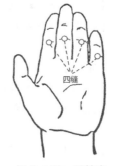

图 2-109　四缝穴

3. 八邪

【定位】手指背侧，微握拳，第 1 ～ 5 指间指蹼缘后方赤白肉际处，左右共 8 个穴位，如图 2-110 所示。

【主治】手指麻木，手背肿痛等。

【操作】向上斜刺 0.5 ～ 0.8 寸，或点刺出血。

4. 腰痛点

【定位】手背，第 2、3 掌骨及第 4、5 掌骨之间，腕横纹与掌指关节中点处，

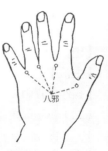

图 2-110　八邪穴

一侧 2 穴，左右 4 穴，如图 2-111 所示。

【主治】急性腰扭伤等。

【操作】直刺 0.3 ～ 0.5 寸。

5. 肩前

【定位】肩部，正坐垂臂，腋前皱臂顶端与肩髃连线的中点，如图 2-112 所示。

【主治】肩臂痛、臂不能举等。

【操作】直刺 1.0 ～ 1.5 寸。

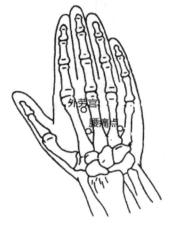

图 2-111　腰痛点

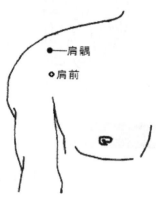

图 2-112　肩前穴

6. 八风

【定位】足背，第 1 ～ 5 趾间趾蹼缘后方赤白肉际处，一侧 4 穴，左右共 8 个穴位，如图 2-113 所示。

【主治】足趾麻木，足跗肿痛等。

【操作】向上斜刺 0.5 ～ 0.8 寸，或点刺出血。

7. 阑尾

【定位】小腿外侧，当犊鼻下 5 寸，胫骨前缘旁开 1 横指，如图 2-114 所示。

【主治】急慢性阑尾炎，消化不良，下肢痿痹等。

【操作】直刺 1.5 ～ 2.0 寸。

8. 胆囊

【定位】小腿外侧，腓骨小头前下方凹陷处直下 2 寸，如图 2-114 所示。

【主治】急慢性胆囊炎，胆石症，胆道蛔虫，下肢痿痹等。

【操作】直刺 1.0 ～ 2.0 寸。

9. 膝眼

【定位】屈膝，髌韧带两侧凹陷处，内侧的为内膝眼，外侧的为外膝眼，如图 2-114 所示。

【主治】膝痛，下肢痿痹等。

【操作】直刺 0.5 ～ 1.0 寸，或透刺对侧膝眼。

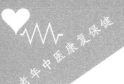

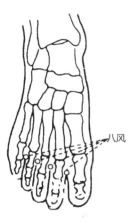

图 2-113　八风穴

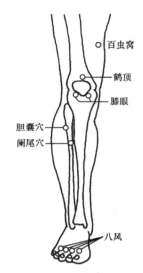

图 2-114　阑尾、胆囊、膝眼穴

➡️ 任务实施

十四经循行及常用腧穴的定位

▶▶ **第一步：明确任务实施的目的要求。**

1）能在体表描绘十四经的循行路线，并能准确找到各经的常用腧穴。

2）通过任务实施，掌握十四经的经脉循行及常用腧穴的定位。

3）通过任务实施，熟悉十四经的主治病候及各常用腧穴的主治病症。

4）能够在体表准确找到常用经外奇穴。

5）通过任务实施，掌握常用经外奇穴定位并熟悉各奇穴主治病症。

▶▶ **第二步：准备任务所需的标本教具。**

经络腧穴人体模型、经络腧穴挂图、视频资源等。

▶▶ **第三步：明确任务实施的方式（讲授 + 示教 + 实训）。**

1）教师结合经络腧穴人体模型与挂图、视频资源、图片资源、多媒体讲授。

2）教师在模特（学生）身上示教。

3）学生 2 人 1 组相互练习。

▶▶ **第四步：明确任务实施的内容与方法。**

1）手太阴肺经经脉循行及常用腧穴。手太阴肺经从胸走手。在模特（学生）身上按腧穴的起止点从中府穴开始划经：循上肢内侧前缘经肘至腕，过鱼际，止于拇指桡侧指甲角旁的少商穴。在体表循行线上依次标出中府、尺泽、孔最、列缺、太渊、少商6个常用的腧穴。

2）手阳明大肠经经脉循行及常用腧穴。手阳明大肠经从手走头。在模特（学生）身上按腧穴的起止点从商阳穴开始划经：经示指桡侧，循上肢外侧前缘经腕至肘，上肩、颈至面颊，左右两脉交会于人中穴，止于对侧的迎香穴。在体表循行线上依次标出商阳、合谷、手三里、曲池、臂臑、肩髃、迎香7个常用的腧穴。

3）足阳明胃经经脉循行及常用腧穴。足阳明胃经从头走足。在模特（学生）身上按腧穴的起止点从承泣穴开始划经：经口角旁至下颌角前上方，一支向上经耳前至额角（头维）；另一支从下颌角向下过颈项，经胸正中线旁开4寸、腹正中线旁开2寸下行，循下肢外侧前缘，经膝至踝，走足背，止于厉兑穴。在体表循行线上依次标出地仓、颊车、下关、头维、梁门、天枢、归来、髀关、足三里、上巨虚、条口、丰隆、解溪、内庭、厉兑15个常用的腧穴。

4）足太阴脾经经脉循行及常用腧穴。足太阴脾经从足走胸。在模特（学生）身上按腧穴的起止点从隐白穴开始划经：沿足内侧，经内踝前，内踝上8寸以下行于小腿内侧中线，内踝上8寸以上交于肝经前行于下肢内侧前缘，经膝至股入腹，循腹正中线旁开4寸、胸正中线旁开6寸上行，止于大包穴。在体表循行线上依次标出隐白、公孙、三阴交、阴陵泉、血海5个常用的腧穴。

5）手少阴心经经脉循行及常用腧穴。手少阴心经从胸走手。在模特（学生）身上按腧穴的起止点从极泉穴开始划经：循上肢内侧后缘，经肘至腕、手掌，止于少冲穴。在体表循行线上依次标出少海、通里、神门、少冲4个常用的腧穴。

6）手太阳小肠经经脉循行及常用腧穴。手太阳小肠经从手走头。在模特（学生）身上按腧穴的起止点从少泽穴开始划经：经手掌尺侧，循上肢外侧后缘上行，经腕过肘至肩，绕肩胛，经颈项，上面颊，止于听宫穴。在体表循行线上依次标出少泽、后溪、养老、小海、肩贞、天宗、肩外俞、肩中俞、颧髎、听宫10个常用的腧穴。

7）足太阳膀胱经经脉循行及常用腧穴。足太阳膀胱经从头走足。在模特（学生）身上按腧穴的起止点从睛明穴开始划经：上头，下后项，在后项分两支，一支沿后正中线旁开1.5寸下行，经股后正中，至腘窝委中穴；另一支沿后正中线旁开3寸下行，经股外侧后部，至腘窝与前支会合于委中，经腓肠肌至外踝后、足外侧，止于至阴穴。在体表循行线上依次标出攒竹、天柱、风门、肺俞、心俞、膈俞、肝俞、胃俞、肾俞、大肠俞、次髎、委中、秩边、承山、昆仑、申脉、至阴17个常用的腧穴。

8）足少阴肾经经脉循行及常用腧穴。足少阴肾经从足走胸。在模特（学生）身上按腧穴的起止点从涌泉穴开始划经：绕内踝后，循下肢内侧后缘，经膝内至股，沿腹正中线0.5寸、胸正中线2寸上行，止于俞府穴。在体表循行线上依次标出涌泉、太溪、照海3个常用的腧穴。

9）手厥阴心包经经脉循行及常用腧穴。手厥阴心包经从胸走手。在模特（学生）身上按腧穴的起止点从天池穴开始划经：沿上肢内侧正中，经肘至腕入掌中，止于中冲穴。在体表循行线上依次标出曲泽、内关、劳宫、中冲4个常用的腧穴。

10）手少阳三焦经经脉循行及常用腧穴。手少阳三焦经从手走头。在模特（学生）身上按腧穴的起止点从关冲穴开始划经：经手背，沿上肢外侧正中，经腕过肘上肩，经颈，绕耳后，至耳前，止于丝竹空穴。在体表循行线上依次标出关冲、中渚、外关、支沟、肩髎、翳风、角孙、丝竹空8个常用的腧穴。

11）足少阳胆经经脉循行及常用腧穴。足少阳胆经从头走足。在模特（学生）身上按腧穴的起止点从瞳子髎穴开始划经：经头侧部，绕耳前耳后，下颈，循胸腹侧面，至髋，沿下肢外侧正中，经膝至踝前，过足背，止于足窍阴穴。在体表循行线上依次标出瞳子髎、听会、阳白、风池、肩井、日月、环跳、风市、阳陵泉、光明、悬钟、丘墟、足临泣、侠溪、足窍阴 15 个常用的腧穴。

12）足厥阴肝经经脉循行及常用腧穴。足厥阴肝经从足走胸。在模特（学生）身上按腧穴的起止点从大敦穴开始划经：经足背、内踝前，足内踝上 8 寸以下行于小腿内侧前缘，8 寸以上交于足太阴脾经之后行于中线，经膝内行股内侧正中，绕阴器，上行腹部至胁肋部，止于期门穴。在体表循行线上依次标出大敦、行间、太冲、期门 4 个常用的腧穴。

13）任脉经脉循行及常用腧穴。任脉主要循行于人体前正中线。在模特（学生）身上按腧穴的起止点从会阴穴开始划经：经腹、胸、颈前正中线，止于承浆穴。在体表循行线上依次标出中极、关元、气海、神阙、中脘、膻中、天突、廉泉、承浆 9 个常用的腧穴。

14）督脉经脉循行及常用腧穴。督脉主要循行于人体后正中线和头正中线。在模特（学生）身上按腧穴的起止点从长强穴开始划经：经骶、腰、背、项部正中，上巅顶，过前额正中，下鼻柱，经人中沟，止于龈交穴。在体表循行线上依次标出长强、腰阳关、命门、至阳、大椎、风府、百会、上星、水沟 9 个常用的腧穴。

15）分部位标出四神聪、印堂、鱼腰、太阳、牵正、安眠、子宫、定喘、夹脊、十宣、四缝、落枕、腰痛点、肩前、膝眼、胆囊、阑尾等常用奇穴。

▶▶ **第五步：任务思考与总结。**

1）手太阴肺经循行路线是怎样的？中府、尺泽、孔最、列缺、太渊、少商各穴的定位如何？

2）手阳明大肠经循行路线是怎样的？商阳、合谷、手三里、曲池、臂臑、肩髃、迎香各穴的定位如何？

3）足阳明胃经循行路线是怎样的？地仓、颊车、下关、头维、梁门、天枢、归来、髀关、足三里、上巨虚、条口、丰隆、解溪、内庭、厉兑各穴的定位如何？

4）足太阴脾经循行路线是怎样的？隐白、公孙、三阴交、阴陵泉、血海各穴的定位如何？

5）手少阴心经循行路线是怎样的？少海、通里、神门、少冲各穴的定位如何？

6）手太阳小肠经循行路线是怎样的？少泽、后溪、养老、小海、肩贞、天宗、肩外俞、肩中俞、颧髎、听宫各穴的定位如何？

7）足太阳膀胱经循行路线是怎样的？攒竹、天柱、风门、肺俞、心俞、膈俞、肝俞、胃俞、肾俞、大肠俞、次髎、委中、秩边、承山、昆仑、申脉、至阴各穴的定位如何？

8）足少阴肾经循行路线是怎样的？涌泉、太溪、照海各穴的定位如何？

9）手厥阴心包经循行路线是怎样的？曲泽、内关、劳宫、中冲各穴的定位如何？

10）手少阳三焦经循行路线是怎样的？关冲、中渚、外关、支沟、肩髎、翳风、角孙、丝竹空各穴的定位如何？

11）足少阳胆经循行路线是怎样的？瞳子髎、听会、阳白、风池、肩井、日月、环跳、风市、阳陵泉、光明、悬钟、丘墟、足临泣、侠溪、足窍阴各穴的定位如何？

12）足厥阴肝经循行路线是怎样的？大敦、行间、太冲、期门各穴的定位如何？

13）任脉循行路线是怎样的？中极、关元、气海、神阙、中脘、膻中、天突、廉泉、承浆各穴的定位如何？

14）督脉循行路线是怎样的？长强、腰阳关、命门、至阳、大椎、风府、百会、上星、水沟各穴的定位如何？

15）四神聪、印堂、鱼腰、太阳、牵正、安眠、子宫、定喘、夹脊、十宣、四缝、落枕、腰痛点、肩前、膝眼、胆囊、阑尾的定位与主治如何？

备注：在实施本任务时，可以分经脉来进行。

➡ 触类旁通

中医康复保健取穴原则和配穴方法

腧穴的配伍，是中医康复保健的主要内容之一。人体有 361 个经穴，另有众多的经外奇穴。要想选好腧穴，首先应了解穴位的特性及其主治功能。只有依据经络腧穴理论，结合中医康复保健具体实践，才能合理地选取适当的腧穴，为正确拟定中医康复保健处方打下基础。

1. 取穴原则

中医康复保健时腧穴的选取与配伍，是以阴阳、脏腑、经络和气血等学说为依据的，其基本原则是"循经取穴"，这是根据"经脉所通，主治所及"的原理而来的。因此，在"循经取穴"的指导下，取穴原则可包括近部取穴、远部取穴和随证取穴。

（1）近部取穴

近部取穴是指在病痛的局部和邻近处选取腧穴，它是以腧穴近治作用为依据的。其应用非常广泛，大凡其症状在体表部位反映较为明显和较为局限的病症，均可按近部取穴原则选取腧穴，予以治疗。例如，眼病取睛明、攒竹、风池等，鼻病取迎香等，面瘫取颊车、地仓，胃痛取中脘等，皆属于近部取穴。

（2）远部取穴

远部取穴在距离病痛较远的部位选取腧穴，是以腧穴的远治作用为依据的。这是中医康复保健处方选穴的基本方法，体现了中医辨证论治的思想。远部取穴运用非常广泛，临床上多选择肘膝以下的穴位进行治疗，在具体应用时，既可取所病脏腑经脉的本经腧穴（本经取穴），也可取与病变脏腑经脉相表里的经脉上的腧穴（表里经取穴）或名称相同的经脉上的腧穴（同名经取穴）进行治疗。如咳嗽、咳血为肺系病症，可选取手太阴肺经的尺泽、鱼际、太渊（本经取穴），也可选择足太阴脾经的太白（同名经取穴）；胃脘疼痛属胃的病症，可选取足阳明胃经的足三里，同时可选足太阴脾经的公孙（表里经取穴），面部疾患选取合谷，目赤肿痛取行间，久痢脱肛取百会，急性腰扭伤取水沟等，均为远部取穴的具体应用。

（3）随证取穴

随证取穴，亦名对证取穴或辨证取穴，是指针对某些全身症状或疾病的病因病机而选取腧穴。这一取穴原则是根据中医理论和腧穴主治功能而提出的。因在实际工作中有许多病症，如发热、失眠、多梦、自汗、盗汗、虚脱、抽风、昏迷等全身性疾病，往往难以辨位，不适合用上述取穴方法，此时就必须根据病的性质，进行辨证分析，将病归属于某一脏腑和经脉，再按照随证取穴的原则选取适当的腧穴进行治疗。如因心肾不交的失眠，辨证归心、肾两经，故取心、肾经神门、太溪等腧穴。

对于个别突出的症状，也可以结合临床经验而选穴。如发热者可取大椎、曲池，痰多者取丰隆等，也可归于随证取穴的范畴。

2. 配穴方法

配穴是在选穴的基础上，选取两个或两个以上、主治相同或相近，具有协同作用的腧穴加以配伍应用的方法，其目的是加强腧穴的治病作用。配穴是否得当，直接影响治疗效果。常用的配穴方法主要包括本经配穴、表里经配穴、上下配穴、前后配穴和左右配穴等。配穴时应处理好主穴与配穴的关系，尽量少而精，突出主要腧穴的作用，适当配伍次要腧穴。

（1）本经配穴法

某一脏腑、经脉发生病变而末涉及其他脏腑时，即选取该病变经脉上的腧穴，配成处方进行治疗。如肺病咳嗽，可取肺募中府，同时远取本经之尺泽、太渊。

（2）表里经配穴法

本法是以脏腑、经脉的阴阳表里配合关系为依据的。即当某一脏腑经脉有病时，取其表里经腧穴组成处方施治。如肝病可选足厥阴经的太冲配与其相表里的足少阳胆经的阳陵泉。

（3）同名经配穴法

以同名经"同气相通"的理论为依据，以手足同名经腧穴相配的方法。如牙痛可取手阳明经的合谷配足阳明经的内庭；头痛取手太阳经的后溪配足太阳经的昆仑等。

（4）上下配穴法

指将腰部以上或上肢腧穴与腰以下或下肢腧穴配合应用的方法。上下配穴法在临床上应用广泛，如胃病取内关配足三里，牙痛取合谷配内庭，脱肛或子宫脱垂取百会配长强。此外，八脉交会穴配合，如内关配公孙，外关配临泣，后溪配申脉，列缺配照海等，也属于本法的具体应用。

（5）前后配穴法

前指胸腹，后指背腰。选取前后部位腧穴配合应用的方法称为前后配穴法，亦名"腹背阴阳配穴法"。凡治脏腑疾患，均可采用此法。如胃痛前取中脘、梁门，后取胃俞、胃仓；哮喘前取天突、膻中，后取肺俞、定喘等。

（6）左右配穴法

指选取肢体左右两侧腧穴配合应用的方法。临床应用时，一般左右穴同时取用，如心病取双侧心俞、内关，胃痛取双侧胃俞、足三里等；另外，左右不同名腧穴也可同时并用，如左侧面瘫，取左侧颊车、地仓，配合右侧合谷等；左侧偏头痛，取左侧头维、曲鬓，配合右侧阳陵泉、侠溪等。

总之，在中医康复保健实际工作中，只要掌握中医基础理论及腧穴的主治作用，适当地选择腧穴并合理地进行配伍，就能取得良好的疗效。

➤➤ 项目小结

经络与腧穴是中医康复保健技术应用的基础，本项目主要介绍经络的概念、经络系统的组成及特点、经络的生理功能及应用；腧穴的概念、分类、作用；腧穴的定位技术及特定穴；十四经常用腧穴及常用的经外奇穴。本项目的重点与难点是经脉的循行、常用腧穴的定位、主治与操作。

在掌握本项目的基本理论之后，可以在人体划出经脉的体表循行路线并详细指出常用腧穴的定位，明确常用腧穴实际应用、操作中应注意的问题，特别是某些危险部位的腧穴的操作。

在进行划经点穴实训操作时，必须要严谨、认真、细致，在教师的指导下，反复实践，结合经络腧穴挂图、视频等不断模拟、感悟，才能做到熟能生巧。

项目三　实施中医康复保健技术

学习目标

知识目标

①掌握灸法保健的分类、适应证与禁忌证，拔罐保健的作用及康复保健应用，刮痧保健的基本手法和各部位的操作，常用推拿手法的操作与应用，耳穴的定位与操作等。②熟悉灸法保健的作用，拔罐、刮痧、推拿保健的适应证与禁忌证，耳穴的分布特点与应用等。③了解灸法、拔罐、刮痧、耳穴的注意事项，常用推拿手法的作用。

技能目标

能进行灸法、拔罐、刮痧、推拿等保健技术操作；能为老年人安排合适的康复保健环境。

情感目标

能与老年人及其家属进行有效沟通，如说明灸法保健技术的作用及适应证、拔罐后的护理，消除其对灸法的顾虑，选择相应的技术为老年人服务；能指导其规范地进行拔罐保健、艾条灸与温灸器灸的基本操作；开展有关中医康复保健的健康教育活动。

任务一　灸　法　保　健

情境导入

周某，男，65岁，胃脘痛反复发作5年，遇寒冷天气或食用寒性食物则加重，平时多为食后胃脘部隐痛，喜温喜按，伴泛吐清水，大便溏薄，肢倦乏力。经钡餐造影诊断为"浅表性胃炎"，辨证为脾胃虚寒。遂于每天用灸条三阴交、足三里、天枢、中脘、气海、脾俞、胃俞，每穴20min，1日1次，半年后诸症消失。随访1年，病未复发。

请思考： 1. 根据艾灸的相关理论，分析为何艾灸可以治疗慢性胃炎？

2. 艾灸有哪些作用？在实际应用中应该注意什么？

知识储备

灸法，古称灸焫，是指以艾为主要的施灸材料，点燃后放置于腧穴或病变部位，进行烧灼和熏熨，借其温热刺激及药物作用，温通气血、扶正祛邪，以防病保健的一种技法。

一、灸法保健概述

（一）灸法保健的作用

随着人们对养生保健的日益重视，古人留下的瑰宝——灸法也被越来越多的人所重视，它的好处也越来越多地体现在现代的保健应用上。其主要作用如下：

1. 通经活络

经络是气血运行之通路，经络通畅，则利于气血运行，营养物质之输布。寒湿等病邪，侵犯人体后，往往会闭阻经络，导致疾病的发生。艾灸借助其温热肌肤的作用，温暖肌肤经脉，活血通络，以治疗寒凝血滞、经络痹阻所引起的各种病症。

2. 运气活血

气是人的生命之源，血为人的基本物资，气血充足，气机条达，人的生命活动才能正常。艾灸可以补气、养血，还可以疏理气机，并且能升提中气，使得气血调和，以达到艾灸保健的目的。

3. 温经散寒

气血的运行，遇寒则凝，得温则散。中医学认为，血见热则行，见寒则凝，故一切气血凝涩的疾病，均可用温灸来治疗。艾灸疗法通过对经络腧穴的温热刺激，起到温经通络、散寒除痹的作用，以加强机体气血运行，达到治疗和保健的目的。艾是纯阳植物，加上火的热力渗入阳气，可驱出阴邪，艾灸疗法对湿寒之证特别有效。

4. 调节阴阳

古人对人体的阴阳调和异常重视，而人体阴阳若平衡，则身体健康，阴阳失衡人就会生出各种疾病。艾灸可以调节阴阳，有补益的作用，从而使失衡之阴阳重新恢复平衡。

5. 升阳举陷

我们都知道"药之不及，针之不到，必须灸之"。艾叶性属纯阳，火本属阳，两阳相合，可益气温阳，升阳举陷，扶阳固脱。

6. 防病保健

现代科学证实，灸法能加强白细胞的吞噬能力，加速各种特异性和非特异性抗体的产生，提高其免疫效应，增强人体免疫功能。同时，灸法还能改善人体各个系统的功能，提高人体的抗病能力，从而有利于多种疾病的康复保健。

（二）灸法保健的分类

根据灸材的不同可将灸法分为艾灸法和非艾灸法两大类，如图 3-1 所示。本任务主要介绍艾灸法。

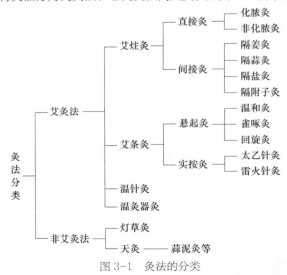

图 3-1　灸法的分类

二、灸法保健的操作方法

（一）艾炷灸

艾炷灸是将艾炷（见图3-2）点燃后放置在施灸部位皮肤上施灸的方法。艾炷灸根据是否与皮肤直接接触可分为直接灸和间接灸。

1. 直接灸

直接灸是将艾炷直接放置于施灸部位皮肤上烧灼的方法。根据灸后有无烧伤化脓，艾炷灸可分为化脓灸和非化脓灸，见图3-3、表3-1。

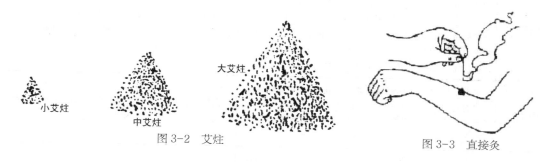

小艾炷　中艾炷　大艾炷

图3-2　艾炷　　　　　　　　　　　　　　图3-3　直接灸

表3-1　直接灸简表

直　接　灸	定　义	操　作	适　应　证
化脓灸	将艾炷直接放置于腧穴上进行施灸，局部组织经烧伤后产生无菌性化脓现象（灸疮）的灸法，又称瘢痕灸	先在施灸部位皮肤上涂上少量大蒜汁，以使艾炷易于黏附，将大小适宜的艾炷置于施灸部位，从上端点燃施灸。艾炷燃尽，将艾灰除尽换炷再灸，一般可灸7～9壮，施灸时若局部有灼痛感，可用手在施灸部位四周轻轻拍打以减轻疼痛。灸完后将局部擦拭干净，在施灸部位贴敷消炎药膏。数日后施灸部位逐渐出现无菌性化脓反应，形成灸疮，最终灸疮结痂脱落，局部留有瘢痕。灸疮化脓期间，局部应注意清洁，每天换膏药1次，避免感染	全身各系统顽固病症而又适于灸法者，如哮喘、肺结核、慢性肠胃病、关节病等
非化脓灸	将大小合适的艾炷直接放置在腧穴上施灸，灸后不引起化脓的方法。因其艾炷小，刺激强，时间短，收效快，仅有轻微灼伤或发泡，不留瘢痕，又称无瘢痕灸	先在施灸部位皮肤上涂上少量凡士林，以使艾炷易于黏附，然后放上中或小的艾炷用火点燃，随着艾火向下燃烧，局部热感逐渐增强，等艾炷燃剩2/5左右，患者感到热微有灼痛时，用镊子夹去艾炷，换炷再灸，灸至局部皮肤出现红晕不起泡为度，每次可灸5～7壮，每天或隔天一次。因其皮肤无灼伤，故灸后不化脓，不留瘢痕	目前在保健服务工作中应用较多，适用于气血虚弱、虚寒轻证等

2. 间接灸

间接灸又称隔物灸、间隔灸，是在艾炷与皮肤之间衬垫某些药物而施灸的一种方法。此法具有艾灸与药物的双重作用，火力温和，受术者易于接受，见图3-4、表3-2。

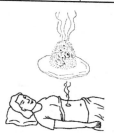

图3-4　间接灸

表 3-2 间接灸简表

间 接 灸	技 法	作 用	应 用
隔姜灸	将鲜生姜切成厚约 0.3cm 薄片，用针扎孔数个，置于施灸穴位上，用大、中艾炷点燃放在姜片中心施灸。若患者有灼痛感可将姜片提起，使之离开皮肤片刻，旋即放下，再行灸治，反复进行。以局部皮肤潮红湿润为度。一般每次施灸 5～10 壮	温中、祛寒、止呕、解表	感冒、呕吐、腹痛、泄泻、遗精、阳痿、早泄、不孕、痛经、面瘫及风寒湿痹等病症
隔蒜灸	有隔蒜片灸和隔蒜泥灸两种。前者是将独头大蒜横切成约 0.3cm 的薄片，用针扎孔数个，放在患处或施灸穴位上，用大、中艾炷点燃放在蒜片中心施灸，每施灸 4～5 壮，须更换新蒜片，继续灸治。后者将大蒜捣成蒜泥状，置于患处或施灸穴位上，在蒜泥上铺上艾绒或艾炷，点燃施灸。此两种隔蒜灸法，每穴每次宜灸足 7 壮，以灸处泛红为度	消肿、拔毒、散结、止痛	痈、疽、疮、疖、肺痨、腹中积块及蛇蝎毒虫所伤等病症
隔盐灸	将纯干燥的食盐纳入脐中，填平脐孔，上置大艾炷施灸。患者有灼痛，即更换艾炷。亦有于盐上放置姜片施灸，待患者有灼痛时，可将姜片提起，保留余者至燃完一炷。一般可灸 3～7 壮。急性病可多灸，不限制壮数	回阳、救逆、固脱	急性腹痛、吐泻、痢疾、四肢厥冷和脱证等病症
隔附子灸	有附子片灸与附子饼灸两种。前者将附子用水浸透后，切成 0.3～0.5cm 的薄片，用针扎数孔，放施灸部位施灸（同隔姜灸法）。后者取生附子切细研末，用黄酒调和做饼，大小适度，厚 0.4cm，中间用针扎孔，置于穴位上，再以大艾炷点燃施灸，附子饼干焦后再换新饼，直灸至肌肤内温热、局部肌肤红晕为度。日灸 1 次	温肾壮阳	各种阳虚证，如阳痿、早泄、遗精、疮疡久溃不敛等病症

（二）艾条灸

1. 悬起灸

悬起灸是手持艾条悬于穴上施灸的方法，又分为温和灸、雀啄灸和回旋灸 3 种。一般每次灸至皮肤温热潮红为度，见表 3-3。

表 3-3 悬起灸简表

悬 起 灸	技 法	应 用
温和灸	将艾卷的一端点燃，对准应灸的腧穴部位或患处，距离皮肤 2～3cm 进行熏烤，使患者局部有温热感而无灼痛，一般每穴灸 10～15min，至皮肤红晕潮湿为度。如遇到昏厥或局部知觉减退的患者，医者可将示、中两指置于施灸部位两侧，这样可以通过医师的手指来测知患者局部受热程度，以便随时调节施灸距离，掌握施灸时间，防止烫伤（见图 3-5）	应用广泛，适应于一切灸法主治病症
雀啄灸	置点燃的艾条于穴位上约 3cm 高处，艾条一起一落，忽近忽远上下移动，如鸟雀啄食样。一般每穴灸 5min。此法热感较强，注意防止烧伤皮肤（见图 3-6）	多用于昏厥急救等急性病症
回旋灸	点燃艾条，悬于施灸部位上方约 3cm 高处。艾条在施灸部位上左右往返移动，或反复旋转进行灸治。使皮肤有温热感而不至于灼痛。一般每穴灸 10～15min，移动范围在 3cm 左右（见图 3-7）	适用于风寒湿痹及瘫痪等大面积的病痛

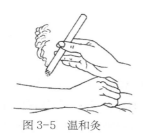 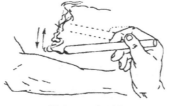 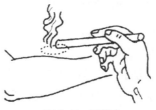

图 3-5　温和灸　　　　　图 3-6　雀啄灸　　　　　图 3-7　回旋灸

2. 实按灸

实按灸是用加药艾条施灸。因实际需要不同，艾条里掺进的药品处方亦异，又分为雷火针灸、太乙针灸等。之所以称为"针"，是因为操作时，将药艾条实按在穴位上，犹如针刺，故名。操作时，在施灸部位铺上 6 ～ 7 层棉纸或布，将艾条点燃，对准穴位直按其上，稍停 1 ～ 2s，使热气透达深部；若艾火熄灭，可再点再按，每次每穴按灸 5 ～ 7 下，至皮肤红晕为度，如图 3-8 所示。实按灸适用于风寒湿痹、痿病及阳虚证。

3. 温灸器灸

温灸器是专门用于施灸的器具，用温灸器施灸的方法称为温灸器灸。目前临床常用的温灸器有灸筒、灸盒等。

（1）温灸筒灸

温灸筒式样很多，大多底部均有数十个小孔，内有小筒一个，可以装置艾绒和药物施灸，如图 3-9 所示。①装艾：取出温灸筒的内筒，装入艾绒至大半筒，然后用手指轻按表面艾绒，但不要按实。②点火预燃：将内筒装入外筒，用火点燃中央部的艾绒（不能见火苗），放置室外，灸筒底面触之烫手而艾烟较少时，可盖上顶盖，取回施用。但必须注意，预燃不足则施灸时艾火易灭，过度则使用时艾火不易持久。③施灸：将温灸筒（底面向下）隔几层布放置于腧穴上即可，以受术者感到舒适，热力足够而不烫伤皮肤为佳。④固定：若温灸筒上预置小铁丝钩，其尾端可系以一绳（或松紧带）于两端，如灸四肢偏外侧的穴位（如足三里），使两个铁丝钩分别勾住绳的两端，如此温灸筒即可固定在穴位上。⑤灸后处置：一般在下次灸时再将筒内艾灰倒出为妥。

（2）温灸盒灸

温灸盒灸是用一种特制的盒形木制灸具，内装艾卷固定在一个部位而施灸的方法。温灸盒按其规格分大、中、小 3 种。温灸盒的制作：取规格不同的木板，厚约 0.5cm，制成长方形木盒，下面不安底，上面制作一个可随时取下的盖，与盒之外径大小相同，在盒内中下部安铁窗纱一块，距底边 3 ～ 4cm，如图 3-10 所示。施灸时，把温灸盒安放于应灸部位的中央，点燃艾卷后，置铁纱上，盖上盒盖，放置于穴位或患处，每次可灸 15 ～ 30min。此法适用于较大面积的灸治，尤其适于灸治腰、背、臀、腹部等处。

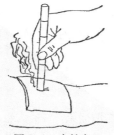 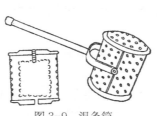 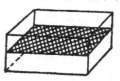 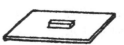

图 3-8　**实按灸**　　　　　图 3-9　温灸筒　　　　　图 3-10　温灸盒

三、灸法保健的应用

（一）灸法保健的适应证与禁忌证

1. 适应证

灸法的适用范围较广，但多用于虚证、寒证、阴证，如支气管哮喘、慢性支气管炎、风湿及类风湿性关节炎、强直性脊柱炎、颈椎病、偏头痛、肩周炎、肘关节炎、坐骨神经痛、各种腰腿痛和关节痛、妇女卵巢囊肿、输卵管炎症、宫冷、带下、痛经、子宫脱垂、盆腔炎、乳腺肿瘤、胃痛、胃下垂、脂肪肝、肝炎、肾炎、各种肠炎、失眠多梦、早泄、尿频、脱肛、二便失禁、四肢厥冷、贫血、低血压等。

2. 禁忌证

热证、实证、阴虚阳亢、邪热内炽者，慎用灸法；另外，对于过饱、过饥、过劳、醉酒、大渴、大怒等，亦不宜灸治。

（二）灸法保健的注意事项

1. 合理选择施灸方法

（1）因人而异

如老年人、小儿尽量少用或不用直接灸；糖尿病患者则禁用直接灸；不同的人体部位也应有所不同，如面部宜用艾条悬起灸或艾炷间接灸等。

（2）因病而异

随着灸法的发展，出现了专病专法化的趋势，所以在选用灸疗时也要充分考虑到此点。大量临床经验表明，采用直接灸（化脓灸）的方法，防治慢性支气管炎和哮喘有良好的效果；又如用灯火灸治疗流行性腮腺炎，铺灸治类风湿性脊柱炎等。总之，一定要因人因病，选择合适的灸疗法。

2. 严格掌握施灸剂量

灸量是指灸疗对机体刺激的规模、程度、速度和水平等，它取决于施灸的方式、灸炷的大小、壮数的多少、施灸时或施灸后刺激效应的时间等因素，大致包括以下几方面。

（1）因天时、地理定灸量

如冬日灸量宜大，方能祛寒通痹，助阳回厥。另如北方风寒凛冽，灸量宜大；南方气候温暖，灸量宜小。

（2）因年龄、体质、性别定灸量

不同的年龄、体质和性别，其阴阳气血的盛衰及对灸的耐受性不同。如青壮年、体质强壮等灸量宜大；老人妇幼、久病体弱者灸量宜小。

（3）因病情、病性定灸量

病深痼疾，一般灸量宜大。如《备急千金要方》言"凡言壮数者，若丁壮遇病根深笃，可倍多于方数"；另如灸治急症，多数医家主张壮数宜多。而老年或体弱之保健灸，灸量宜小，但须坚持日久。病在浅表、灸量可小；在内则灸量宜大。痈疽阴疮虽发于体表，但病根在内，故灸量亦须大。

（4）因所取部位定灸量

所取穴位皮肉浅薄者宜以小灸量，皮肉厚实者宜以大灸量。

（5）因灸炷大小定灸量

灸炷的大小，古籍述之颇详。《备急千金要方》云："灸不三分，是谓徒冤，炷务大也。"要求艾炷底部范围不小于3分，此间接灸而言；若直接灸则不然，艾炷可小至粟粒大。在施灸时，通过选择适当大小之艾炷以控制灸量。

（6）因受术者感觉定灸量

受术者感觉分两类：一为施灸后的灼热感。根据不同病情，有的仅要求局部温热感，有的则要求有烫灼感，可按受术者口述而加控制；另一类为灸的传导感觉，如隔蒜灸中的铺灸治疗虚劳顽痹，须灸至受术者自觉口鼻中有蒜味时停灸。这也是一种控制灸量的依据。

（7）因施灸次数定灸量

对体质差者及头四肢等肌肉浅薄处，可以通过报灸的方式控制灸量，以防止不良反应，取得预期效果。

总之，上列各条的具体施灸量应综合考虑。

3. 施灸的先后顺序

《千金要方》说："凡灸当先阳后阴，言从头向左而渐下，次后从头向右而渐下。"《明堂灸经》也指出："先灸上，后灸下；先灸少，后灸多，宜慎之。"《千金翼方》说："凡灸法先发于上，后发于下，先发于阳，后发于阴。"总的来说，施灸的时候先灸阳经，后灸阴经；先灸背部，后灸腹部；先灸上部，后灸下部；先灸头部，后灸四肢；施灸壮数先少后多。

4. 施灸的补泻方法

（1）艾炷灸补泻

艾炷灸补法即点燃艾炷后，不吹艾火，待其徐燃自灭，火力微而温和，且时间宜长，壮数较多，艾炷大，灸治完毕后用手按压施灸穴位，谓之真气聚而不散，可使火力徐之缓进，发挥温通经脉，驱散寒邪，扶阳益气，行气活血，强壮机能的温补作用。艾炷灸泻法即点燃艾炷后，速吹旺其火，火力较猛，快燃快灭，当患者感觉局部烧灼发烫时，即迅速更换艾炷再灸。灸治时间较短，壮数较少，艾炷小，施灸完毕后不按其穴，则谓开其穴而邪气可散，可使火毒邪热由肌表而散，从而达到以热引热的目的。一般而言，虚证可以用灸的补法，而实证即可用灸的泻法，艾炷灸的"疾徐"内寓补泻二法，即疾能行泻，徐可达补。故艾炷灸的补泻关键在于操作上的徐疾和艾火的大小及艾炷的多少。

（2）艾条灸的补泻

艾条灸的补泻，关键在操作技术上。用艾条温和灸或回旋灸，每穴每次 3～5min，可起到促进生理机能、解除过度抑制、引起正常兴奋的作用，即为补法。而用艾条雀啄灸，每穴每次 5～7min，60～100 下，并可根据病情适当延长时间或增加灸的强度，可起到镇静、缓解、制止、促进正常的抑制等作用，即为泻法。另外，施补法时，艾条宜小而细；施泻法时，艾条宜大而粗。

另外，灸法保健的补泻还与穴位功能、临床证、灸疗刺激量的大小（包括灸治方法、艾炷的大小、壮数的多少、距离的远近、灸疗时间的长短）、病变的部位及受术者的体质等密切相关。临床上无论运用何种补泻，都应遵循辨证施治的原则，灵活运用，方能获得较好的临床效果。

5. 施灸的禁忌

1）禁灸部位：心脏搏动处，大血管处，皮薄肌少、筋肉积聚部位，妊娠期妇女下腹部以及腰骶部，睾丸、乳头、阴部不可灸；颜面部不宜直接灸；关节活动处不能瘢痕灸。

2）昏迷、感觉迟钝或消失者，应注意灸毋过量，避免灼伤。

3）非化脓灸时，可因施灸过度致局部出现水泡，若水泡不大，可涂甲紫药水，并嘱患者不要抓破，一般数日后可自行吸收；若水泡过大，可用消毒针具刺破水泡放出内液，外用无菌敷料保护，可数日痊愈。

4）化脓灸时，在化脓期间或灸后起泡破溃期，应忌酒、鱼腥及刺激性食物。

5）施灸时要专心致志，耐心坚持。

6）施灸时要注意体位、穴位的准确性。

7）施灸时一定要注意用火安全。

8）要注意保暖和防暑。因施灸时要暴露部分体表部位，在冬季要保暖，在夏天高温时要防中暑，同时还要注意室内温度的调节和开换气扇，及时换取新鲜空气。

9）注意施灸温度的调节。对于皮肤感觉迟钝者，以示指和中指置于施灸部位两侧，以感知施灸部位的温度。

➡ 任务实施

灸法保健实训

▶▶ **第一步：明确任务实施的目的。**

1）掌握艾炷灸（非化脓灸）、隔姜灸、隔蒜灸、艾条灸的操作方法。

2）熟悉灸法的分类与温灸器灸的操作方法。

3）了解施灸材料、艾炷的制作方法。

▶▶ **第二步：准备任务实施的人员与器材。**

模特（学生）、艾条、艾绒、生姜、大蒜、温灸盒、打火机、消毒干棉球、碘酒、视频资料等。

▶▶ **第三步：明确任务实施的方式（讲授＋示教＋实训）。**

1）教师结合视频及相关教具器材进行讲授，以明确灸法保健的不同操作方法。

2）教师在模特（学生）身上示教各种灸法操作，并提醒学生注意用火安全和保持空气流通。

3）学生2人一组分组练习。

▶▶ **第四步：明确任务实施的内容。**

实施任务前检查器材是否准备齐全，向学生展示艾绒、艾条等，让学生了解艾。这里主要进行艾条灸、艾炷灸、隔姜灸、隔蒜灸的操作。

1. 艾条灸

1）物品准备：治疗盘、艾条、火柴、弯盘，必要时备温灸盒。

2）操作方法：①点燃艾条一端，燃端距应灸穴位或局部2～4cm处熏灸，使局部有温热感，以不感烧灼为度。②每次灸15～30min，使局部皮肤红润、灼热。③中途艾绒烧灰较多时，应将绒灰置于弯盘中，避免脱落在患者身上。④腹部、背部较平坦处行艾灸时，可用艾灸盒。即患者取平卧或俯卧位，将点燃之艾条放于盒内纱隔层上，艾灸盒放在应灸穴位的部位，加盖后可使艾条自行燃烧，达到艾灸的目的。

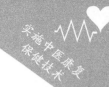

2. 艾炷灸

1）物品准备：治疗盘、艾绒、火柴、镊子、弯盘等。

2）操作方法：①根据病情将艾绒制成大小适宜之艾炷。②将艾炷置于应灸穴位上，点燃艾炷顶端。③等艾炷燃至患者感发烫时，即用镊子取下放入弯盘，另换一艾炷，继续点燃。④一般每次灸 3～5 壮。

3. 隔姜灸、隔蒜灸

1）物品准备：治疗盘、艾绒、打火机、镊子、弯盘，根据需要准备切成 0.2～0.3cm 薄片，将直径约 2cm 的鲜姜片或鲜大蒜头横切成数片（或用大蒜捣泥，取 0.3cm 厚的大蒜泥敷于穴位皮肤）。

2）操作方法：①暴露应灸部位。②取鲜姜片或蒜片（或蒜泥），放于穴位，上置艾炷。③点燃后待患者感灼热时即更换艾炷，连灸 3～5 壮。

4. 艾灸护理与注意事项

1）行艾灸时，须注意受术者保持舒适体位，以免受术者自行移动时，艾灰脱落或艾炷倾倒而发生烫伤或烧坏衣被。

2）艾条灸时，要注意燃点的距离，太近则易烫伤，太远则疗效不佳，应随时询问受术者温热感，并观察局部潮红程度。行艾炷灸时，更应认真守护观察，以免发生烫伤。

3）灸后如起小水泡，一般不须处理或涂龙胆紫，对较大水泡应消毒后用无菌针头刺破，涂上龙胆紫或金万红软膏。

4）艾条灸毕后，应将剩下之艾条套入玻璃试管内或将燃头浸入水中，以彻底熄灭，防止再燃。如有绒灰脱落床上，应清扫干净，以免复燃烧坏被褥。

5）艾灸结束应为受术者盖好衣被，开窗通风，保持室内空气新鲜。

6）注意施灸的适应证与禁忌证。

▶▶ 第五步：任务实施思考与总结

1）为什么灸法以艾作为施灸的主要材料？

2）灸法保健的注意事项表现在哪些方面？

➡ 触类旁通

热 敏 灸

热敏灸又称热敏悬灸，全称"腧穴热敏化艾灸新疗法"，是采用点燃的艾材产生的艾热悬灸热敏态穴位，激发透热、扩热、传热、局部不（微）热远部热、表面不（微）热深部热、非热觉等热敏灸感和经气传导，并施以个体化的饱和消敏灸量，从而提高艾灸疗效的一种新疗法。它属于针灸的一种，不用针、不接触人体，无伤害、无痛苦、无不良反应，效果优于一般临床针灸。

热敏灸是江西省中医院陈日新教授临床 18 年的科研成果、专利技术，2006 年 10 月 28 日经国家技术鉴定评选为原始创新技术，同年获准为全国重点推广技术，并在江西首次成立"全国医疗协作网"全面推广。它是一种承古创新的医疗保健技术，因不用针、不接触人体，无伤害、无不良反应，效果却超越临床针灸而闻名，属于临床针灸替代疗法。

任务二　拔　罐　保　健

　　某女性老年人，头痛、头晕3年，伴失眠多梦，耳鸣，眼花，腰膝酸软。平素情绪急躁易怒，经某医院诊断为原发性高血压，经常服用降压药及镇静药，但效果不明显，查血压180/85mmHg。加用拔罐保健技术，穴取肝俞、肾俞、三阴交、太冲，点刺太冲后采取单纯拔罐法，留罐10min。每日或隔日1次，10次为1疗程。治疗1疗程后，头痛基本消失，夜眠好，头晕未发作，查血压135/75mmHg，继续治疗两个疗程以巩固疗效，症状完全消失。随访两年，未复发。

　　请思考： 1. 什么叫拔罐保健？它具有什么作用？

　　　　　　　 2. 拔罐保健如何操作？

　　　　　　　 3. 拔罐保健的适应证与禁忌证是什么？

知识储备

　　拔罐保健是指运用各种罐具，利用燃火、抽气等方法产生负压，使之吸附于经络穴位或体表特定部位，通过局部的负压和温热作用，造成局部的充血或瘀血现象，以达到通经活络、行气活血、消肿止痛、祛风散寒等作用的一种保健技法，又称为"火罐法""吸筒法"，古称"角法"。

一、拔罐保健概述

（一）拔罐保健的作用

1. 发汗解表，清热泻火

　　通过拔罐，局部皮肤毛细血管充血扩张，达到祛风除湿、散寒解表的效果，临床治疗感冒、发热、头痛、头晕等。同时，通过吸拔作用，可促使血管扩张，达到清热泻火，调节体温的作用。

2. 活血化瘀，通经活络

　　人体经络内达脏腑，外络肢节，纵横交错。气血运行通畅才能濡养五脏六腑、四肢百骸。若人体经络功能失调，气血不通，则百病丛生。通过拔罐保健的吸拔、温热效应刺激，对经络腧穴产生良性的负压效应，可以达到行气活血、疏通经络的作用。"通则不痛"，拔罐的活血化瘀作用，可用于治疗风痹、腰痛、四肢痛等疼痛性疾病。

3. 吸毒排脓，消肿止痛

　　拔罐所产生的负压很强，用以治疗痈疖疮疡、恶血瘀滞、邪毒郁结等有特效。可配合刺络拔罐，将邪毒或脓液排除，不仅可用于早期治疗，对疮口愈合也有良效。由于吸拔出有害物质，驱除体内病邪，增强了血液循环，从而达到消肿止痛的目的。

4. 调节脏腑，平衡阴阳

　　机体脏腑的阴阳平衡，是机体健康无病的前提。一旦阴阳失衡，则百病由生。拔罐作为一种安全、无毒性及不良反应的良性刺激，可通过刺激神经系统的末梢感受器，调节大脑皮质的兴奋和抑制过程，使之趋于调和平衡。

（二）拔罐保健的原理

1. 机械刺激作用

拔罐时，罐体之所以能吸附于病变部位或特定穴位，得益于罐内负压的强劲吸拔力。这种吸力可激发经气，引起局部和全身的良性反应。同时，通过牵拉神经、肌肉、血管以及皮下的腺体，可引起一系列神经内分泌反应，调节血管舒缩功能和血管的通透性，从而改善局部血液循环。

2. 负压效应

拔罐的负压作用使局部毛细血管充血、瘀血，甚至破裂。由于红细胞破坏，出现溶血现象，红细胞中血红蛋白的释放以及溶血时产生的类组胺物质，可通过神经系统对组织器官的功能进行双向调节，同时促进白细胞的吞噬作用，提高皮肤对外界变化的敏感性及耐受力，从而增强机体的免疫力。其次，负压可使汗毛孔充分张开，汗腺和皮脂腺的功能受到刺激而加强，加速体内毒素、废物的排出。

3. 温热作用

拔罐局部的温热作用不仅使血管扩张、血流量增加，而且可增强血管壁的通透性和细胞的吞噬能力。拔罐处血管紧张度及黏膜渗透性改变，淋巴循环加速，吞噬作用加强，对感染性病灶无疑形成了一个抗生物性病因的良好环境。

（三）拔罐保健的特点

1. 适应证广

凡是能够用针灸、按摩、中医、中药等方法防治的各科疾病都可以使用拔罐保健，尤其对于各种疼痛性疾病、软组织损伤、急慢性炎症、风寒湿痹证，以及脏腑功能失调，经脉闭阻不通所引起的各种病症，有较好的疗效。

2. 疗效好，见效快

有些疾病往往一次见效或痊愈，如一般的腰背部疼痛，在疼痛部位拔罐之后，立即感觉疼痛减轻或消失；感冒发热在大椎穴刺络拔罐后再在膀胱经走罐一次，多数患者即可痊愈。

3. 易学易懂易推广

拔罐保健本身来源于民间，人们有病都会自己在家中进行拔罐。拔罐易于学习和运用，即使是不懂中医针灸的人也可以在很短的时间内学会拔罐的一般操作技术，用于简单的家庭防病治病。另外，拔罐保健防治疾病，无需特殊器材和设备，所用器械及辅用品，居家举目皆是，诸如罐头瓶、杯子、纸、火柴等皆可取用。

4. 经济实用

采用拔罐保健防治疾病，不仅可以减轻受术者的经济负担，也可以节约大量的药品，尤其对于医疗条件比较困难的地区，以及流动性比较大的单位，拔罐有其特殊作用，能够随时随地进行医疗工作，出门远行携带也十分方便。

5. 不良反应少

采用拔罐保健，只要按规程操作，就不会引起烫伤，并且无任何不良反应，有病治病，无病健身。

（四）常用罐

罐的种类主要有竹罐、玻璃罐、陶罐、抽气罐等，古代"角法"所用的兽角罐和近代的金属罐已被淘汰，见图3-11、表3-4。

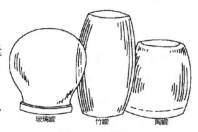

玻璃罐　竹罐　陶罐

图3-11　常用罐

表 3-4　常用罐的种类简表

常 用 罐	定 义	特 点
玻璃罐	玻璃罐是由玻璃加工制成的，形如球状，罐口平滑，分大、中、小 3 种型号	光滑透明，可观察罐内皮肤充血、瘀血的程度，但易破碎
竹罐	竹罐是选用竹身正圆，坚固无损的竹子，截成长 6～9cm 的竹管，一端留节为底，另一端为罐口，口径有 3cm、4.5cm、6cm 等几种，以适合不同部位使用	轻巧灵便，价格低廉，不易破碎，但易爆裂、漏气
陶罐	陶罐用陶土烧制而成，两端较小，中间略大，形如腰鼓	吸拔力大，但较重、易碎
抽气罐	抽气罐一般由透明塑料制成，罐底部分由橡皮塞制成，可与抽气活塞相吻合，便于抽气	可随意调节罐内负压，控制吸力

二、拔罐保健的操作方法

（一）罐的吸拔方法

1. 火罐法

火罐法是用易燃物引燃罐内空气形成负压，迅速将罐吸拔于皮肤之上的一种方法，是最常用的一种拔罐法，见表 3-5。

表 3-5　火罐法操作简表

火 罐 法	技 法	应 用
投火法	将蘸乙醇的棉球或折叠的软质白色纸片（卷）点燃后投入罐内，趁火旺时迅速将罐扣于应拔部位，如图 3-12 所示	多用于身体侧面横向拔罐
闪火法	用镊子夹住略蘸乙醇的棉球，一手握罐体，将棉球或纱布点燃后立即伸入罐内闪火即退出，速将罐扣于应拔部位，如图 3-13 所示	适用各部位，临床最常用
贴棉法	将直径 1～2cm 的薄脱脂棉片略蘸乙醇后贴于罐体内侧壁，点燃后迅速将罐扣于吸拔部位	用于身体侧面横向拔罐
架火法	置胶木瓶盖或小薄面饼、中药饮片（据病情而选）于应拔部位，并在其上放置乙醇棉球，点燃后迅速将罐吸拔于该部位，如图 3-14 所示	肌肉丰厚而平坦部位留罐、排罐

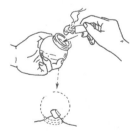

图 3-12　投火法

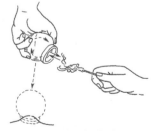

图 3-13　闪火法

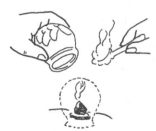

图 3-14　架火法

2. 水罐法

水罐法是将罐子置于水中煮沸，使用时将罐子取出，甩去水液迅速用毛巾擦去罐口沸水，趁热迅速扣于皮肤上的一种方法。

3. 抽气罐法

抽气罐法是根据机械抽气原理，用抽气枪抽气使罐体内形成负压，从而吸附选定的部位，如图 3-15 所示。

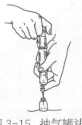

图 3-15　抽气罐法

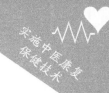

（二）拔罐保健的技术运用

根据病变部位与疾病性质，拔罐保健有不同的技术运用方法。

1. 留罐法

留罐法又名坐罐法，拔罐后将罐留置5～15min，使浅层皮肤和肌肉吸入罐内，轻者皮肤潮红，重者皮下瘀血紫黑。根据病情可采取留单罐或留多罐。该法是拔罐最常用的一种方法，一般疾病均可应用。

2. 闪罐法

闪罐法是用闪火法将玻璃罐吸拔于应拔部位，随即取下，再吸拔，再取下，反复吸拔至皮肤潮红，或罐体底部发热为度。多用于局部皮肤麻木、疼痛或功能减退者，尤其是不宜留罐者。

3. 走罐法

走罐法亦名推罐法，先于施罐部位涂上润滑剂，用闪火法吸拔后，以手握住罐底，稍倾斜，稍用力将罐沿着肌肉、骨骼、经络循行路线推拉，反复运作至走罐区，以皮肤呈紫红色为度，如图3-16所示。走罐法适用于病变范围较广，肌肉丰厚而平整部位；可用于治疗急性热病、瘫痪麻木、风湿痹证、肌肉萎缩等病症。

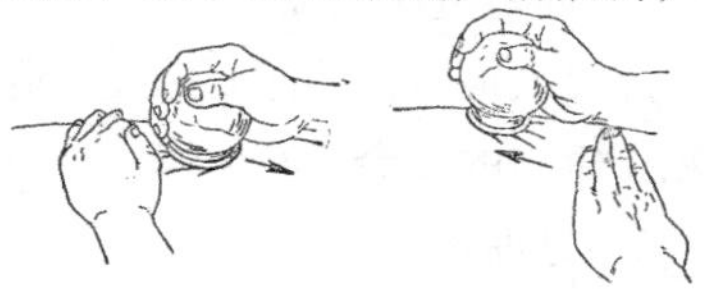

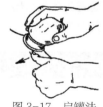

图3-16 走罐法

4. 药罐法

药罐法是指拔罐配合药物的罐药并用法。常用方法有药煮罐法、药蒸气罐法、贮药罐法等。此外，尚有将备用药液（水）、药乳、药油、药膏等涂于应拔部位或罐内壁而拔罐的。

（三）启罐方法

启罐亦名起罐，即将吸拔牢稳的留罐取下的方法。

1. 一般罐的启法

一手握住罐体腰底部稍倾斜，另一手拇指或示指按住罐口边缘的皮肤，使罐口与皮肤之间形成空隙，空气进入罐内，则罐自落，如图3-17所示。切不可硬拉或旋转罐具，否则会引起疼痛，甚至损伤皮肤。

图3-17 启罐法

2. 抽气罐的启法

用于注射器抽气罐、空气唧筒抽气罐的启罐，向罐内注入空气，罐具即脱。

3. 水（药）罐的启法

水（药）罐的启罐，应防止水（药）液漏出，若吸拔部位呈水平面，应先将拔罐部位调整为侧面后再启罐。

三、拔罐保健的应用

（一）拔罐保健的适应证及禁忌证

1. 适应证

拔罐作为一种安全、无不良反应的外治疗法，适应证非常广泛。通过对体表特定部位以及特定经穴的刺激，拔罐可广泛用于内科、外科、妇科、儿科及五官科等临床各科常见病的治疗，对各种疼痛性疾患尤为适宜。

2. 禁忌证

凡有下列情况之一者，应当禁用或慎用。凡中度或重度心脏病、心力衰竭者；全身性水肿者；有出血倾向或失血过多者；极度衰弱、醉酒、过度疲劳、过饥、过饱、过渴者。凡大血管经过之处、心尖区、乳头、孕妇下腹部及腰骶部、溃疡或严重皮肤疾患处，应当慎用。

（二）拔罐保健的注意事项

1. 拔罐环境

拔罐时必须保持室内温度适度，避免风口，防止受凉。

2. 拔罐时间

术前受术者必须休息 0.5h，以消除疲劳和紧张，饭后 0.5h 内或饥饿等情况下均不宜施术。在施术前 0.5h 内禁止吸烟、喝酒，以免发生晕罐。

3. 注意罐口温度

天气冷时施术，罐口要预热到适当温度，避免引起受术者不必要的紧张。反复拔罐，罐口变烫时，及时更换新罐。

4. 谨防烫伤或烧伤

点火入罐时，动作要敏捷，避免罐口太热烫伤皮肤。若用乙醇棉球点火时，乙醇不要太多，以免粘于罐口的多余乙醇燃烧，烧伤皮肤。

5. 处理水泡

若烫伤或长时间留罐而皮肤起水泡时，对小水泡敷以消毒纱布，防止擦破即可。水泡较大时，可用消毒针刺破后，涂以龙胆紫药水，以防感染。

6. 注意受术者的反应

拔罐后，如受术者感觉发热、发紧、发酸、凉气外出、温暖、舒适等，都属于正常得气现象。若感觉胀痛或灼热感较为明显，感觉不舒服时，适当减少吸罐力度。若有晕罐现象，应立即启罐，并及时妥善处理。

➡➡ 任务实施

拔罐保健实训

▶▶ 第一步：明确任务实施的目的。

1）掌握闪火法、闪罐、留罐的操作方法。

2）熟悉投火法、架火法、贴棉法、抽气罐、走罐、启罐的操作。

3）了解罐的种类及注意事项。

▶▶ 第二步：准备任务实施的人员与器材。

模特（学生）、各种规格的玻璃罐、竹罐、抽气罐、95% 乙醇、消毒干棉球、打火机、止血钳、按摩膏、治疗床、视频资料、必要时备屏风等。

▶▶ 第三步：明确任务实施的方式（讲授 + 示教 + 实训）。

1）教师结合视频及相关教具器材进行讲授，以明确拔罐保健的不同操作方法。

2）教师在模特（学生）身上示教各种拔罐的操作，并提醒学生注意用火安全，以免烫伤受术者。

3）学生 2 人 1 组分组练习。

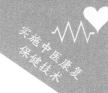

▶▶ 第四步：明确任务实施的内容。

1）备齐物品，将受术者携至床旁，做好解释，取得受术者配合。

2）取合理体位，暴露拔罐部位，注意保暖。

3）根据部位不同，选用合适火罐，并检查罐口边缘是否光滑。

4）根据拔罐部位及所备物品，可选用闪火法、贴棉法、投火法、抽气罐等不同的吸拔方法。

5）根据病情可选用坐罐法、闪罐法、走罐法等不同的拔罐方法。

6）启罐后，如局部有水泡或拔出脓血，应清洁局部皮肤，做常规消毒，外涂所需药物，必要时覆盖消毒敷料。

7）操作完毕，协助受术者衣着，安排舒适体位，整理床单元。

8）清理用物，归还原处。

9）拔罐保健的注意事项。特别注意用火安全，不要烫伤受术者；注意罐内皮肤的颜色；启罐时切忌生拉硬拽，以免损伤皮肤。

▶▶ 第五步：任务实施思考与总结

1）常用的罐有哪几种？它们各有何优缺点？

2）常用的火罐法有哪几种？如何操作？操作时有什么注意事项？

3）如何避免火罐烫伤？

➡ 触类旁通

如何识别罐痕

拔罐保健操作完之后，总会在人体相关部位留下或深或浅的痕迹，称之为罐痕。如何根据罐痕来判断病症的表里、轻重等情况呢？

中医学认为，拔罐后皮肤局部出现的不同颜色或形态的罐印，可以在一定程度上说明患病的情况，但并非瘀青越深效果越好。从形态看，罐印有水疱、水肿，提示受术者体内湿气过重；如水疱色呈血红或黑红，提示体内湿气重且有瘀血证；罐印深红、紫黑或有丹痧红点出现，碰起来觉得微痛，兼之身体发热，提示受术者有热毒证；罐印紫红或紫黑色，无丹痧和发热现象，提示患有瘀血证；罐印出现微痒或皮纹，提示患有风证或湿邪；从罐印着色看，罐印色紫黑而暗，提示经络不畅，且有瘀血存在；发紫并伴有斑块，说明有寒凝血瘀证；罐印呈散紫点状，提示有气滞血瘀证；罐印鲜红而艳，提示气血两虚或阴虚火旺；罐印红而暗，提示有热邪；罐印灰白或无颜色改变，触之不温，多为虚寒或湿邪。如果上次拔火罐部位的紫红印记还没有完全消失，不能在紫印部位连续拔罐，要更换到相关穴位。

任务三 刮痧保健

➡ 情境导入

某女性老年人，70岁，近40年来腰部酸痛时作，遇劳更甚，卧则减轻，小便时有频数，未予诊治。

近1个月来腰部酸痛加剧，并伴恶心、头昏，夜间尿频数，手足心热，口燥咽干，膝软乏力，心烦失眠，遂来诊。神清气平，面色潮红，双肾区轻度叩击痛，爪甲略显苍白。舌质偏红，有细裂纹，前部少苔，根黄腻，脉细弦数。B超示：左肾84mm×40mm，右肾76mm×35mm，双肾缩小，髓质结构模糊不清。取肾俞、志室、太溪、委中穴，在涂抹刮痧油之后，行刮痧治疗，每周2次。4周后，恶心、头昏、夜间尿频数、手足心热症状减轻。继续治疗4周后，腰痛症状明显减轻，膝软乏力、心烦失眠症状明显减轻，每日能保障正常睡眠。

请思考： 1. 什么是刮痧？刮痧需要用到哪些器具？

2. 根据刮痧的相关理论，分析为何可以用刮痧治疗腰痛？

3. 刮痧保健如何操作？在实际工作中应该注意什么？

➡️ 知识储备

刮痧保健是指用刮痧板（或汤匙、瓷碗、硬币）蘸香油或润滑剂于受术者相应的部位轻轻上下刮动，并逐渐加重，干则再蘸、再刮，以出现红紫斑点或斑块为度，用以防治疾病的一种外治方法，属于物理疗法。其特点为简便易行，可收立竿见影的疗效，在民间流传不衰，也被医家广泛重视。

一、刮痧保健概述

刮痧起于民间，其确切的发明年代及发明人难以考证。较早记载这一疗法的，是元代医家危亦林在公元1337年撰成的《世医得效方》。刮痧保健作为一种简便易行的外治法，或说是物理疗法，以其有立竿见影的疗效，既在民间流传不衰，也被医家广泛重视。

（一）"痧"的概念

"痧"的含义主要有两个方面，一是指病理反应的"痧"，也就是"痧象"，二是指刮痧刺激后反应的"痧"，也就是"痧痕"，二者在形态、色泽上均有差异。

1. 痧象

痧象也有两方面的含义。

1）指皮肤表面出现的色红如粟的疹子。如风疹出现的疹子叫风痧，猩红热出现的疹子叫丹痧。这是病理阳性反应物的一种，临床上很多疾病都有发痧现象，因此有"百病皆可发痧"之说。

2）指痧证，也叫痧胀、痧气，是疾病的一种，多发生于夏秋之交，因感受风、寒、暑、湿、燥、火之邪或疫疠之秽浊所出现的一些病症。临床上春季多发风痧、温痧；夏、秋季多发暑痧等。这些都不是单一的一种疾病，实际上是一种毒性综合反应的临床症状。

2. 痧痕

痧痕是指刮拭皮肤后所出现的各种皮肤形态和色泽的变化。常见的痧痕包括体表局部组织潮红、紫红、紫黑色瘀斑或点状紫红色小疹子，并经常伴有不同程度的热感。痧痕对疾病的诊断、治疗及预后判断有一定的临床指导意义。

（二）刮痧保健的用具

刮痧保健的用具很多，并且十分简单、方便，常见的主要有以下两大类。

1. 刮痧板

只要是边缘比较圆滑的东西，如梳子、搪瓷杯盖等，都可以用来刮痧。当然，如果长期使用或作为治疗，应使用专为刮痧制作的正规刮痧板，如选用天然水牛角为材料制成的刮痧板，如图 3-18、图 3-19 所示。

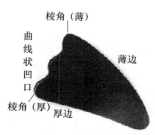

图 3-18　三角多功能刮痧板

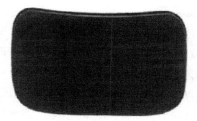

图 3-19　四方刮痧板

如图 3-18 所示，刮痧板凸起的薄边可用于人体平坦部位的治疗；凹陷的厚边具有按摩作用；刮痧板的棱角可用于点按穴位，也可用于人体凹陷部位以及头部的刮拭；曲线状的凹口可用于脊柱部位的刮拭。

2. 刮痧润滑剂

在开展刮痧保健前，为了有效防止划破刮拭部位的皮肤，需要在皮肤表面涂一层润滑剂，如麻油、色拉油都可以作为润滑剂使用。同样，最好使用专为刮痧目的而生产的专用刮痧润滑剂。

（三）刮痧保健的作用

刮痧保健是根据中医十二经脉及奇经八脉、遵循"急则治其标"的原则，运用手法强刺激经络，使局部皮肤发红充血，从而起到醒神救厥、解毒祛邪、清热解表、行气止痛、健脾和胃的效用。刮痧施术于皮部，对机体的作用大致可分为两大类，即预防保健作用和治疗作用。

1. 预防保健作用

刮痧的预防保健作用又包括健康保健预防与疾病防变两类。刮痧的作用部位是体表皮肤，皮肤是机体暴露于外的最表浅部分，直接接触外界，且对外界气候等变化起适应与防卫作用。皮肤之所以具有这些功能，主要依靠机体内卫气的作用。卫气出于上焦，由肺气推送，先循行于皮肤之中，卫气调和，则"皮肤调柔，腠理致密"（《灵枢·本脏》）。健康人常做刮痧（如取背腧穴、足三里穴等）可增强卫气，卫气强则护表能力强，外邪不易侵表，机体自可安康。若外邪侵表，出现恶寒、发热、鼻塞、流涕等表证，及时刮痧（如取肺俞、中府等）可将表邪及时祛除，以免表邪不祛，蔓延进入五脏六腑而生大病。

2. 治疗作用

（1）活血祛瘀

刮痧可调节肌肉的收缩和舒张，使组织间压力得到调节，以促进刮拭组织周围的血液循环，增加组织流量，从而起到"活血化瘀""祛瘀生新"的作用。

（2）调整阴阳

刮痧对内脏功能有明显的调整阴阳平衡的作用，如肠蠕动亢进者，在腹部和背部等处使用刮痧手法可使亢进者受到抑制而恢复正常。反之，肠蠕动功能减退者，则可促进其蠕动恢复正常。这说明刮痧可以改善和调整脏腑功能，使脏腑阴阳得到平衡。

（3）舒筋通络

肌肉附着点和筋膜、韧带、关节囊等受损伤的软组织，可发出疼痛信号，通过神经的反射作用，使有关组织处于警觉状态，肌肉的收缩、紧张直到痉挛便是这一警觉状态的反映，其目的是减少肢体活动，从而减轻疼痛，这是人体自然的保护反应。此时，若不及时治疗或是治疗不彻底，损伤组织可形成不同程度的粘连、纤维化或疤痕化，以致不断地发出有害的冲动，加重疼痛、压痛和肌肉收缩紧张，继而又可在周围组织引起继发性疼痛病灶，形成新陈代谢障碍，进一步加重"不通则痛"的病理变化。

（4）信息调整

人体的各个脏器都有其特定的生物信息，当脏器发生病变时有关的生物信息就会发生变化，而脏器生物信息的改变可影响整个系统乃至全身的机能平衡。

（5）排除毒素

刮痧过程可使局部组织形成高度充血，血管神经受到刺激使血管扩张，血流及淋巴液流速增快，吞噬作用及搬运力量加强，使体内废物、毒素加速排除，组织细胞得到营养，从而使血液得到净化，增加了全身抵抗力，可以减轻病势，促进康复。

（6）行气活血

气血（通过经络系统）的传输对人体起着濡养、温煦等作用。刮痧作用于肌表，使经络通畅，气血通达，则瘀血化散，凝滞固塞得以崩解、消除，全身气血通达无碍，局部疼痛得以减轻或消失。

二、刮痧保健的操作方法

刮痧保健的操作方法主要可分为刮痧法、撮痧法、挑痧法和放痧法。

（一）刮痧法

1. 持板方法

手握刮痧板，刮痧板底边横靠在掌心部位，大拇指及另外四个手指呈弯曲状，分别放在刮痧板两侧，如图 3-20 所示。

2. 刮拭的方法

刮痧保健的刮拭方法见表 3-6。

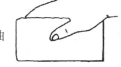

图 3-20　持板方法

表 3-6　刮拭方法简表

方　法	操　作	应　用
面刮法	用手持刮痧板，刮拭时用刮痧板的 1/3 边缘接触皮肤，刮痧板向刮拭的方向倾斜 30°～60°，以 45° 应用最为广泛，利用腕力多次向同一方向刮拭，有一定刮拭长度，如图 3-21 所示	身体比较平坦部位的经络和穴位
角刮法	用刮痧板角部在穴位上自上而下刮拭，刮痧板面与刮拭皮肤呈 45° 倾斜	肩部肩贞穴、胸部中府、云门穴
点按法	用刮痧板角与穴位呈 90° 角垂直，由轻到重，逐渐加力，片刻后猛然抬起，使肌肉复原，多次重复，手法连贯，如图 3-22 所示	无骨骼的软组织处和骨骼凹陷部
拍打法	用刮痧板一端的平面拍打体表部位的经穴，多在四肢特别是肘窝和膝窝进行，拍打时一定要在拍打部位先涂刮痧润滑剂	四肢疼痛、麻木及心肺疾病
按揉法	用刮痧板角部 20° 角倾斜按压在穴位上，做柔和的旋转运动，刮痧板角平面始终不离开所接触的皮肤，速度较慢，按揉力度应深透至皮下组织或肌肉	有强壮作用的穴位以及后颈背腰部全息穴区中的痛点
厉刮法	用刮痧板角部与穴区呈 90° 角，刮痧板始终不离皮肤，并施以一定的压力做短距离（约 1 寸长）前后或左右摩擦	
疏理经气法	按经络走向，用刮痧板自下而上或自上而下循经刮拭，用力轻柔均匀，平稳和缓，连续不断	刮痧结束后或保健刮痧

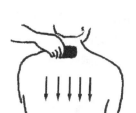

图 3-21　面刮法

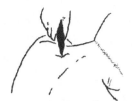

图 3-22　点按法

3. 刮拭的角度

进行刮痧时，一般以右手掌握刮痧用具，灵活运用腕力、臂力，切忌用蛮力。用硬质刮具刮拭时，最好与皮肤呈 45° 角，如图 3-23 所示，否则会将肌肉和皮肤推起造成疼痛或损伤。

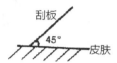

图 3-23　刮拭角度

4. 刮拭的力度

刮痧时除向刮拭方向用力外，更重要的是要有对肌肤向下的按压力。刮痧板作用力透及的深度应达到皮下组织或肌肉，如作用力大，可达到骨骼和内肌。但并不是按压力越大越好，人的体质、病情不同，治疗时按压力强度也不同。各部位的局部解剖结构不同，所能承受的压力强度也不相同，在骨骼凸起部位按压力应较其他部位适当减轻。力度大小可根据受术者体质、病情及承受能力决定。正确的刮拭手法应始终保持按压力。每次刮拭应速度均匀，力度平稳，不要忽轻忽重、头轻尾重或头重尾轻。

5. 刮拭的顺序与方向

根据人体各部位的解剖特点选用刮拭方法，根据病症需要决定刮拭顺序。刮痧保健过程中，同一部位的经穴刮拭完毕后，再进行另一部位的经穴刮拭。治疗时应使受术者体位舒适，有利于配合治疗，尽量减少穿脱衣服的次数。

（1）人体各部位的刮拭方向

1）头部刮拭方向。头部有头发覆盖，须在头发上用面刮法刮拭，不必涂刮痧润滑剂。为增强刮拭效果可使用刮痧板薄面边缘或刮痧板角部刮拭，每个部位刮 30 次左右，刮至头皮有发热感为宜。头部两侧：刮痧板竖放在头维穴至下鬓角处，沿耳上发际向后下方刮至后发际处，如图 3-24 所示；前头部：头顶部以百会穴为界，向前额发际处或从前额发际处向百会穴处，由左至右依次刮拭，如图 3-25 所示；后头部：后头部从百会穴向下刮至后颈部发际处，从左至右依次刮拭，风池穴处可用刮痧板角部刮拭，如图 3-26 所示。头部也可采取以百会穴为中心，向四周呈放射状刮拭。

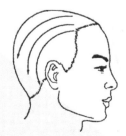

图 3-24　头部两侧刮拭方向

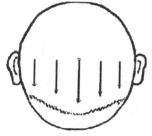

图 3-25　前头部刮拭方向

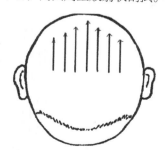

图 3-26　后头部刮拭方向

2）面部刮拭方向。面部由内向外按肌肉走向刮拭，如图 3-27 所示。面部出痧影响美观，因此手法须轻柔，忌用重力大面积刮拭。眼、口腔、耳、鼻病的治疗须经受术者同意，才可刮出痧。刮拭的按力、方向、角度、次数均以刮拭方便和病患局部能耐受为准则。

3）后项部刮拭方向。人体后项部有六条阳经通过，经常刮拭后项部，可以滋阴潜阳，补益人体之正气，从而达到防治疾病的作用，其刮拭方向如图 3-28 所示。

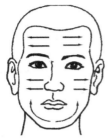

图 3-27 面部刮拭方向

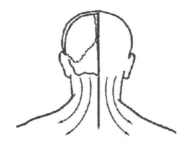

图 3-28 后项部刮拭方向

4）背部刮拭方向。背部由上向下刮拭。一般先刮后背正中线的督脉，再刮两侧的膀胱经和夹脊穴。肩部应从颈部分别向两侧肩峰处刮拭。用全息刮痧法时，先对穴区内督脉及两侧膀胱经附近的敏感压痛点采用局部按揉法，再从上向下刮拭穴区内的经脉，如图 3-29 所示。

5）胸部刮拭方向。胸部正中线任脉天突穴到膻中穴，用刮痧板角部自上向下刮拭。胸部两侧以身体前正中线任脉为界，分别向左右（先左后右）用刮痧板整个边缘由内向外沿肋骨走向刮拭，注意避过乳头部位。中府穴处宜用刮痧板角部从上向下刮拭，如图 3-30 所示。

6）腹部刮拭方向。腹部由上向下刮拭，可用刮痧板的整个边缘或 1/3 边缘，自左侧依次向右侧刮，如图 3-31 所示。有内脏下垂者，应由下向上刮拭。

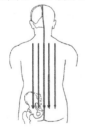

图 3-29 背部刮拭方向

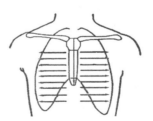

图 3-30 胸部刮拭方向

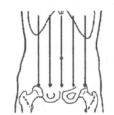

图 3-31 腹部刮拭方向

7）四肢部刮拭方向。四肢由近端向远端刮拭，下肢静脉曲张及下肢浮肿者，应从肢体远端向近端刮拭，关节骨骼凸起部位应顺势减轻力度，如图 3-32、图 3-33 所示。

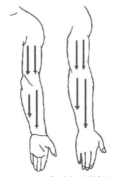

图 3-32 上肢部刮拭方向

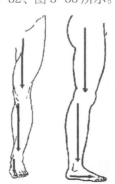

图 3-33 下肢部刮拭方向

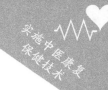

（2）整体刮拭顺序

整体刮拭的顺序是自上向下，先头部、背腰部或胸腹部，后四肢。背腰及胸腹部可根据病情决定刮拭的先后顺序。每个部位一般先阳后阴，先左后右。

（二）撮痧法

撮痧法根据手法又可分为夹痧法、扯痧法、挤痧法、拍痧法，见表3-7。

表 3-7　撮痧法简表

方法名	操　作	应　用
夹痧法	在刮拭部位涂上刮痧介质，然后施术者五指屈曲，将中指和示指等弯曲如钩状，蘸刮痧介质后夹揪皮肤，把皮肤和肌肉夹起然后用力向外滑动再松开，一夹一放，反复进行，并连续发出"巴巴"的声响，在同一部位可连续操作6～7遍，被夹起部位会出现痧痕，造成局部瘀血的方法	
扯痧法	在一定部位或穴位上，用大拇指与示指用力提扯皮肤，使扯痧部位表皮出现紫红色或暗红色的痧点，以达到治疗疾病目的的方法。扯痧时患者坐位或卧位，充分暴露局部皮肤，施术者用拇指指腹和示指第二指节蘸冷水后，扯起一部分皮肤及皮下组织，并向一侧牵拉拧扯，然后急速放开还原	头部、颈项、背部及面额的太阳穴和印堂穴
挤痧法	用两手或单手大拇指与示指互相挤压皮肤，连续挤出一块或一小排紫红痧斑为止的治疗方法。患者坐位或卧位，施术者用两手或单手大拇指在施治部位处做有规律、有秩序的互相挤压，直至局部皮肤出现"红点"为止	依病施治，"红点"可大可小，一般要求大如"黄豆"，小似"米粒"
拍痧法	指用虚掌拍打或用刮痧板拍打患者的刮拭部位	一般为痛痒、胀麻的部位

（三）挑痧法

挑痧法是刮拭者用针挑刺受术者体表的一定部位，以防治疾病的方法。本法主要用于治疗暗痧、宿痧、郁痧、闷痧等病症。挑痧前须准备75%乙醇、消毒棉签和经过消毒处理的三棱针、中缝衣针1枚，或916号注射针头1个。刮拭者先用棉签消毒局部皮肤，在挑刺的部位上，用左手捏起皮肉，右手持针，轻快地刺入并向外挑，每个部位挑3下，同时用双手挤出紫暗色的瘀血，反复5～6次，最后用消毒棉球擦净。

（四）放痧法

放痧法又称刺络疗法，以针刺静脉或点刺穴位出血，用于因痧而达到治病的施治方法。

三、刮痧保健的应用

（一）刮痧保健的常用部位和体位

1. 常用部位

（1）头部

眉心、太阳穴、鼻梁等。

（2）颈项部

后项、颈部两侧。

（3）胸部

各肋间隙、胸骨中线。

（4）肩背部

两肩部、背部脊柱旁两侧。

（5）上下肢

上臂内侧、肘窝，下肢大腿内侧、委中穴上下、足跟腱处。

2. 常用体位

（1）仰卧位

适用于头面部、颈部、胸腹部、四肢前侧的刮拭。

（2）俯卧位

适用于头颈部、肩背部、腰部、四肢后侧的刮拭。

（3）侧卧位

适用于头面侧部、前胸后背肋骨间隙及上下肢侧面的刮拭。

（4）仰靠坐位

适用于前头、面部、颈前及上胸部的刮拭。

（5）俯伏坐位

适用于后头、后项及后背的刮拭。

（6）侧伏坐位

适用于侧头、面颊、颈侧及耳部的刮拭。

（二）刮痧保健的时间

1. 治疗刮痧时间

一般限制在 25min 之内，每次宜治疗一种病症。如采用泻刮手法超过 25min 时，正气消耗过多，会出现疲劳反应。同时，应在饭后 0.5h 以后进行。第 1 次治疗刮痧完毕，应待出痧部位痧消退（一般 5～7 天）后，方可进行第 2 次治疗。

2. 保健刮痧时间

保健刮痧刮拭力度较轻，每个部位刮拭时间短，无痧出现，因此保健刮痧不受时间限制，亦无间隔之说，每天都可以进行。

（三）刮痧保健的疗程

刮痧治疗无严格的疗程之分。在治疗刮痧时，为便于观察治疗反应及疗效，根据病情的轻重缓急，一般来说，急性病 2 次治疗为 1 个疗程，慢性病 4 次治疗为 1 个疗程。

（四）刮痧保健的适应证与禁忌证

1. 适应证

（1）内科病症

感受风寒、暑湿之邪引起的感冒发热、头痛、咳嗽、呕吐、腹泻以及高温中暑等；急慢性支气管炎、肺部感染、哮喘、心脑血管疾病、急慢性胃炎、肠炎、便秘、腹泻、高血压、眩晕、胆囊炎；各种神经痛、脏腑痉挛性疼痛如神经性头痛、血管性头痛、三叉神经痛、胆绞痛、胃肠痉挛等病症。

（2）外科病症

以疼痛为主要症状的各种外科病症，如关节扭伤；感受风寒湿邪导致的各种软组织疼痛，各种骨关节疾病，坐骨神经痛，肩周炎，落枕，慢性腰痛，风湿性关节炎，类风湿性关节炎，颈椎、腰椎、膝关节骨质增生等。

（3）五官科病症

牙痛、鼻炎、鼻窦炎、咽喉肿痛、视力减退、弱视、急性结膜炎、耳聋、耳鸣等。

（4）其他各科病症

皮肤瘙痒症、荨麻疹、痤疮、湿疹、失眠、多梦、肢体麻痹等。

（5）保健

预防疾病、强身健体、减肥、美容等。

2. 禁忌证

1）有出血倾向的疾病，如血小板减少、白血病、过敏性紫癜等不宜用泻刮手法，宜用补刮或平刮法。如出血倾向严重者应暂不用此法。

2）新发生的骨折患部不宜刮痧，须待骨折愈合后方可在患部补刮。外科手术疤痕处亦应在两个月以后方可局部刮痧。恶性肿瘤患者手术后，疤痕局部处慎刮。

3）化脓性炎症、渗液溃烂的局部皮肤表面如湿疹、疱疹、疔、疖、痈、疮等病症，以及传染性皮肤病的病变局部禁刮，可在皮损处周围刮拭。

4）原因不明的肿块及恶性肿瘤部位禁刮，可在肿瘤部位周围进行补刮。

5）妇女月经期下腹部慎刮，妊娠期下腹部禁刮。

（五）刮痧保健的补泻手法

刮痧的操作分为补法、泻法和平补平泻法，见表3-8。补和泻是相互对立、作用相反又相互联系的两种手法，其与刮拭力量的轻重、速度的快慢、时间的长短、刮拭的长短、刮拭的方向等诸多因素有关。

表3-8　刮痧补泻手法简表

补泻手法	特　点	应　用
补法	刮拭按压力小，速度慢，能激发人体正气，使低下的功能恢复旺盛	年老、体弱、久病、重病或形体瘦弱之虚证者
泻法	刮拭按压力大，速度快，能疏泄病邪，使亢进的功能恢复正常	年轻、体壮，新病、急病或形体壮实的实证者
平补平泻法	亦称平刮法，有3种刮拭手法。第一种为按压力大，速度慢；第二种为按压力小，速度快；第三种为按压力中等，速度适中。其中按压力中等，速度适中的手法易于被患者接受	具体应用时可根据患者病情和体质而灵活选用。平补平泻法介于补法和泻法之间，常用于正常人保健或虚实兼见证的治疗

（六）刮痧保健的注意事项

（1）治疗刮痧时应避风和注意保暖

室温较低时应尽量减少暴露部位，夏季高温时不可在电扇处或有对流风处刮痧。

（2）治疗刮痧后饮热水一杯

刮痧后饮热水一杯，不但可以补充消耗部分，还能促进新陈代谢，加速代谢产物的排出。

（3）刮痧后洗浴的时间

治疗刮痧后须待皮肤毛孔闭合恢复原状后，方可洗浴，一般约3h左右。

（4）不同种类的皮肤病刮拭方法

皮肤病者，皮损处干燥、无炎症、渗液、溃烂者（如神经性皮炎、白癜风、牛皮癣等病症），可直接在皮损处刮拭，皮肤及皮下无痛性的良性结节部位亦可直接刮拭。如皮损处有化脓性炎症、渗液溃烂的，以及急性炎症红、肿、热、痛者（如湿疹、疱疹、疔、疖、痈、疮等病症），不可在皮损处或炎症局部直接刮拭，可在皮损处周围刮拭。

（5）糖尿病及下肢静脉曲张者刮拭方法

糖尿病者皮肤抵抗力减低，血管脆性增加，不宜用泻刮法。下肢静脉曲张局部及下肢浮肿者，宜用补刮法或平刮法从肢体末端向近端刮拭，以促进血液循环。

（6）不可片面追求出痧

受术者体质、病情、寒热虚实状态、平时服用药物多少及室内的温度等都是影响出痧的因素，故刮痧治疗时不可过分追求痧的出现。一般情况下，血瘀之证出痧多；虚证出痧少；实证、热证比虚证、寒证容易出痧；服药多者特别是服用激素类药物后，不易出痧；肥胖之人与肌肉丰满发达者不易出痧；阴经和阳经比较，阴经不易出痧；室温较低时不易出痧。

（7）危重患者采用综合疗法

各种急性传染性疾病、急性感染性疾病、心脑血管病急性期、各种急腹症、危重症或诊断不明确的疑难病症，须在专业医务人员指导下，应用本法治疗。

➡️ 任务实施

刮痧保健实训

▶▶ **第一步：明确任务实施的目的。**

1）掌握刮痧的操作方法。

2）熟悉刮痧的禁忌证与注意事项。

3）了解各种刮痧板的形状与用途。

▶▶ **第二步：准备任务实施的器材与人员。**

模特（学生）、刮痧板、刮痧油或润滑剂、消毒干棉球或擦拭纸、视频资料等。

▶▶ **第三步：明确任务实施的方式（讲授＋示教＋实训）。**

1）教师结合视频及相关教具器材进行讲授，以明确刮痧保健的不同操作方法。

2）教师在模特（学生，特别是有颈项、腰、四肢不适或感冒者）身上示教各种刮痧的操作，并提醒学生注意事项。

3）学生2人1组分组练习。

▶▶ **第四步：明确任务实施的内容。**

任务实施前检查器材是否准备齐全，向学生展示各种刮痧板等，让学生了解其用途；同时指导学生正确的持板方法。

1）备齐用物，携至床旁，做好解释。

2）协助受术者取合理体位，暴露刮痧部位，注意保暖。

3）根据需要确定刮痧部位。

4）检查刮具边缘是否光滑、有无破损，以免划破皮肤。

5）治疗过程中，用力均匀，蘸湿刮具，在确定的刮痧部位从上到下刮擦，方向单一，皮肤呈现出红、紫色瘀点为宜。

6）询问受术者有无不适，观察局部皮肤颜色变化，调节手法力度。

7）刮痧完毕，清洁局部皮肤后，协助受术者衣着，安置舒适卧位。

8）清理用物，做好记录并签字。

9）刮痧保健注意事项：保持空气新鲜，以防复感风寒而加重病情；操作中用力要均匀，勿损伤皮肤。刮痧过程中要随时观察病情变化，发现异常立即停刮，并适当处理。刮痧后嘱患者保持情绪稳定，饮食宜清淡，忌食生冷油腻之品。使用过的刮具，应消毒后备用。

▶▶ **第五步：任务实施思考与总结。**

1）刮痧的步骤是怎样的？

2）刮痧保健的注意事项表现在哪些方面？

3）课后独立完成 1 次背部或颈项或四肢部的刮痧。

➡ **触类旁通**

刮痧板的材质——水牛角

水牛角刮痧板有以下特点：①纯天然、无不良反应，光滑、美观、不易损坏，更加体现了自然刮痧之法的特点，避免了其他类别器械所造成的疼痛、皮肤伤害、静电等不良反应。②根据人体表面生理结构特点设计，既可尽最大可能满足人体各个部位刮痧，又可作为点穴、手指关节部位点按、足底穴位按摩、全身按摩等的理想保健治疗工具。③对人体肌表无毒性刺激和化学不良反应。水牛角本身也是一种中药，具有发散行气，活血和润养作用。

任务四　耳穴保健

➡ **情境导入**

某女性老年人，入睡困难 2 年余，情绪变化或劳累时更为严重，甚则彻夜难眠。曾于当地医院中西药治疗，疗效时好时坏。舌苔薄，舌质稍红，脉弦细，辨证为心肾不交。遂于耳穴埋针治疗，取耳穴神门、肾、心、皮质下、枕、神经衰弱区、垂前，留针 2～3 日，一周两次，10 次为 1 个疗程，治疗 2 个疗程后，症状明显减轻。

请思考：1. 结合所学经络、脏腑相关理论，分析所选耳穴的意义。

2. 耳穴的作用原理是什么？此任务还可用哪种耳穴操作技术？

➡ **知识储备**

耳穴保健是用针刺、耳穴贴等方法刺激耳郭上的穴位，以防治全身疾病的一种方法。它源于中医学，但又融合了现代解剖学、生理学，它既与中医学的脏腑、经络学说有着密切联系，又与现代医学的解剖学、生理学不可分割。

一、耳穴保健概述

（一）耳穴的定义

耳穴是指分布在耳郭上的一些特定区域（分布规律）。

（二）耳穴保健的作用原理

中医学力求从脏腑经络的角度进行阐述，现代医学试图沿神经体液学说的方向进行探讨，二者的理论均为具有雏形，有待于形成完整的体系。

早在《阴阳十一脉灸经》中就有"耳脉"的记载，《内经》则较详尽地论及耳与经脉、经别、经筋、脏腑气血的关系，以及藉耳诊治疾病的经验。如《灵枢·邪气脏腑病形》说："十二经脉，三百六十五络，其气血皆上注于目而走空窍……其别走于耳而为听……"后世医家对于耳郭诊治疾病的机理也有很多探索，如《太平圣惠方》载有："耳，宗脉之所聚也，若精气调和，则肾脏强盛，耳闻五音，若劳伤气血……则耳聋，然五脏六腑十二经脉皆有络于耳。"1957 年法国医学博士 P. Nogier 发表了世界上第一张形如胚胎倒影的耳穴图，为耳穴诊治疾病提供了更完善的理论基础。

关于耳与经络密切联系的文献散见于《灵枢》之《经脉》《经别》及《经筋》各篇。经络有直接入耳中者，也有分布于耳周者；有经别之入耳中者，也有经筋之入耳中者。此外，手足少阴太阳、足阳明之络皆会于耳中。循行于耳前的经脉与手足三阳经关系最为密切，六条阴经虽不直接入耳，但却通过经别与阳经相合与耳贯通。耳不仅与经络有着密切的关系，与脏腑也紧密相连。

由此可知，耳与全身脏腑经络息息相关。当脏腑病变时，通过经络的反应和传导作用，在耳郭相应区域就会有所反应，并依此进行治疗。

（三）耳穴定位

1. 耳郭表面解剖

耳郭表面解剖图如图 3-34 所示。

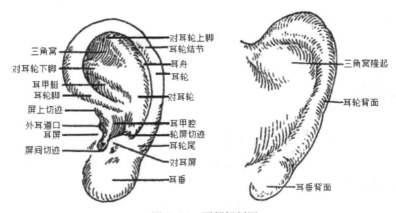

图 3-34　耳郭解剖图

2. 耳穴分布规律

耳穴在耳郭的分布有一定规律，犹如一个倒置在子宫内的胎儿，头部朝下，臀部朝上，如图 3-35 所示。其分布的规律是：与面颊相应的穴位在耳垂；与上肢相应的穴位在耳舟；与躯干相应的穴位在对耳轮体部；与下肢相应的穴位在对耳轮上、下脚；与腹腔相应的穴位在耳甲艇；与胸腔相应的穴位在耳甲腔；与消化道相应的穴位在耳轮脚周围等，如图 3-36 所示。

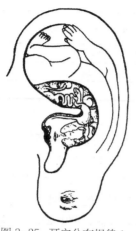

图 3-35 耳穴分布规律 1

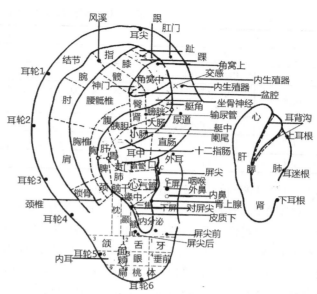

图 3-36 耳穴分布规律 2

3. 常用耳穴定位和主治

（1）耳轮穴位定位与主治

将耳轮分为 12 区。耳轮脚为耳轮 1 区；耳轮脚切迹到对耳轮下脚上缘之间的耳轮分为 3 等份，自下而上依次为耳轮 2 区、3 区、4 区；对耳轮下脚上缘到对耳轮上脚前缘之间的耳轮为耳轮 5 区；对耳轮上脚前缘到耳尖之间的耳轮为耳轮 6 区，耳尖到耳轮结节上缘为耳轮 7 区；耳轮结节上缘到耳轮结节下缘为耳轮 8 区；耳轮结节下缘到轮垂切迹之间的耳轮分为 4 等份，自上而下依次为耳轮 9 区、10 区、11 区和 12 区，见表 3-9。

表 3-9　耳轮穴位定位与主治简表

穴　名	定　位	主　治
耳中	耳轮脚处，即耳轮 1 区	呃逆、荨麻疹、皮肤瘙痒症、咯血、出血性疾病
直肠	耳轮脚棘前上方耳轮处，即耳轮 2 区	便秘、腹泻、脱肛、痔疮
尿道	直肠上方的耳轮处，即耳轮 3 区	尿频、尿急、尿痛、尿潴留
外生殖器	耳轮下脚前方的耳轮处，即耳轮 4 区	睾丸炎、附睾炎、外阴瘙痒症
肛门	三角窝前方的耳轮处，即耳轮 5 区	痔疮、肛裂
耳尖	耳郭向前对折的上部尖端处，即耳轮 6 区、7 区交界处	发热、高血压、急性结膜炎、麦粒肿、牙痛、失眠
结节	耳轮结节处，即耳轮 8 区	头痛、头晕、高血压
轮 1	耳轮结节下方的耳轮处，即耳轮 9 区	发热、扁桃体炎、上呼吸道感染
轮 2	轮 1 下方的耳轮处，即耳轮 10 区	发热、扁桃体炎、上呼吸道感染
轮 3	轮 2 下方的耳轮处，即耳轮 11 区	发热、扁桃体炎、上呼吸道感染
轮 4	轮 3 下方的耳轮处，即耳轮 12 区	发热、扁桃体炎、上呼吸道感染

（2）耳舟穴位定位与主治

将耳舟分为 6 等份，自上而下依次为耳舟 1 区、2 区、3 区、4 区、5 区、6 区，见表 3-10。

表 3-10 耳舟穴位定位与主治简表

穴 名	定 位	主 治
指	耳舟上方处，即耳舟 1 区	甲沟炎、手指麻木和疼痛
腕	指区的下方处，即耳舟 2 区	腕部疼痛
风溪	耳轮结节前方，指区与腕区之间，即耳舟 1 区、2 区交界处	荨麻疹、皮肤瘙痒症、过敏性鼻炎
肘	腕区的下方处，即耳舟 3 区	肱骨外上髁炎、肘部疼痛
肩	肘区的下方处，即耳舟 4 区、5 区	肩关节周围炎、肩部疼痛
锁骨	肩区的下方处，即耳舟 6 区	肩关节周围炎

（3）对耳轮穴位定位与主治

对耳轮上脚分为上、中、下 3 等份，下 1/3 为对耳轮 5 区，中 1/3 为对耳轮 4 区；再将上 1/3 分为上、下 2 等份，下 1/2 为对耳轮 3 区；再将上 1/2 分为前后 2 等份，后 1/2 为对耳轮 2 区，前 1/2 为对耳轮 1 区。对耳轮下脚分为前、中、后 3 等份，中、前 2/3 为对耳轮 6 区，后 1/3 为对耳轮 7 区。对耳轮体从对耳轮上、下脚分叉处至轮屏切迹分为 5 等份，再沿对耳轮耳甲缘将对耳轮体分为前 1/4 和后 3/4 两部分，前上 2/5 为对耳轮 8 区，后上 2/5 为对耳轮 9 区，前中 2/5 为对耳轮 10 区，后中 2/5 为对耳轮 11 区，前下 1/5 为对耳轮 12 区，后下 1/5 为对耳轮 13 区，见表 3-11。

表 3-11 对耳轮穴位定位与主治简表

穴 名	定 位	主 治
跟	对耳轮上脚前上部，即对耳轮 1 区	足跟痛
趾	耳尖下方的对耳轮上脚后上部，即对耳轮 2 区	甲沟炎、趾部疼痛
踝	趾、跟区下方处，即对耳轮 3 区	距小腿（踝）关节扭伤
膝	对耳轮上脚中 1/3 处，即对耳轮 4 区	膝关节疼痛、坐骨神经痛
髋	对耳轮上脚的下 1/3 处，即对耳轮 5 区	髋关节疼痛、坐骨神经痛、腰骶部疼痛
坐骨神经	对耳轮下脚的前 2/3 处，即对耳轮 6 区	坐骨神经痛、下肢瘫痪
交感	对耳轮下脚末端与耳轮内缘相交处，即对耳轮 6 区前端	胃肠痉挛、心绞痛、胆绞痛、输尿管结石
臀	对耳轮下脚的后 1/3 处，即对耳轮 7 区	坐骨神经痛、臀筋膜炎
腹	对耳轮体前部上 2/5 处，即对耳轮 8 区	腹痛、腹胀、腹泻、急性腰扭伤、痛经
腰骶椎	腹区后方，即对耳轮 9 区	腰骶部疼痛
胸	对耳轮体前部中 2/5 处，即对耳轮 10 区	胸胁疼痛、肋间神经痛、胸闷、乳腺炎
胸椎	胸区后方，即对耳轮 11 区	胸痛、经前乳房胀痛、乳腺炎
颈	对耳轮体前部下 1/5 处，即对耳轮 12 区	落枕、颈椎疼痛
颈椎	颈区后方，即对耳轮 13 区	落枕、颈椎病

（4）三角窝穴位定位与主治

将三角窝由耳轮内缘至对耳轮上、下脚分叉处分为前、中、后 3 等份，中 1/3 为三角窝 3 区；再将前 1/3 分为上、中、下 3 等份，上 1/3 为三角窝 1 区，中、下 2/3 为三角窝 2 区；再将后 1/3 分为上、下 2 等份，上 1/2 为三角窝 4 区，下 1/2 为三角窝 5 区，见表 3-12。

（5）耳屏穴位定位与主治

将耳屏分成 4 区。耳屏外侧面分为上、下 2 等份，上部为耳屏 1 区，下部为耳屏 2 区；将耳屏内侧面分为上、下 2 等份，上部为耳屏 3 区，下部为耳屏 4 区，见表 3-13。

（6）对耳屏穴位定位与主治

将对耳屏分为4区。由对屏尖及对屏尖至轮屏切迹连线之中点，分别向耳垂上线作两条垂线，将对耳屏外侧面及其后部分成前、中、后3区，前为对耳屏1区、中为对耳屏2区、后为对耳屏3区，对耳屏内侧面为对耳屏4区，见表3-14。

表3-12　三角窝穴位定位与主治简表

穴　名	定　位	主　治
角窝上	三角窝前1/3的上部，即三角窝1区	高血压
内生殖器	三角窝前1/3的下部，即三角窝2区	痛经、月经不调、功能失调性子宫出血、阳痿、遗精、早泄
角窝中	三角窝中1/3处，即三角窝3区	哮喘
神门	三角窝后1/3的上部，即三角窝4区	失眠、多梦、戒断综合征、癫痫、高血压、神经衰弱
盆腔	三角窝后1/3的下部，即三角窝5区	盆腔炎、附件炎

表3-13　耳屏穴位定位与主治简表

穴　名	定　位	主　治
上屏	耳屏外侧面上1/2处，即耳屏1区	咽炎、鼻炎
下屏	耳屏外侧面下1/2处，即耳屏2区	鼻炎、鼻塞
外耳	屏上切迹前方近耳轮部，即耳屏1区上缘	外耳道炎、中耳炎、耳鸣
屏尖	耳屏游离缘上部尖端，即耳屏1区后缘处	发热、牙痛、斜视
外鼻	耳屏外侧面中部，即耳屏1、2区之间	鼻前庭炎、鼻炎
肾上腺	耳屏游离缘下部尖端，即耳屏2区后缘处	低血压、风湿性关节炎、腮腺炎、眩晕、哮喘、休克
咽喉	耳屏内侧面上1/2处，即耳屏3区	声音嘶哑、咽炎、扁桃体炎、失语、哮喘
内鼻	耳屏内侧面下1/2处，即耳屏4区	鼻炎、上颌窦炎、鼻衄
屏间前	屏间切迹前方耳屏最下部，即耳屏2区下缘处	咽炎、口腔炎

表3-14　对耳屏穴位定位与主治简表

穴　名	定　位	主　治
额	对耳屏外侧面的前部，即对耳屏1区	偏头痛、头晕
屏间后	屏间切迹后方对耳屏前下部，即对耳屏1区下缘处	额窦炎
颞	对耳屏外侧面的中部，即对耳屏2区	偏头痛、头晕
枕	对耳屏外侧面的后部，即对耳屏3区	头晕、头痛、癫痫、哮喘、神经衰弱
皮质下	对耳屏内侧面，即对耳屏4区	痛、间日疟、神经衰弱、假性近视、失眠
对屏尖	对耳屏游离缘的尖端。即对耳屏1、2、4区交点处	哮喘、腮腺炎、神经性皮炎
缘中	对耳屏游离缘上，对屏尖与轮屏切迹之中点处	遗尿、内耳性眩晕、功能失调性子宫出血
脑干	轮屏切迹处，即对耳屏3、4区之间	眩晕、后头痛、假性近视

（7）耳甲穴位定位与主治

将耳甲用标志点、线分为 18 个区，18 个区的耳甲穴位与主治见表 3-15。

表 3-15　耳甲穴位定位与主治简表

穴　名	定　位	主　治
口	耳轮脚下方前 1/3 处，即耳甲 1 区	面瘫、胆囊炎、胆石症、牙周炎
食道	耳轮脚下方中 1/3 处，即耳甲 2 区	食管炎、食管痉挛
贲门	耳轮脚下方后 1/3 处，即耳甲 3 区	贲门痉挛、神经性呕吐
胃	耳轮脚消失处，即耳甲 4 区	胃痉挛、胃炎、胃溃疡、消化不良、恶心、呕吐、牙痛
十二指肠	耳轮脚及部分耳轮与 AB 线之间的后 1/3 处，即耳甲 5 区	十二指肠溃疡、胆囊炎、胆石症、腹胀、腹泻、腹痛
小肠	耳轮脚及部分耳轮与 AB 线之间的中 1/3 处，即耳甲 6 区	消化不良、腹痛、腹胀
大肠	耳轮脚及部分耳轮与 AB 线之间的前 1/3 处，即耳甲 7 区	腹泻、便秘、咳嗽、牙痛、痤疮
阑尾	小肠区与大肠区之间，即耳甲 6、7 区交界处	阑尾炎、腹泻
艇角	对耳轮下脚下方前部，即耳甲 8 区	前列腺炎、尿道炎
膀胱	对耳轮下脚下方中部，即耳甲 9 区	遗尿、腰痛、坐骨神经痛、后头痛
肾	对耳轮下脚下方后部，即耳甲 10 区	腰痛、耳鸣、神经衰弱、遗尿、哮喘
输尿管	肾区与膀胱区之间，即耳甲 9、10 区交界处	输尿管结石绞痛
胰胆	耳甲艇的后上部，即耳甲 11 区	胆囊炎、胆石症、胆道蛔虫病、偏头痛、带状疱疹、中耳炎、耳鸣
肝	耳甲艇的后下部，即耳甲 12 区	胁痛、眩晕、高血压、近视
艇中	小肠区与肾区之间，即耳甲 6、10 区交界处	腹痛、腹胀、胆道蛔虫病
脾	BD 线下方，耳甲腔的后上部，即耳甲 13 区	腹胀、腹泻、便秘、食欲不振
气管	心区与外耳门之间，即耳甲 16 区	哮喘、支气管炎
肺	心、气管区周围处，即耳甲 14 区	咳嗽、胸闷、声嘶、荨麻疹、便秘
心	耳甲腔正中凹陷处，即耳甲 15 区	心血管疾患，如冠心病、心绞痛、心律紊乱、失眠等
三焦	外耳门后下，肺与内分泌区之间，即耳甲 17 区	便秘、腹胀、上肢外侧疼痛
内分泌	屏间切迹内，耳甲腔的前下部，即耳甲 18 区	痛经、更年期综合征

　　注：在耳轮内缘上，设耳轮脚切迹主对耳轮下脚间中上 1/3 交界处为 A 点；在耳甲内，由耳轮脚消失处向后作一水平线与对耳轮耳甲缘相交，设交点为 D 点；耳轮脚消失处至 D 点连线的中后 1/3 交界处为 B 点。A 点与 B 点连线即为 AB 线，B 点与 D 点连线即为 BD 线。

（8）耳垂穴位定位与主治

将耳垂分为 9 区。在耳垂上线至耳垂下缘最低点之间作两条等距离平行线，于上平行线上引两条垂直等分线，将耳垂分为 9 个区，上部由前到后依次为耳垂 1 区、2 区、3 区；中部由前到后依次为耳垂 4 区、5 区、6 区；下部由前到后依次为耳垂 7 区、8 区、9 区，见表 3-16。

表 3-16　耳垂穴位定位与主治简表

穴　名	定　位	主　治
牙	耳垂正面前上部，即耳垂 1 区	牙痛、牙周炎、低血压
舌	耳垂正面中上部，即耳垂 2 区	舌炎、口腔炎
颌	耳垂正面后上部，即耳垂 3 区	牙痛、颞下颌关节疼痛 - 功能紊乱综合征
垂前	耳垂正面前中部，即耳垂 4 区	神经衰弱、牙痛
眼	耳垂正面中央部，即耳垂 5 区	急性结膜炎、麦粒肿、近视
内耳	耳垂正面后中部，即耳垂 6 区	耳眩晕、耳鸣、中耳炎
面颊	耳垂正面眼区与内耳区之间，即耳垂 5、6 区交界处	面瘫、三叉神经痛、痤疮、腮腺炎
扁桃体	耳垂正面下部，即耳垂 7、8、9 区	扁桃体炎、咽炎

（9）耳背穴位定位与主治

将耳背分为 5 区。分别过对耳轮上、下脚分叉处耳背对应点和轮屏切迹耳背对应点作两条水平线，将耳背分为上、中、下 3 部，上部为耳背 1 区，下部为耳背 5 区，再将中部分为内、中、外 3 等份，内 1/3 为耳背 2 区，中 1/3 为耳背 3 区，外 1/3 为耳背 4 区，见表 3-17。

表 3-17　耳背穴位定位与主治简表

穴　名	定　位	主　治
耳背心	在耳背上部，即耳背 1 区	心悸、失眠、多梦
耳背肺	耳背中内部，即耳背 2 区	哮喘、皮肤瘙痒症
耳背脾	耳背中央部，即耳背 3 区	胃痛、消化不良、食欲不振
耳背肝	耳背中外部，即耳背 4 区	胆囊炎、胆石症、胁痛
耳背肾	耳背下部，即耳背 5 区	头痛、头晕、神经衰弱
耳背沟	对耳轮沟和对耳轮上、下脚沟处	高血压、皮肤瘙痒症

（10）耳根穴位定位与主治

耳根穴位的部位及主治见表 3-18。

表 3-18　耳根穴位定位与主治简表

穴　名	定　位	主　治
上耳根	耳根最上处	鼻衄
耳迷根	耳轮脚后沟的耳根处	胆囊炎、胆石症、胆道蛔虫病、腹痛、腹泻、鼻塞、心动过速
下耳根	耳根最下处	低血压、下肢瘫痪、小儿麻痹症

二、耳穴保健的操作

（1）寻找反应点

根据受术者需要确定处方后，在选用穴区内寻找反应点。寻找方法可用探针、火柴头、针柄按压，有压痛处即为反应点。

（2）消毒

用 75% 乙醇消毒，或先用 2% 碘酒，后用 75% 乙醇脱碘。

（3）施术

根据需要选用 0.5 寸短柄毫针或皮内针。毫针进针时以左手固定耳郭，右手进针。进针深度以穿破软骨但不透过对侧皮肤为度。目前多用磁石、菜籽、王不留行籽等做压迫刺激。

（4）留针

毫针一般留针 20～30min，慢性病可留针 1～2h 或更长，留针期间可间隔捻针。若用磁石、菜籽、王不留行籽等做压迫刺激，将耳穴贴贴在耳穴上，每天有规律、用力适度地按压、刺激穴位，每次按压 1～2min，每天按压 2～3 次，一般留压 3 天，后换另一侧耳朵继续按压，交替使用。

（5）出针

出针后用消毒干棉球压迫针孔，防止出血。必要时再涂以乙醇或碘酒，预防感染。

（6）疗程

一般每天或隔天 1 次，连续 10 次为 1 疗程，休息几天后，再行下一疗程。若用磁石、菜籽、王不留行籽等，以 3～7 天为 1 个疗程。

三、耳穴保健的应用

（一）耳穴保健的适应证与禁忌证

1. 适应证

（1）各种疼痛性病症

如软组织损伤、手术后疼痛、头痛、面痛、胁痛、腰腿痛、关节痛。

（2）各种内脏病症

如眩晕、失眠、阳痿、遗精、月经不调、哮喘、泄泻、便秘、瘿、消渴、肥胖、小儿遗尿。

（3）各种热病

如感冒、百日咳、疟疾、痢疾等。

（4）皮肤病和五官病

如风疹、湿疹、目赤肿痛、牙痛、口疮、耳内流脓、乳蛾、喉痹等。此外，还可用于戒烟、戒酒、戒毒和催产、催乳等。其中有许多病症可单独用本疗法，有的则宜配合其他康复保健方法进行治疗。

2. 禁忌证

1）外耳湿疹、溃疡、冻疮溃破等情况不宜用。

2）严重器质性疾病，如高度贫血、心脏病等不宜用。

3）妇女怀孕期间须慎用，有习惯性流产史的孕妇当禁用。

（二）耳穴保健的注意事项

除必须注意有关治疗的各事项外，主要须防止耳郭感染和晕针。

1）针具、药籽、磁珠等器具必须严格消毒，耳穴局部皮肤常规消毒。

2）出针时，在局部涂以 2.5% 碘酒。如有出血，可先压迫止血，再擦碘酒。

3）夏季敷贴药籽、磁珠时，耳穴不宜过多，时间不宜过长。

4）换贴药籽时，休息 1 天为宜，将耳部胶布膏痕擦净，以免皮肤感染。

5）用皮内针、三棱针、皮肤针等刺激耳穴后，尽量不要淋洗耳郭局部。

6）如治疗后耳穴局部红肿、破损，或伴有少量渗出，则为耳郭皮肤感染。严重时可出现局部化脓、红肿热痛，伴恶寒发热、血白细胞增加，为耳郭软骨膜炎，需进行及时处理。皮肤感染可照射氦－氖激光；或用清热解毒中药内服、外洗。对耳郭软骨膜炎可用艾条灸大椎、曲池或耳穴治疗；积脓者应配合排脓方法；炎症显著者可用抗生素或清热解毒中药。

➡ 任务实施

耳穴保健实训

▶▶ 第一步：明确任务实施的目的要求。

1）能够在耳郭准确找到常用的耳穴。
2）掌握耳穴保健的常用操作方法。
3）熟悉耳穴的分布规律。
4）了解耳穴保健的注意事项。

▶▶ 第二步：准备任务所需的标本教具。

耳穴模型、视频资料、王不留行籽、医用胶布、耳穴贴、络合碘、消毒干棉球、治疗盘、棉签、镊子、探棒、胶布、弯盘等。

▶▶ 第三步：明确任务实施的方式（讲授＋示教＋实训）。

1）教师结合耳穴模型、视频资料、图片资料、多媒体讲授。
2）教师在模特（学生）身上示教。
3）学生2人一组相互练习。

▶▶ 第四步：明确任务实施的内容与方法。

任务实施前检查器材是否准备齐全。

1）备齐用物，携至床旁，做好解释。
2）选择耳穴部位并探查耳穴。教师在模特（学生）耳郭上耳轮部、耳舟部、对耳轮部、三角窝部、耳屏部、对耳屏部、耳甲部、耳垂部、耳背部、耳根部找到相应耳穴。
3）体位合理舒适，严格消毒，消毒范围视耳郭大小而定。
4）一手固定耳郭，另一手进针，其深度以刺入软骨，但以不透过对侧皮肤为度，留针。
5）为使局部达到持续刺激，康复保健时多采用菜籽、王不留行籽、磁珠等物，附在耳穴部位，以小方块胶布固定，俗称"埋豆"。留埋期间，嘱受术者用手定时按压，进行压迫刺激，以加强疗效。
6）起针后用无菌干棉球按压针孔片刻，以防出血。涂以碘酒或乙醇消毒，预防感染。
7）操作完毕，安排舒适体位，整理床单位。
8）清理用物，做好记录并签名。
9）注意事项：严格消毒，防止感染。耳郭暴露在外，结构特殊，血液循环较差，容易感染，且感染后易波及软骨，严重者可致软骨坏死、萎缩而导致耳郭畸变，故应重视预防。一旦感染，应立即采取相应措施，如局部红肿、疼痛较轻，可涂2.5%碘酒，每日2～3次；重者局部涂擦四黄膏或消炎抗菌类的软膏，并口服抗生素等。耳郭上有湿疹、溃疡、冻疮破溃等，不宜用耳穴治疗。对年老体弱者、有严重器质性疾病者、高血压病者，治疗前应适当休息，治疗时手法要轻柔，刺激量不宜过大，以防意外。对肢体活动障碍及扭伤的患者，在耳针留针期间，应配合适量的肢体活动和功能锻炼，有助于提高疗效。

▶▶ **第五步：任务思考与总结。**

1）对照耳穴模型，在模特耳郭上找到常用耳穴。

2）耳穴保健的注意事项有哪些方面？

3）耳穴的分布规律如何？

➡ 触类旁通

耳郭的解剖形态

耳郭的解剖形态分为"卷、平、凸、凹"四种状态和"1、2、3、4"十个板块。即：1个"卷"，2个"平"，3个"凸"，4个"凹"。

1个"卷"：是卷曲的"耳轮"；

2个"平"：一个是"耳垂""对耳屏"合起来的大平面，另一个是"耳屏"这个小平面；

3个"凸"：是"对耳轮""对耳轮上脚"和"对耳轮下脚"三个凸起部位；

4个"凹"：指"耳甲腔""耳甲艇""三角窝"和"耳舟"四个凹陷部位。

任务五　推　拿　保　健

➡ 情境导入

张××，男，65岁。头晕，右侧偏头痛，颈背痛一周。患者一周前，睡觉起床即感头晕，抬头及头向右侧转时，头晕加重，并伴有右侧偏头痛，颈背部僵硬酸痛，右上肢无力，右手拇指麻木，舌质淡红，舌苔薄白，脉弦。检查：$C_{4\sim5}$棘突右侧缘压痛，颈椎后伸试验阳性，臂丛牵拉试验：左侧阴性，右侧阳性。颈椎X线片示：颈椎生理曲度变直，$C_{4\sim6}$椎体前缘骨质增生。诊断为"颈椎病"，每天予以推拿针灸治疗。

请思考： 1. 颈部推拿的顺序是怎样的？颈部有什么相关穴位？

2. 颈部推拿常用手法有哪些？各有什么作用？

➡ 知识储备

推拿又称为"按摩"，其历史悠久，是我国中医学中独特的康复保健方法之一。推拿保健是施术者用手、肢体其他部位或工具，运用各种特定手法施用于人体，达到健身防病，消除疲劳，促进疾病康复，提高生存质量，延年益寿目的的一项专业技能。

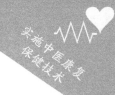

一、推拿保健概述

（一）推拿保健的基本作用

推拿手法通过作用于人体体表的特定部位而对机体生理、病理产生影响。概括起来，推拿具有疏通经络、行气活血，理筋整复、滑利关节，调节脏腑功能、提高机体免疫力等作用。

1. 疏通经络，行气活血

推拿手法作用于经络腧穴，可以疏通经络，行气活血，散寒止痛。其中的疏通作用有两层含义。首先，通过手法对人体体表的直接刺激，促进了气血的运行。正如《素问·血气行志》中说："形数惊恐，经络不通，病生于不仁，治之以按摩醪药。"《素问·举痛论》在分析了疼痛的病理后，也指出"寒气客于肠胃之间，膜原之下，血不得散，小络急引故痛，按之则血气散，故按之痛止。"其次，通过手法对机体体表做功，产生热效应，从而加速了气血的流动。《素问·举痛论》中说："寒气客于背俞之脉则脉泣，脉泣则血虚，血虚则痛，其俞注于心，故相引而痛，按之则热气至，热气至则痛止矣。"

2. 理筋整复，滑利关节

筋骨、关节是人体的运动器官。气血调和、阴阳平衡，才能确保机体筋骨强健、关节滑利，从而维持正常的生活起居和活动功能。正如《灵枢·本脏》中所说："是故血和则经脉流行，营复阴阳，筋骨劲强，关节清利矣。"

筋骨关节受损，必累及气血，致脉络损伤，气滞血瘀，为肿为痛，从而影响肢体关节的活动。而推拿具有理筋整复、滑利关节的作用，主要表现在三个方面：一是手法作用于损伤局部，可以促进气血运行，消肿祛瘀，理气止痛；二是推拿的整复手法可以通过力学的直接作用来纠正筋出槽、骨错缝，达到理筋整复的目的；三是适当的被动运动手法可以起到松解粘连、滑利关节的作用。

3. 调节脏腑功能，提高机体免疫力

推拿手法作用于人体相应经络腧穴，则可调节脏腑功能，提高机体免疫力。这一作用主要通过三个途径实现：一是在体表的相应穴位上施予手法，是通过经络的介导发生作用的；二是脏腑的器质病变是通过功能调节来发生作用的；三是手法对脏腑功能具有双向调节作用，手法操作要辨证得当。推拿手法通过对脏腑功能的调整，使机体处于良好的功能状态，有利于激发机体内的抗病因素，扶正祛邪。

（二）推拿手法的基本要求

每一种手法都有其特定的技术操作要求，但一般认为均必须符合持久、有力、均匀、柔和，从而达到深透的基本技术要求。

1. 持久

持久是指手法能够严格按照规定的技术要求和操作规范持续运用，在足够的时间内不走样，保持动作和力量的连贯性，以保证手法对人体的刺激足够累积到临界点，起到调整内脏的功能，改变病理状态的作用。

2. 有力

有力是指手法必须具备一定的力度和功力，使手法具有一定的刺激量。有力一是指手法直接作用于体表的力；二是指维持手法所需要的力。当然，这种力量不是固定不变的，应根据受术者的体质、病情、部位而酌情增减。

3. 均匀

均匀是指操作时，手法压力的轻重、动作的幅度、速度的快慢，都必须保持相对一致，使手法操作既平稳又有节奏性。不同的部位选择的力量有差异，例如腰部的手法力量要稍重。按摩操作频率要恰当,如掌揉法的频率和呼吸频率相近,擦法的频率和心跳的频率相近。通过节律性的良性刺激,才能达到舒适、良好的效果。

4. 柔和

柔和是指操作时,动作温柔灵活,变换手法时自然、协调。手法轻而不浮,重而不滞。《医宗金鉴》中指出:"法之所施,使患者不知其苦,方称为手法也。"手法操作时避免产生疼痛感,避免碰击骨骼,避免进一步损伤软组织。一般情况下操作面积越大,舒适感越强。

5. 深透

深透是指在应用手法中必须使力深达病变部位,起到祛除病邪、调节功能的作用。操作手法强调吸定部位,力量集中,又要保持一定的治疗时间。操作时要产生酸胀感,或略带一点"痛感",此"痛感"是损伤部位接受按摩操作后新陈代谢加强、炎症介质加快分解、稀释和排泄,按摩后有轻松感,即先痛后快。力量也并非越大越好,要避免对正常组织造成损伤。

总之,持久、有力、均匀、柔和、深透是密切相关、相辅相成、互相渗透的。持续运用的手法可以降低肌肉的张力和组织的黏滞性,使手法能逐渐渗透到组织深部;均匀协调的动作使手法更趋柔和而更具有渗透性;力量和技巧相结合使手法有力又柔和,达到"刚中有柔,刚柔相济"。《医宗金鉴》中所说:"一旦临证,机触于外,巧生于内,手随心转,法从手出。"

(三)推拿保健的注意事项

1. 操作前要求

推拿属于中医外治法之一,除了对骨伤、内、外、妇、儿等各科疾病均有较好的治疗效果外,还具有强身保健、预防疾病、祛病延年的作用。当然,也有许多疾病不适合用按摩治疗,因此运用手法治疗前一定要明确推拿的适应证和禁忌证。推拿保健时,应对受术者身体状况进行了解,以便合理地选择手法。

2. 推拿的适应证

1)各种软组织病变、关节错缝、腰痛、胸胁迸伤、椎间盘突出症、颈椎病、落枕、漏肩风、类风湿性关节炎、颞下颌关节疼痛-功能紊乱综合征和骨折后遗症等。

2)内科中的发热、头痛、失眠、胃脘痛、胃下垂、便秘、腹泻、呃逆、肺气肿、癃闭、胆囊炎、哮喘、高血压病、心绞痛与糖尿病等。

3)外科中的乳痈初期、褥疮和手术后肠粘连等。

4)其他:盆腔炎、鼻炎、耳鸣耳聋、咽喉痛等。

3. 推拿的禁忌证

1)严重心、脑、肺疾病患者或内脏功能极度衰弱者。

2)有出血倾向和血液病者。

3)局部有严重皮肤损伤及皮肤病者。

4)严重的感染性疾病、传染性疾病、恶性肿瘤。

5)诊断不明的骨关节病、急性脊柱损伤。

6)下肢静脉炎或有栓塞者。

7)经期或妊娠期,不宜做腹部、腰部及肩井、合谷、三阴交等穴位的手法刺激。

8)过饥过饱者。饭前0.5h及饭后1h以内最好不做。

9)另外,过于疲劳和饮酒过量者要禁用或慎用推拿等。

二、推拿保健常用手法

推拿保健要达到良好的效果，关键就在于两个方面：一是部位能否找准，包括按摩施治的关节、筋肉、腧穴等部位；二是手法是否到位，包括手法的动作、程序、要领、注意事项等方面。

推拿手法是指以特定技巧和规范性动作在人体体表操作的一种特殊技能，主要用于伤残及功能障碍和保健强身。推拿手法一般可以根据其动作要求分为摆动、挤压、摩擦、振颤、叩击及运动关节六大类手法。

（一）摆动类手法

通过腕关节有节奏的摆动，使手法产生的力轻重交替、持续不断地作用于所施部位的手法归类为摆动类手法，主要包括㨰法、揉法和一指禅推法3种。

1. 㨰法

㨰法是指用手背近小指侧部分或小指、环指、中指掌指关节等，附着在一定部位上，运用腕关节的屈伸和前臂的旋转做连续滚动的一种手法，如图3-37～图3-39所示。

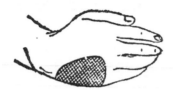

图3-37 手背近小指侧着力部位

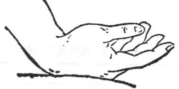

图3-38 屈腕前臂旋后

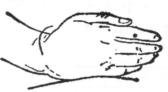

图3-39 腕部背屈外旋

（1）操作方法

㨰法是由腕关节的屈伸运动和前臂的旋转运动复合而成的。伸屈腕关节是以第二到第四掌指关节背侧为轴来完成的；前臂的旋转运动是以手背的尺侧为轴来完成的。因此㨰法的吸定点是上述两轴的交点，即小指掌指关节背侧，这点附着在一定部位，以肘部为支点，前臂做主动摆动，带动腕部做伸屈和前臂旋转的复合运动。㨰法包括侧掌㨰法、握拳㨰法等，如图3-40、图3-41所示。

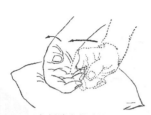

a）屈腕和前臂旋前

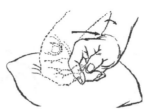

b）伸腕和前臂旋后

图3-40 侧掌㨰法

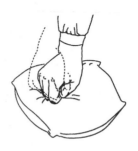

图3-41 握拳㨰法

（2）动作要领

①手半握拳（空拳）；②前臂与施术部位成30°，肘自然屈曲120°；③肩、臂、腕都要放松，不要摩擦、拖动或跳动；④斜向前方45°用力；⑤桡骨茎突要有一拳左右（约10cm）的运动距离；⑥频率：120次/min左右；⑦压力、摆动、频率均匀一致；⑧"滚三回一"：㨰法对体表产生轻

重交替的刺激，前擦和回擦时着力轻重之比约为3:1。

（3）康复保健应用

擦法是推拿流派的代表手法，具有接触面积广、压力大、刺激平和舒适等特点。擦法可活血祛瘀、舒筋通络、滑利关节、解痉止痛等，还可促进血液循环及消除疲劳等，多用于颈项、肩背、腰臀及四肢肌肉丰厚的部位；主要用于颈椎病、肩周炎、腰椎间盘突出症、各种运动所致的软组织损伤、慢性疲劳、中风后遗症、截瘫等病症的康复保健。

（4）注意事项

手法吸定的部位要紧贴体表，不能拖动、碾动或跳动；在擦法移动操作时，移动的速度不宜过快；压力、频率、摆动幅度要均匀，动作要协调而有节律。

2. 揉法

揉法是指以肢体某部位着力于施术部位做轻柔灵活的左右或环旋揉动并带动皮下组织的一种手法。根据着力部位不同，可将其分为指揉、掌根揉、鱼际揉、前臂揉、肘揉等。

（1）操作方法

术者体态自然、舒展，用肢体某部位在所施部位上做富有节奏的环旋揉动，亦可做上下或左右揉动，见表3-19。

表 3-19 揉法操作简表

手法名称	操作方法
拇指揉法	拇指螺纹面着力于施术部位，其余四指放于合适部位助力，腕关节微屈，以腕关节为支点，拇指施力并主动运动，使拇指在施术部位做连续的环转揉动，如图3-42所示
中指揉法	中指伸直，示指搭于中指远端指间关节背侧，腕关节微屈，用中指螺纹面着力于施术部位或穴位上，以肘关节为支点，前臂做主动运动，通过腕关节使中指螺纹面在施术部位做轻柔的小幅度的环旋运动，如图3-43所示
掌根揉法	肘关节微屈，腕关节放松并略背伸，手指自然弯曲，以掌根附着于施术部位。以肘关节为支点，前臂做主动运动，带动腕及手掌连同前臂做小幅度回旋揉动，并带动该处的皮下组织一起运动，如图3-44所示。另外，还有全掌揉，是以整个掌面着力，操作原则同掌根揉法
大鱼际揉法	沉肩，垂肘，腕关节放松，呈微屈或水平状。拇指内收，其余四指自然伸直，大鱼际附着于施术部位上，以肘关节为支点，前臂做主动运动，带动腕关节摆动，使大鱼际做轻柔缓和的环旋揉动，并带动施术部位组织一起运动，如图3-45所示

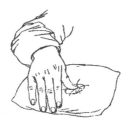

图 3-42 拇指揉法

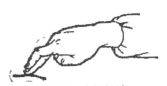

图 3-43 中指揉法

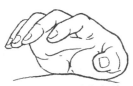

图 3-44 掌根揉法

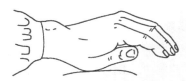

图 3-45 大鱼际揉法

（2）动作要领

①操作时腕关节放松，压力轻柔、恒定，动作协调，有节奏；②所施压力不宜过大，而且不能有体表的摩擦运动；③往返移动时应在吸定的基础上进行；④须带动皮下组织一起运动；⑤频率：120～160次/min。

（3）康复保健应用

揉法是推拿临床常用手法之一，具有轻柔缓和、刺激平和舒适的特点。揉法宽胸理气、健脾和胃、活血散瘀、消肿止痛、温经通络、祛风散寒、安神镇静、消食导滞等。揉法适用于全身各部：大鱼际揉法适用于头面、胸腹部及四肢急性损伤所致的肿痛处；掌根揉法、肘揉法、前臂揉法多用于腰背、臀及四肢肌肉丰厚处；掌揉法常用于脘腹部；指揉法用于全身各部经穴以及需要做点状刺激的部位，主要用于头痛、眩晕、失眠、面瘫、胸闷胁痛、脘腹胀痛、便秘、泄泻以及腰背、四肢软组织损伤等病症的康复保健。

（4）注意事项

揉法应吸定于施术部位，带动皮下组织一起运动，不能在体表上有摩擦运动；操作时向下的压力不可太大；指揉法操作应以指腹为接触面，不可用指尖；指揉法的幅度要小，频率要快。

3. 一指禅推法

一指禅推法是指用拇指螺纹面或桡侧偏峰着力于施术部位，通过前臂主动摆动，带动腕和拇指做持续不断的节律性摆动的一种手法。

（1）操作方法

①一指禅拇指推：以拇指的指端螺纹面为着力面，运用腕部摆动带动拇指关节的屈伸活动，使轻重交替且持续之力作用于部位，如图3-46所示。②一指禅偏峰推：以拇指桡侧偏峰着力，拇指自然伸直内收，其余四指掌指部伸直，腕关节略微伸平，动作要求同上。

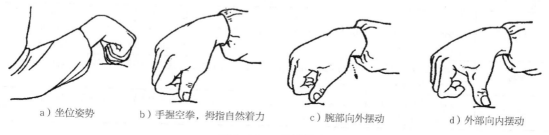

a）坐位姿势　　　b）手握空拳，拇指自然着力　　　c）腕部向外摆动　　　d）外部向内摆动

图3-46　一指禅推法

（2）动作要领

①沉肩：肩关节放松；②垂肘：肘关节自然下垂，使肘尖于最低点，肘尖距胸壁2cm，约3个拳头的距离；③悬腕：腕关节自然悬曲，在保持腕关节放松的情况下，尽量使腕关节悬曲90°；④掌虚：手掌部与其余四指放松，自然弯曲；⑤指实：拇指自然着力，使拇指螺纹面吸定于一点，不可摩擦；⑥蓄力于掌，发力于指；⑦摆动方向左右偏40°，频率为120次/min左右，柔和均匀地用力；⑧以肘关节为支点，运用腕部摆动带动拇指关节的屈伸活动，使轻重交替且持续之力作用于部位；⑨紧推、慢移：移动时要在吸定的基础上做到缓慢、均速、均压。

（3）康复保健应用

一指禅推法是一指禅推拿流派的代表手法，具有接触面积小、深透性好、刺激柔和、应用广泛等特点。它可舒经活络、调和营卫、祛瘀消积、开窍醒脑等，主要用于全身各经络、穴位及各种线状与点状部位。一指禅拇指推多用于躯干或四肢等部位；一指禅偏峰推多用于颜面部或颈项及四肢部。一指禅推法主要用于头痛、失眠、面瘫、高血压、消化道疾病以及关节酸痛等病症的康复保健。

（4）注意事项

操作一指禅推法时姿势端正，心和神宁，动作要领要到位；注意力不可分散，不要耸肩用力，肘部不可外翘，拇指端或螺纹面与施术部位不要形成摩擦移动或滑动。

（二）挤压类手法

挤压类手法包括按压与捏拿两类手法。

按压类手法是以按压的方式作用于机体的一类手法，操作时宜垂直用力，使刺激缓缓透达体内，其作用浅至肌表，深达脏腑。按压类手法是最早应用于推拿康复保健的手法之一，主要包括按法、点法、压法、拨法等，其代表手法是按法，其他手法皆由此衍化或发展而来。

捏拿类手法是以对称性挤捏的方式作用于体表或肢体的一类手法，操作时宜对称用力，既柔和又深透，舒适自然。捏拿类手法主要包括捏法、拿法、捻法等。因按压与捏拿两类手法操作时均能使肢体受到挤压之力，只是前者是单侧受力，而后者是两侧对称性受力，故将按压与捏拿两类手法统称为挤压类手法。

1. 按法

用指或掌着力，对所施部位施以按压的一种手法，称为按法。

（1）操作方法

按法根据着力部位的不同可分为指按法、掌按法、肘按法等，见表3-20。

表3-20　按法操作简表

手法名称	操作方法
指按法	以拇指螺纹面着力于施术部位，余四指张开，置于相应位置以支撑助力，腕关节屈曲40°～60°。拇指主动用力，垂直向下按压，使刺激充达到肌体组织深层，以产生酸、胀、麻等感觉。当按压力达到所需的力度后，要稍停片刻，即所谓的"按而留之"，然后松劲撤力，如此反复操作，如图3-47所示
掌按法	以单手或双手叠掌，掌面置于施术部位，利用身体上半部的重量，通过上、前臂传至手掌部，垂直向下按压，用力原则同指按法，如图3-48所示
肘按法	屈肘，以尺骨鹰嘴部着力于施术部位，上身前倾，借助上半身的重量或上臂和前臂主动施力，垂直向下按压，用力原则同上，如图3-49所示

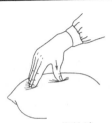
图3-47　指按法

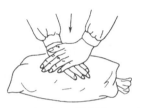
图3-48　掌按法

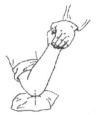
图3-49　肘按法

（2）动作要领

①指按法宜悬腕。当腕关节悬屈40°～60°时，拇指易于发力余四指，也容易支撑助力。

②掌按法以肩关节为支点。当肩关节成为支点后，身体上半部的重量很容易通过上肢上臂和前臂传到手掌部，使操作者不易疲劳，用力又沉稳着实。如将肘关节作为支点，则须上、前臂用力，既容

易使操作者疲乏，力度又难以控制。③按压的用力方向多为垂直向下或与受力面相垂直。④用力要由轻到重，稳而持续，使刺激充分达到肌体组织深部。⑤做到"按而留之"，持续 2～3s，使患处产生酸胀感。⑥要有缓慢的节奏性。

（3）康复保健应用

按法刺激较重，常与揉法结合，则为按揉法。按法具有行气活血、疏经通络、温中散寒、缓急止痛的功效。指按法适于全身各部，尤以经络、穴位为常用；掌按法适于背部、腰部、下肢后侧以及胸部、腹部等面积较大而又较为平坦的部位；肘按法主要用于腰背部。按法常用于头痛，腹部痛，腰背痛，下肢痛，痛经等各种痛症以及风寒感冒等病症的康复保健。

（4）注意事项

按法操作时不可突施暴力，无论指按法还是掌按法，其用力原则均是由轻而重，再由重而轻；手法操作忌突发突止，暴起暴落，应逐渐施力并逐渐减轻按压的力量；指按法接触面积较小，刺激较强，常在按后施以揉法，有按一揉三之说，即重按一下，轻揉三下，形成有规律的按后予揉的连续手法；一定要掌握好老年人的骨质情况，诊断必须明确，以避免造成骨折；须选择恰当的姿势，以利于手法效果的发挥；施力过程中一定要询问受术者的感受，以便及时调整手法刺激量。

2. 点法

点法是用指端或屈曲的指间关节等部位着力，对施术部位进行点压的一种手法。

（1）操作方法

点法根据着力部位不同可分为拇指点法、屈指点法、中指点法等，见表3-21。

表3-21　点法操作简表

手法名称	操作方法
拇指点法	手握空拳，拇指伸直并紧靠于示指中节，或余四指置一旁以固定助力，以拇指端着力，发力进行点压，如图3-50所示
屈指点法	示指屈曲，其他手指相握，以示指第一指间关节凸起部着力，施力进行点压，如图3-51所示
中指点法	拇指、示指末节指腹分别按压于中指指面与指背以助力，以中指端着力于施术部位进行点压，如图3-52所示

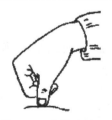 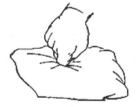 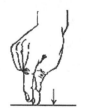

图 3-50　拇指点法　　　　图 3-51　屈指点法　　　　图 3-52　中指点法

（2）动作要领

①着力部位下压；②旋转90°；③缓缓提起；④用力由轻到重，稳而持续，气力透达，有"得气"感，且以能忍受为度。

（3）康复保健应用

点法从按法演变而来，具有着力点小、刺激强的特点。点法具有解痉止痛、舒筋活络、开通闭塞、调整脏腑功能等作用，主要用于穴位及痛点，常用于脘腹挛痛、风湿顽痹、陈伤疼痛、肢痿瘫痪等病症的康复保健。

（4）注意事项

点法操作时用力方向与受力面垂直，用力由轻到重，不可突施暴力；对年老体弱，久病虚衰者用力不可过重，心功能较弱患者慎用或忌用；可点后予揉，以缓解刺激，避免气血积聚，防止软组织损伤。

3. 拿法

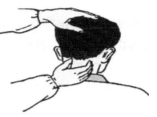

图 3-53　拿法

用拇指与其余四指对称用力，对所施部位进行捏而提起，配合揉的手法，称为拿法。根据拇指与其他手指配合数量的多寡，分为三指拿法、五指拿法。

（1）操作方法

拇指和其他手指相对用力，夹住施术部位进行轻重交替、连续不断的提捏并施以揉动为拿法，如图 3-53 所示。

（2）动作要领

①术者用指腹夹住施术部位，逐渐用力内收，将肌筋提起并做轻重交替而连续的一紧一松提捏和捏揉；②腕部要放松，使动作柔和灵活，连绵不断，且富有节奏感。

（3）康复保健应用

拿法刺激较重，常与揉法结合使用。拿法具有疏筋通络、祛风散寒、发汗解表、开窍明目的作用，常用于颈项部、头部、肩部和四肢部等；其应用比较广泛，常用于颈椎病、中风后遗症、四肢酸痛、头痛恶寒等病症的康复保健。

（4）注意事项

拿法应注意动作的协调性，不可死板僵硬；初习者不可用力久拿，以防伤及腕部与手指的屈肌肌腱及腱鞘；操作时不可用指端、爪甲内扣，不可突然用力或使用暴力。拿法常配以揉法，可缓和刺激，实则为一复合手法，含有捏、提、揉三种动作。

4. 捏法

捏法是用拇指与其他手指螺纹面相对着力，对所施部位的皮肉进行挤压刺激的一种手法。根据拇指与其他手指配合数量的多寡，捏法可分为三指捏法、五指捏法等。

（1）操作方法

①三指捏法：拇指与示、中两指螺纹面对称用力，挤压肌肤或挤拿扯提，如图 3-54 所示；②五指捏法：大拇指与其余四指螺纹面相对用力，挤压肌肤或做捻转挤拿扯提，如图 3-55 所示。

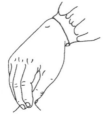

图 3-54　三指捏法

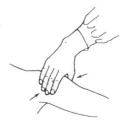

图 3-55　五指捏法

（2）动作要领

①捏时以腕关节用力为主，指关节做连续不断、灵活轻巧的挤捏，双手同时操作要协调；②用

力均匀柔和，速度可快可慢，快者 100 ～ 120 次 /min，慢者 30 ～ 60 次 /min。

（3）康复保健应用

捏法用力较轻，刺激柔和，具有祛风散寒、疏经通络、松解粘连的作用，适用于浅表的肌肤，常用于背脊、四肢及颈项部，主要用于食欲不振、消化不良、失眠、颈部及四肢肌肉酸痛、臂痛、头晕、牙痛等病症的康复保健。

（4）注意事项

操作时要注意指间的距离（应靠近点）；要持续用力 3 ～ 5s，使患处产生酸胀感；捏挤的动作灵活、均匀而有节律性；不可用指甲掐压肌肤；移动应顺着肌肉的外形轮廓循序而上或而下。

5. 弹拨法

弹拨法是用拇指端等部位着力，对所施部位筋腱等条索状组织进行横向拨动的一种手法，根据着力部位的不同可分为拇指拨法、肘拨法。

（1）操作方法

①拇指拨法：用拇指指端着力于肌筋施治部位的一侧，其他指置于另一侧，先用力下压至产生一定的酸胀感，再做与肌纤维（或肌腱、韧带）或经络方向垂直的来回推动，如图 3-56 所示；②肘拨法：用肘尖着力于肌筋施治部位的一侧，动作要求同上。

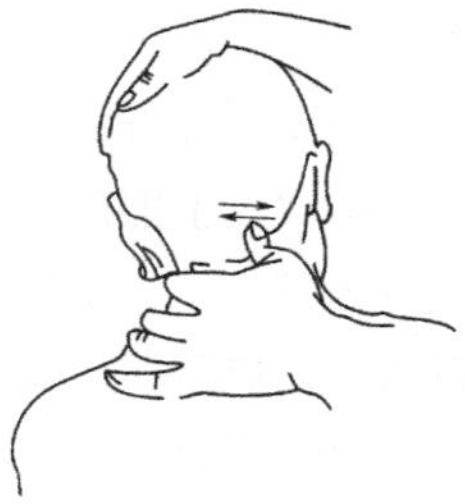

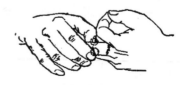

图 3-56　拇指拨法

（2）动作要领

①术者用拇指端和拇指螺纹面按于治疗部位（肌筋施治部位）；②适当用力下压至一定深度，使受术者有酸胀感；③拨动方向与肌纤维（或肌腱、韧带）或经络方向垂直。

（3）康复保健应用

弹拨法是较强的刺激手法之一，具有解痉止痛、松解粘连、疏理肌筋等功效，常用于阿是穴或在指下有"筋结"或"条索物"等的部位，主要用于落枕、漏肩风、腰腿痛、肱二头肌长头肌腱腱鞘炎等软组织损伤引起的肌肉痉挛、疼痛的康复保健。

（4）注意事项

弹拨法操作时应寻找肌纤维的明确位置，操作方向可为双向或单向；施力的大小应根据部位辨证而定；拨动时，指下应有弹动感，而不能在皮肤表面有摩擦移动；行肘拨法时可通过前臂旋动带动弹拨；肘部切忌直接撞到脊椎，以免引起剧痛。

6. 捻法

捻法是用拇、示指夹住手指或足趾，进行捏揉搓捻操作的一种手法。

（1）操作方法

用拇指螺纹面与示指的中、末节螺纹面或示指桡侧缘相对捏住施术部位，拇指、示指主动运动，稍用力做对称性快速捏揉搓捻动作，如图 3-57 所示。

图 3-57　捻法

（2）动作要领

①拇、示指的螺纹面夹住施术部位，对称用力；②做捻线状快速来回捻动；③可边捻边移，捻动的速度宜快，移动要慢。

（3）康复保健应用

捻法常与搓法、抖法等手法配合，作为结束手法。捻法具有理筋通络、滑利关节、消肿止痛、活血祛风等功效，用于手指、足趾，主要用于指、趾间关节疼痛、肿胀、屈伸不利等病症的康复保健。

（4）注意事项

捻动时动作要灵活连贯，柔和有力，不要僵硬、呆滞。

（三）摩擦类手法

摩擦类手法是指以手的掌面或指面及肘臂部贴附在体表，做直线或环旋移动摩擦的一类手法。其特点是手法作用于体表后，在皮肤表面会形成摩、擦等不同形式的位置移动，运动形式有的为单向直线，有的为直线往返，有的呈环形，有的则呈弧形。此类手法包括摩法、擦法、推法、搓法、抹法等手法。

1. 摩法

摩法是用指面或掌面等部位着力，附着在所施部位进行环旋摩擦刺激的一种手法，可分为指摩法和掌摩法两种。

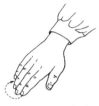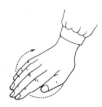

图 3-58　指摩法　　　　图 3-59　掌摩法

（1）操作方法

手掌或手指自然伸直，将手掌或手指指腹平放于体表施术部位上；前臂主动运动，使手掌随同腕关节连同前臂做环旋摩动，如图 3-58、图 3-59 所示。

（2）动作要领

①肩臂部放松，肘关节屈曲 40° ～ 60°；②行指摩法时腕关节要保持一定的紧张度，掌摩法时则腕部要放松；③摩动的速度、压力宜均匀，一般指摩法宜稍轻快，掌摩法宜稍重缓；④要根据病情的虚实来决定手法的摩动方向，传统以"顺摩为补，逆摩为泻"，故虚证宜顺时针方向摩动，实证宜逆时针方向摩动。但是腹部摩法操作时，以顺时针摩为泻法，反之为补法。

（3）康复保健应用

摩法属于刺激较轻的一种手法。摩法具有消肿散结、调中理气、消食导滞、舒筋通络、美容保健等作用，可用于全身各部，以腹部应用较多；主要用于院腹胀满、消化不良、泄泻、便秘、咳嗽、气喘、痢疾、阳痿、遗精、外伤肿痛等病症的康复保健。

（4）注意事项

摩法操作时速度不宜过快，也不宜过慢；压力应均匀，不宜过轻，也不宜过重。

2. 擦法

擦法是用手掌等部位着力，在所施部位做直线往返摩擦运动的一种手法。

（1）操作方法

擦法根据着力部位的不同可分为掌擦法、大鱼际擦法、小鱼际擦法等，见表 3-22。

表 3-22　擦法操作简表

手 法 名 称	操 作 方 法
掌擦法	以全掌面着力，前臂或上臂做主动运动，使手的着力部分在体表做均匀的直线往返摩擦移动，使施术部位产生一定的热量，如图 3-60 所示
大鱼际擦法	以大鱼际着力于施术部位，原则同掌擦法，如图 3-61 所示
小鱼际擦法	以小鱼际着力于施术部位，原则同掌擦法，如图 3-62 所示

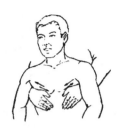

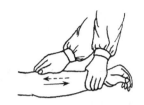

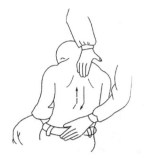

图 3-60　掌擦法　　　　　图 3-61　大鱼际擦法　　　　　图 3-62　小鱼际擦法

（2）动作要领

①上肢放松，腕关节自然伸直，用全掌或大鱼际或小鱼际为着力点，作用于施术部位，以上臂的主动运动带动手做直线往返摩擦移动；②摩擦时往返距离要拉得长，而且动作要连续不断，如拉锯状，不能有间歇停顿；③压力要均匀而适中，以摩擦时不使皮肤起皱褶为宜；④施术时不能操之过急，呼吸要调匀，勿屏气；⑤摩擦频率一般为 100 次 /min 左右。

（3）康复保健应用

擦法是一种柔和温热的刺激手法，为结束手法。擦法具有温经散寒、疏通经络等作用，适用于全身各部，主要用于风寒外感，发热恶寒，风湿痹痛，胃脘痛喜温喜按者及肾阳虚所致的腰腿痛、小腹冷痛、月经不调、外伤肿痛等病症的康复保健。

（4）注意事项

操作时，压力过大，则手法重滞且易擦破皮肤；如压力过小，则不易生热；擦动时运行的线路不可歪斜；不可擦破皮肤，为保护皮肤可使用润滑油、红花油等，既可保护皮肤，又可提高手法效应；擦法操作完毕，不可再于所擦之处使用其他手法，以免造成破皮；不可隔衣操作，须暴露施术部位皮肤。

3. 推法

推法是用指、掌、拳、肘等部位着力，对所施部位进行单方向直线推压的一种手法。

（1）操作方法

推法根据着力部位的不同可分为拇指平推法、掌推法、拳推法、肘推法等，见表 3-23。

表 3-23　推法操作简表

手 法 名 称	操 作 方 法
拇指平推法	以拇指螺纹面着力于施术部位或穴位，其余四指置于其前外方助力，腕关节略屈曲。拇指及腕部主动施力，向其示指方向单方向直线推动，如图 3-63 所示
掌推法	以掌根部着力于施术部位，腕关节略背伸，以肩关节为支点，上臂主动施力，通过肘、前臂、腕，使掌根向前单方向直线推动，如图 3-64 所示
拳推法	手握实拳，以示、中、环及小指的近侧指间关节的凸起部着力于施术部位，腕关节挺劲伸直，肘关节略屈；以肘关节为支点，前臂主动施力，向前单方向直线推动，如图 3-65 所示
肘推法	屈肘，以肘关节尺骨鹰嘴凸起部着力于施术部位，另一侧手臂抬起，以掌部扶握屈肘侧拳顶以固定助力；以肩关节为支点，上臂主动施力，做较缓慢的单方向直线推动，如图 3-66 所示

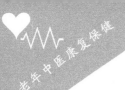
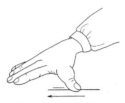

图 3-63 拇指平推法

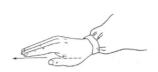

图 3-64 掌推法　　　图 3-65 拳推法

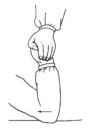

图 3-66 肘推法

（2）动作要领

①着力部位紧贴体表；②推进的速度缓慢均匀，压力平稳适中；③单向直线推进；④一般宜顺肌纤维走行方向推进；⑤拇指平推法推动的距离宜短，属推法中特例，其他推法距离宜长；⑥推进的速度宜缓慢均匀，50次/min左右。

（3）康复保健应用

推法操作方式与擦法有相似之处，都为直线运动，但直推法是单方向移动，对体表压力较大，推进速度也缓慢，不要求局部发热，其意在于推动气血运行。推法具有疏通经络、行气活血、消肿止痛、宽胸理气、调和气血等作用，适用于全身各部。指推法多用于头面部、颈项部、手足部；掌推法适于胸腹、背腰、四肢部；拳推法适于背腰、四肢部；肘推法适于背部，腰部脊柱两侧。推法主要用于高血压、头痛、头晕、腰腿痛、风湿痹痛、胸闷胁胀、烦躁易怒、腹胀便秘、食积、软组织损伤等病症的康复保健。

（4）注意事项

推法操作时推进速度不可过快，不可滞涩；压力不可过重或过轻；不可推破皮肤。为防止推破皮肤，可使用冬青膏、滑石粉及红花油等润滑；不可歪曲斜推；施术者呼吸要均匀，不能屏气。

4. 搓法

搓法是用双手掌面着力，对称地夹住肢体一定部位相对用力做相反方向的来回快速搓揉，并同时做上下往返移动的一种手法。

（1）操作方法

以双手掌面夹住施术部位，令受术者肢体放松；前臂与上臂部主动施力，做相反方向的较快速搓动，并同时做上下往返移动，如图3-67所示。

图 3-67 搓法

（2）动作要领

①操作时腕关节放松，动作协调连贯，搓法含有擦、揉、摩、推等多种手法；②搓动的速度应快，而上下移动的速度宜慢；③双手用力要对称。

（3）康复保健应用

搓法是一种刺激较为温和的手法，常作为推拿的结束手法。搓法具有疏松肌筋、调和气血、解痉止痛及疏肝理气等作用，适于四肢部、胁肋部，以上肢为常用，主要用于肢体酸痛、关节活动不利及胸胁迸伤等病症的康复保健。

（4）注意事项

施术部位不宜夹得太紧，施力不可过重，以免造成手法呆滞。

5. 抹法

抹法是用单手或双手的指面、掌面着力紧贴皮肤，做上下、左右或弧形的往返移动的一种手法，主要分为指抹法与掌抹法两种。

（1）操作方法

单手或双手拇指螺纹面置于一定的施术部位上，余指置于相应的位置以固定助力，以拇指的掌指关节为支点，拇指主动施力，做上下或左右、直线或弧形的曲线抹动，如图3-68所示。

（2）动作要领

①操作时手指螺纹面贴紧施术部位皮肤；②用力轻而均匀，动作和缓、灵活；③方向取上下、左右往返或单方向皆可；④来回抹动距离宜长。

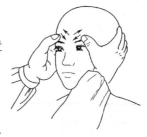

图3-68　抹法

（3）康复保健应用

抹法是一种较为温和的手法。抹法具有开窍镇静、清醒头目、消食导滞、解除痉挛等作用。指抹法适用于面部、手足部，掌抹法适用于背腰、四肢部，主要用于感冒、头痛、面瘫及肢体酸痛等病症的康复保健。

（4）注意事项

注意抹法与推法的区别（推法运动特点是单向、直线，有去无回；而抹法则是或上或下，或左或右，或直线往来，或曲线运转，可根据不同的部位灵活变化运用）；抹动时施力过轻则手法飘浮，抹而无功，过重则手法重滞，失去了灵活性。

（四）叩击类手法

叩击类手法是指用手掌、拳背、手指或特制的器械有节奏地叩击拍打体表。本类手法操作虽简单，但技巧性较强，须做到击打劲力的收放自如、刚柔相济。叩击类手法种类较多，主要包括拍法、击法。

1. 拍法

拍法是用虚掌或特制拍子拍打体表的一种手法。

（1）操作方法

五指并拢，掌指关节微屈，拇指盖住拳眼，使掌心空虚，腕关节放松，前臂主动运动，上下挥臂平稳而有节奏地用虚掌拍击施术部位。用双掌拍打时，宜双掌交替操作，如图3-69所示。

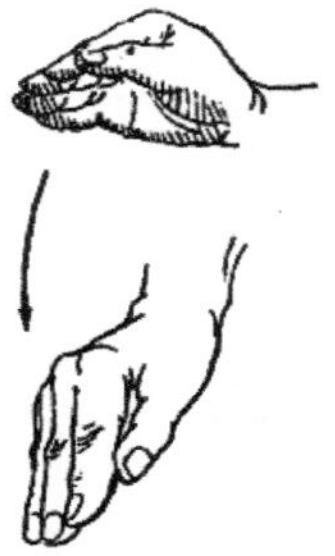

（2）动作要领

图3-69　拍法

①拍击时动作平稳，不能摆动，整个掌、指周边同时接触体表，声音清脆而无疼痛；②腕部放松，使刚劲化为柔和；③直接接触皮肤拍打时，以皮肤轻度充血发红为度；④频率同心跳次数，约70次/min，要有节奏感；⑤力量越大，速度越快。

（3）康复保健应用

拍法常作为推拿结束手法和保健手法使用。拍法具有消除疲劳、解痉止痛、活血通络等作用，适用于肩背部、腰臀部和下肢后侧，主要用于急性扭伤、肌肉痉挛、腰背筋膜劳损及腰椎间盘突出症等病症的康复保健。

（4）注意事项

拍击时力量不可有所偏移、拖动，不可用实心掌，否则易拍击皮肤而疼痛；要掌握好适应证，对结核、肿瘤、冠心病患者禁用拍法；摆好姿势，肩、肘、上肢部要放松；双手交替，以免过于劳累。

2. 击法

击法是用拳背、掌根等部位击打施术部位的一种手法。

（1）操作方法

击法根据着力部位不同可分为拳击法、掌根击法、侧掌击法、指尖击法、桑枝棒击法等，见表3-24。

表 3-24　击法操作简表

手法名称	操作方法
拳击法	手握空拳，肘关节屈曲，腕关节伸直，前臂主动施力，用拳背有节律地平击施术部位，如图3-70所示
掌根击法	手指自然松开，腕关节略背伸，前臂主动施力，用掌根有节律地击打施术部位，如图3-71所示
侧掌击法	掌指部伸直，腕关节略背伸，前臂主动施力，用小鱼际部有节律地击打施术部位，如图3-72所示
指尖击法	手指半屈，腕关节放松，前臂主动施力，以指端有节律地击打施术部位，如图3-73所示
桑枝棒击法	手握桑枝棒一端，前臂主动施力，用棒有节律地击打施术部位，如图3-74所示

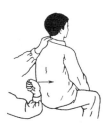

图 3-70　拳击法

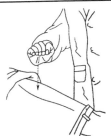

图 3-71　掌根击法

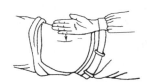

图 3-72　侧掌击法

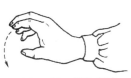

图 3-73　指尖击法

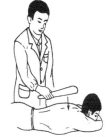

图 3-74　桑枝棒击法

（2）动作要领

①击打时用力要稳，含力蓄劲，收发灵活；②击打时着力短暂而迅速，要有反弹感，即一击到体表就迅速收回，不可有停顿和拖拉；③击打的方向要与体表垂直；④操作时肩、肘、腕放松，用力均匀，动作连续而有节奏感，击打的部位有一定的顺序；⑤击打的速度快慢适中，击打的力量应因人、因病、因部位而异。

（3）康复保健应用

击法属于刺激较强的一种手法，具有舒筋通络、活血祛瘀、行气止痛等作用。拳击法适于腰骶部；掌击法适于腰骶及下肢肌肉丰厚处；侧掌击法适于肩背、四肢部；指尖击法适于头部。击法主要用于颈腰椎疾患引起的肢体酸痛麻木、风湿痹痛、疲劳酸痛、肌肉萎缩等病症。

（4）注意事项

击法操作时应避免暴力击打；须严格掌握各种击法的适用部位和适应证；拳击时腕关节要挺直，不能有屈伸动作；以掌击法叩击时，切忌打击骨骼突出部位，以免引起不必要的疼痛；侧掌击时其方向应与肌纤维方向垂直，而且要紧击慢移；指尖叩击时，腕关节屈伸幅度要小，频率要快。

（五）振颤类手法

振颤类手法是以较高的频率进行节律性的轻重交替刺激，持续作用于人体，使受术部位产生振动、颤动或抖动等运动形式的一类手法，主要包括抖法、振法和颤法。

1. 抖法

抖法是使受术者肢体抖动的一种手法。抖法依据抖动部位以及姿势、体位的不同可分为多种，一般以抖上肢、抖下肢为常用。

（1）操作方法

受术者放松肢体，施术者用双手握住其肢体末端，慢慢将被抖动的肢体向前外方拉直，然后两前臂微用力做连续的小幅度上下抖动，使抖动所产生的抖动波似波浪般传递到肢体的近端，如图 3-75 所示。

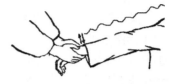

图 3-75 抖法

（2）动作要领

①被抖动的肢体要自然伸直，并应使肌肉处于最佳松弛状态；②抖动所产生的抖动波应从肢体的远端传向近端；③抖动的幅度要小，频率要快，一般抖动幅度控制在 2～3cm；上肢部抖动频率在 250 次/min 左右，下肢部抖动频率宜稍慢，一般在 100 次/min 左右即可。

（3）康复保健应用

抖法是一种和缓、放松、疏导手法，具有疏松经脉、通利关节、松解粘连、消除疲劳的作用，适用于四肢部及腰部，以四肢为多用，主要用于肩周炎、颈椎病、髋部伤筋、腰椎间盘突出症中后期等病症的康复保健。

（4）注意事项

操作时施术者呼吸自然，不可屏气，操作频率由中速到快速；操作时肩部应放松，取弓步位或摆好姿势；受术者站、坐位对手法操作影响差别不大，受术者手背应往侧面外展，肘关节应伸直，操作时带有拔伸动作；受术者应注意配合，以免耗气；受术者肩、肘、腕有习惯性脱位者禁用。

2. 振法

振法是以掌或指为着力部位，在人体一定部位或穴位上做连续不断的振动的一种手法，可分为指振法与掌振法两种。

（1）操作方法

以示指、中指螺纹面或掌面置于施术部位或穴位上，注意力集中于掌或指端，前臂肌群交替性静止性用力，产生快速而强烈的振动，使受术部位或穴位产生温热感或疏松感，如图 3-76 所示。

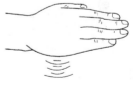

图 3-76 振法

（2）动作要领

①肩及上臂放松；②前臂与手部必须静止性用力；③注意力要高度集中于掌指部；④频率要快而均匀，为 240～300 次/min；⑤以掌指部自然压力为准，不要施加额外压力。

（3）康复保健应用

振法是一种较为温和的手法，具有祛瘀消积、和中理气、消食导滞、调节肠胃功能等作用。指振法适于全身各部穴位，掌振法适于胸腹部，主要用于头痛、失眠、胃下垂、胃脘痛、咳嗽、气喘等病症。

（4）注意事项

操作时手臂部不要有主动运动，即除手臂部静止性用力外，不能故意摆动或颤动，也不要向受术部位施加压力；振法易使施术者感到疲乏，应注意自身保护；肩、肘应放松；前臂肌肉强烈静止性用力，频率越快越好，幅度越小越好；呼吸自然，不能屏气。

（六）运动关节类手法

对关节做被动性活动，使其在生理活动范围内进行屈伸或旋转、内收、外展等运动，称为运动关节类手法，主要包括摇法、扳法和拔伸法。其特点是手法节奏明快，对某些病症往往能收到立竿见影的效果。

1. 摇法

根据操作部位的不同，摇法包括颈项部、腰部、全身四肢关节摇法。

（1）操作方法

①颈项部摇法：受术者坐位，颈项部放松。施术者立于其背后或侧后方，以一手扶按其头顶后部，另一手托扶于下颌部，两手臂协调运动，反方向施力，使头颈部按顺时针或逆时针方向进行环形摇转，如图3-77所示。②肩关节摇法：肩关节摇法种类较多，可分为托肘摇肩法、握腕摇肩法、握手摇肩法、大幅度摇肩法等，见表3-25。③腰部摇法：主要包括仰卧位摇腰法、俯卧位摇腰法等，见表3-26。

表3-25　肩关节摇法操作简表

手法名称	操作方法
托肘摇肩法	受术者坐位，施术者站于其侧，以一手扶按住肩关节上部，另一手托于其肘部，使其前臂放在受术者前臂上，手臂协同用力，做肩关节中等幅度的环转运动，如图3-78所示
握腕摇肩法	受术者坐位，施术者站于其侧，以一手按压肩部上方以固定，另一手握住腕部，以肩关节为支点，手臂主动施力，使肩关节做环转运动，如图3-79所示
握手摇肩法	受术者坐位，施术者站于其侧，上肢伸直，用手握住受术者手或腕，以肩关节为支点，手臂主动施力，使上肢及肩关节做较大的环转运动，如图3-80所示
大幅度摇肩法	受术者坐位，施术者站于其侧，用双手握住其腕部，以肩关节为支点，手臂主动施力，使受术者上肢做外展和上举运动，待肩关节活动度增大后，施术者一手按压在其肩部上方以固定，另一手握住腕部，以肩关节为支点，手臂主动施力，使肩关节做环转运动，如图3-81所示

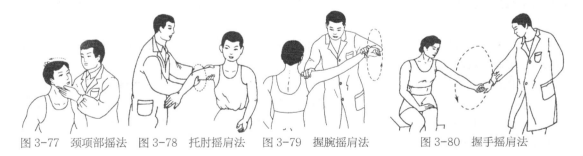

图3-77　颈项部摇法　　图3-78　托肘摇肩法　　图3-79　握腕摇肩法　　　　图3-80　握手摇肩法

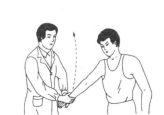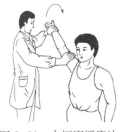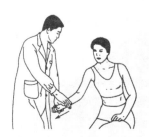

图3-81　大幅度摇肩法

表 3-26　腰部摇法操作简表

手 法 名 称	操 作 方 法
仰卧位摇腰法	受术者仰卧位，两下肢并拢屈髋屈膝，施术者双手分按其两膝部或一手按膝，另一手按于足踝部，协调用力，做顺时针或逆时针方向的摇转运动，如图 3-82 所示
俯卧位摇腰法	受术者俯卧位，两下肢伸直，施术者一手按压其腰部，另一手臂托抱住双下肢，做顺时针或逆时针方向的摇转，如图 3-83 所示

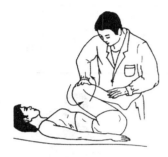

图 3-82　仰卧位摇腰法

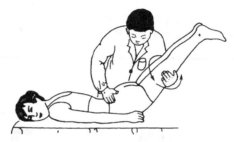

图 3-83　俯卧位摇腰法

（2）动作要领

①摇转的幅度应由小到大，逐渐增加，人体各关节的活动幅度不同，因此各关节的摇转幅度亦不统一；②摇转的速度宜慢，尤其是刚开始操作时的速度要缓慢，可随摇转次数的增加及受术者的逐渐适应稍微增快速度；③摇动时施力协调、稳定，除被摇的关节、肢体运动外，其他部位不应随之晃动。

（3）康复保健应用

摇法操作时应均匀缓和，遇阻力时应稍加牵拉。摇法具有舒筋活血、滑利关节、松解粘连、增强关节活动功能等作用，适用于颈项部、腰部以及四肢关节，主要用于各种软组织损伤性疾病及运动功能障碍等病症的康复保健。

（4）注意事项

施术之前要先用其他手法进行放松；不可超越人体关节生理活动范围进行摇转，应在正常生理活动范围内；不可突然快速摇转，力量由轻到重，幅度由小到大；对于习惯性关节脱位者禁用摇法。对椎动脉型、交感型颈椎病以及颈部外伤、颈椎骨折等病症禁用摇法。

2. 扳法

扳法为推拿常用手法之一，也是正骨推拿流派的主要手法，如应用得当，效果立验。扳法种类繁多，包括全身各关节部扳法，这里只介绍几种常用扳法。

（1）操作方法

扳法的操作分颈部、胸背部、肩关节、腰部扳法。

1）颈部扳法：包括颈部斜扳法、颈椎旋转定位扳法等，见表 3-27。

表 3-27　颈部扳法操作简表

手 法 名 称	操 作 方 法
颈部斜扳法	受术者坐位，颈项部放松。施术者立于其侧后方（以受术者右侧为例），用左手扶住其头枕部，右手托住其下颌部，以肩、肘关节为支点，两手臂反方向协同力，使受术者头部向一侧旋转，当旋至有阻力时，略停片刻，以"巧力寸劲"做一突发的快速扳动，有时可听到"喀嚓"弹响声，如图 3-84 所示
颈椎旋转定位扳法	受术者坐位，施术者立于患侧，以一手屈曲之肘托住其下颌，手指抱住枕部，另一手拇指顶推偏凸之颈椎棘突；令其逐渐屈颈，至拇指感觉偏凸棘突之上间隔开始分离，即维持该屈颈幅度；将患者头部向上牵拉片刻，以克服颈肌反射性收缩；逐渐将颈部向棘突偏凸侧旋转至弹性限制位，略停片刻，以"巧力寸劲"做一突发的快速扳动，有时可听到"喀嚓"弹响声，如图 3-85 所示
寰枢关节旋转扳法	受术者坐位，颈略前屈，施术者立于其侧后方（以右侧为例），用左手拇指顶住第二颈椎棘突，右侧肘弯夹住其下颌部，手扶在其左侧顶颞部，肘臂主动施力，缓慢将其颈椎向上拔伸，同时使其颈椎向右侧旋转，当旋至有阻力时，略停片刻，以"巧力寸劲"做一突发的快速扳动，有时可听到"喀嚓"弹响声，如图 3-86 所示

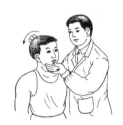
图 3-84　颈部斜扳法

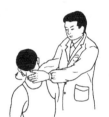
图 3-85　颈椎旋转定位扳法

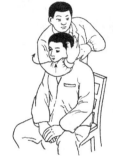
图 3-86　寰枢关节旋转扳法

　　2）胸背部扳法：包括扩胸牵引扳法、胸椎对抗复位扳法、扳肩式胸椎扳法等，其中扩胸牵引扳法和胸椎对抗复位扳法较常用，见表 3-28。

表 3-28　胸背部扳法操作简表

手 法 名 称	操 作 方 法
扩胸牵引扳法	受术者坐位，两手十指交叉扣住并抱于枕后部；施术者站于其后方，以一侧膝关节抵住其背部病变处，两手分别握扶住两肘部；嘱患者做前俯后仰运动，并配合深呼吸，即前俯时呼气、后仰时吸气，活动数遍后，待患者身体后仰至最大限度时，施术者随即用"巧力寸劲"将其两肘部向后方突然拉动，与此同时膝部向前顶抵，常可听到"喀"的弹响声，如图 3-87 所示
胸椎对抗复位扳法	受术者坐位，两手十指交叉扣住并抱于枕后部；施术者站于其后方，两手臂自其腋下伸入，并握住其两前臂下段，一侧膝部顶住病变胸椎处，握住前臂的两手用力下压，而两前臂用力上抬，将其脊柱向上向后牵引，顶压患椎的膝部也同时向前向下用力，持续牵引片刻后，两手、两臂与膝部协同用力，做一突发性的、有控制的快速扳动，常可听到"喀"的弹响声，如图 3-88 所示
扳肩式胸椎扳法	受术者俯卧位，全身放松；施术者站于其患侧，以一手拉住对侧肩前上部，另一手以掌根部着力，按压在病变胸椎的棘突旁；一手将其肩部拉向后上方，同时按压胸椎一手将其病变处胸椎缓缓推向健侧；当遇到阻力时，略停片刻，随即以"巧力寸劲"做一快速的、有控制的扳动，常可听到"喀嚓"的弹响声，如图 3-89 所示

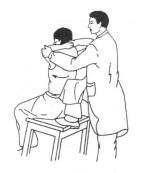

图 3-87　扩胸牵引扳法

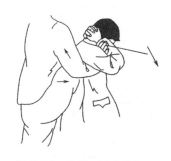

图 3-88　胸椎对抗复位扳法

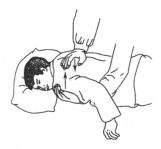

图 3-89　扳肩式胸椎扳法

3）肩关节扳法：包括肩关节外展扳法、肩关节旋内扳法、肩关节内收扳法和肩关节上举扳法，均为实际工作中的常用手法，见表 3-29。

表 3-29　肩关节扳法操作简表

手法名称	操作方法
肩关节外展扳法	受术者坐位，施术者半蹲于其患侧，将其上肢外展45°左右，并使其肘关节上置于自己一侧肩上，以两手从前后方向将患肩扣住、锁紧；尔后缓缓立起，使其肩关节外展，至有阻力时，略停片刻，然后双手与肩部协同施力，做一肩关节外展位增大幅度的快速扳动，如图3-90所示
肩关节旋内扳法	受术者坐位，患侧上肢屈肘置于腰部后侧；施术者立于其患侧的侧后方，以一手按其患侧肩部以固定，另一手握其腕部将患肢前臂沿其腰背部缓慢上抬，使其肩关节逐渐内旋至最大限度，略停片刻，以"巧力寸劲"做一快速扳动，如图3-91所示
肩关节内收扳法	受术者坐位，患侧上肢屈肘置于胸前，手搭扶于对侧肩部；施术者立于其身体后侧，以一手按于患侧肩部以固定，另一手托握其肘部并缓缓向对侧胸前上托，至最大限度时，略停片刻，以"巧力寸劲"做一较大幅度的快速扳动，如图3-92所示
肩关节上举扳法	受术者坐位，两臂自然下垂；施术者立于其身体后方，以一手握住患侧前臂近腕关节处，另一手握住前臂下段，两手协同用力，使其肩关节外展位缓慢上举至有阻力时，以"巧力寸劲"做一快速扳动，如图3-93所示

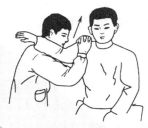

图 3-90　肩关节外展扳法

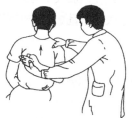

图 3-91　肩关节旋内扳法

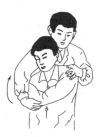

图 3-92　肩关节内收扳法

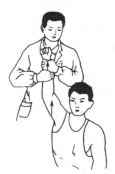

图 3-93　肩关节上举扳法

4）腰部扳法：包括腰椎斜扳法、腰椎后伸扳法和腰椎旋转复位扳法，均为常用手法，见表 3-30。

表 3-30 腰部扳法操作简表

手法名称	操作方法
腰椎斜扳法	受术者侧卧，患侧下肢在上，屈髋屈膝，健侧下肢在下，自然伸直，患侧上肢置于身后；施术者立于受术者前侧，以一肘或手抵住其肩前部使其后仰，另一肘或手抵于臀部使其向前，两肘或两手反向协调施力，先做数次腰部小幅度的扭转活动；待腰部完全放松后，再使腰部扭转至有明显阻力时，略停片刻；然后施以"巧力寸劲"，做一个突然的、增大幅度的快速扳动，常可听到"喀喀"的弹响声，如图 3-94 所示
腰椎后伸扳法	受术者俯卧，下肢并拢；施术者立于一侧，一手按在其腰部，另一手臂托抱住其两下肢膝关节上方并缓缓上抬，使其腰部后伸；当后伸至最大限度时，两手协调施力，以"巧力寸劲"，做一增大幅度的下按腰部与上抬下肢的相反方向的用力扳动，如图 3-95 所示
腰椎旋转复位扳法	受术者跨坐于长条凳或治疗床上，两手抱头，助手固定其下肢；施术者站在受术者侧后方，一手拇指顶住腰椎偏凸棘突，另一手从受术者腋下穿过，勾在受术者颈部，使受术者向施术者方向扭转腰部；当达到弹性限位时，两手对抗用力，以"巧力寸劲"，扩大扭转幅度 3°～5°，即可复位，如图 3-96 所示

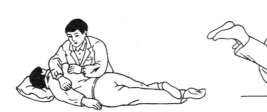
图 3-94 腰椎斜扳法

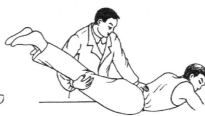
图 3-95 腰椎后伸扳法

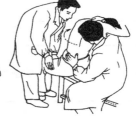
图 3-96 腰椎旋转复位扳法

（2）动作要领

①要顺应、符合关节的生理功能；②操作时要分阶段进行。扳法操作第一步是使关节放松，可使关节做小范围活动或结合摇法而使关节逐渐放松、松弛；第二步是将关节极度地伸展或屈曲，达到"弹性限制位"（此时关节有较大的回弹力，松手即会弹回，故称弹性限制位），旋转保持这一位置的基础上，再实施第三步的扳法；③突发"巧力寸劲"；④扳动发力的时机要准，用力要适当。

（3）康复保健应用

扳法在实际运用上常与其他手法配合使用，起到相辅相成的康复保健作用。扳法具有舒筋活络、滑利关节、松解粘连、整复错缝等功效，适用于脊柱以及四肢关节等处，主要用于颈椎病、落枕、寰枢关节半脱位、肩周炎、腰椎间盘突出症、脊椎小关节紊乱、四肢关节外伤后功能障碍等病症的康复保健。

（4）注意事项

扳法操作时不可逾越关节运动的生理范围，对颈、胸部做扳法时，尤其应加以注意；不可粗暴用力和使用蛮力；不可强求关节弹响；诊断不明确的脊柱外伤及带有脊髓症状、体征者禁用扳法；老年人伴有较严重的骨质增生、骨质疏松者慎用扳法，对于骨关节结核、骨肿瘤者禁用扳法。

3. 拔伸法

拔伸法又名"牵引法""牵拉法""拉法"，为正骨推拿流派常用手法之一，包括全身各部关节、半关节的拔伸牵引。

（1）操作方法

主要介绍颈椎、肩、肘、腕等关节的拔伸法。

1）颈椎拔伸法：主要包括掌托拔伸法和肘托拔伸法，见表3-31。

表3-31 颈椎拔伸法操作简表

手法名称	操作方法
掌托拔伸法	受术者坐位，施术者站于其后，以双手拇指端和螺纹面分别顶按住其两侧枕骨下方风池穴处，两掌分置于两侧下颌部以托挟助力，然后掌指及臂部同时协调用力，拇指上顶，双掌上托，缓慢地向上拔伸1～2min，以使颈椎在较短时间内得到持续牵引，如图3-97所示
肘托拔伸法	受术者坐位，施术者站于其后，以一手扶于其枕后部以固定助力，另一侧上肢的肘弯部托住其下颏部，手掌则扶住对侧颜面以加强固定。托住其下颌部的肘臂与扶枕后部一手协调用力，向上缓慢地拔伸1～2min，以使颈椎在较短的时间内得到持续的牵引，如图3-98所示

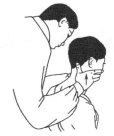　　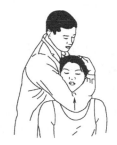

图3-97　颈椎掌托拔伸法　　　　图3-98　颈椎肘托拔伸法

2）肩关节拔伸法：受术者坐位，施术者立于其侧方，以两手分别握住其腕部和肘部，于肩关节外展位逐渐用力牵拉，同时嘱受术者身体向另一侧倾斜，或有助手协助固定其身体上半部，与牵拉之力相对抗，持续拔伸1～2min，如图3-99所示。

3）肘关节拔伸法：受术者坐位或仰卧位，施术者立于其侧方，以一手握住其腕部，另一手握住其上臂下段，上肢外展位时两手对抗用力，持续拔伸1～2min，如图3-100所示。

4）腕关节拔伸法：受术者坐位或仰卧位，施术者立于其侧方，以一手握住前臂中段，另一手握住其手掌部，两手对抗用力，持续拔伸1～2min，如图3-101所示。

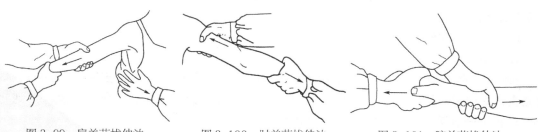

图3-99　肩关节拔伸法　　　　图3-100　肘关节拔伸法　　　　图3-101　腕关节拔伸法

5）指间关节拔伸法：施术者以一手握住受术者腕部，另一手握住其手指末节，两手对抗用力，持续拔伸1～2min，如图3-102所示。

6）腰椎拔伸法：受术者俯卧，双手用力抓住床头，施术者立于其足端，以两手分别握其两踝部，向下逐渐用力拔伸1～2min。在牵引过程中，身体上半部应顺势后仰，以加强拉伸的力量，如图3-103所示。

7）距小腿关节拔伸法：受术者仰卧位，施术者立于其足端，以一手握住其小腿下段或足跟部，另一手握住其跖趾部，先使其距小腿关节背伸，然后使其跖屈，用力持续拔伸1～2min，如图3-104所示。

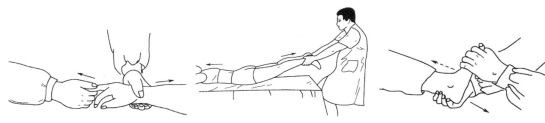

图3-102　指间关节拔伸法　　　　图3-103　腰椎拔伸法　　　　图3-104　距小腿关节拔伸法

（2）动作要领

①拔伸动作稳而缓，用力均匀而持续，方向相反；②在拔伸的开始阶段，用力由小到大，逐渐增加，拔伸一定程度后，则需要一个稳定的持续牵引力。

（3）康复保健应用

拔伸法属于刺激较重的手法，具有舒筋活血、理筋整复、松解粘连、滑利关节等作用，适用于全身各关节部，主要用于软组织损伤等病症的康复保健。

（4）注意事项

拔伸法操作时不可用突发性的暴力进行拔伸，以免造成牵拉损伤；要注意拔伸的角度和方向；在关节复位时不可在疼痛、痉挛较重的情况下拔伸。

三、全身保健按摩

全身保健按摩是对人体各部位有序地、程序化（套路化）地进行推拿手法操作，以达到保健目的的一种推拿方法。操作中要求施术者手法连贯协调，招式编排合理，从而达到既舒适又健身的目的。

通过全身保健推拿可以疏通整个经络系统，促进全身气血运行，清除全身疲劳，强筋健骨，改善脏腑组织器官功能。

（一）头面部保健推拿

1. 手法要领

头面部推拿手法操作要轻而不浮，柔和深透，由上而下，由前至后，由中到侧，由点及面，整体连贯，按经络循行规律施术。整个过程可分三个阶段：开始手法轻柔和缓；继而手法渐重，速度渐快；最后手法轻巧柔和，力度渐小，速度转缓。

2. 体位

受术者闭目仰卧，施术者站立或坐于其头后方。

3. 操作

头面部保健推拿的操作，见表3-32。

表 3-32 头面部保健推拿操作简表

推拿步骤	操作方法	备注
摩浴面目	施术者双手掌合拢搓至微热，分别轻放于受术者两侧面颊，沿面颊→眼眶→额面一线做 3～5 遍摩法	此手法宜轻巧，操作时间为 1～2min，旨在使受术者逐渐适应施术者的手法下进行操作
分抹前额	施术者以示指和中指靠拢，以两指螺纹面着力，沿受术者印堂穴→神庭穴一线做单向抹动 6～8 次；用双拇指螺纹面沿印堂穴→太阳穴方向做推抹法，用中指螺纹面点揉太阳穴，反复施术 6～8 次	起手时用力应稍重，分抹中力量逐渐减轻，并可稍行揉压。前额部可分为三条线，即额上线、额中线和额下线进行施术
轻揉眼眶	施术者双拇指桡侧或螺纹面着力，从睛明穴起，自内向外，由下至上轻揉眼眶 3～5 圈；续用双手中指螺纹面点揉受术者两侧睛明穴、鱼腰穴、丝竹空、四穴等穴各约 30s	
摩擦鼻翼	施术者用中、示指指面轻夹鼻翼两旁，做轻快擦法 12～15 次	指法要柔和，把握好"慢-快-慢"的节奏，操作时需微翘指尖以防指甲伤到皮肤
轻揉口周	施术者用双手拇指螺纹面分别在口唇两侧沿人中→地仓→承浆一线反复推揉 6～8 次	揉动速度宜缓慢，部位移动自然，无跳跃感
摩揉面颊	施术者先以双手拇指指端点按受术者两迎香穴约 30s，然后以指螺纹面自迎香起，经巨髎穴推摩至颧髎穴，反复施术 3～5 次；续以双手四指螺纹面着力，轻摩受术者下颌处，并沿下颌外缘，经大迎穴摩至颊车穴，然后用中指揉按颊车穴 30s；继上操作，施术者双手示、中、环三指并拢，以中指为主着力指，从颊车穴经下关穴轻揉至太阳穴，反复施术 3～5 次	
揉捏耳郭	施术者以双手拇指和示指螺纹面相对着力，分别轻轻揉捏受术者两侧耳郭，反复施术 1～2min，最后向下方轻轻牵拉耳垂 3～5 次；续将受术者耳郭从后推贴至面部，持续 2～3s 后突然放开，反复操作 3～5 次	
梳理头皮	施术者双手五指屈曲，并自然分开，以指端及指螺纹面交替着力，从受术者头部两侧耳上的发际处，向头发内对称做快速而有节律的梳抓，并缓慢移到头顶正中线，双手十指交叉梳抓搓动，如洗头状，反复施术 2～3min	
虚掌叩头	施术者双手交叉做互握手状，掌内空虚，以下方手背为着力点，在受术者前额及头顶部上下轻轻叩击	施术时间为 1～2min
总收法	施术者以双手拇指螺纹面或大鱼际着力，先行分抹前额，揉运太阳，分抹眼球，抹揉迎香，并推人中、地仓；然后从耳前到耳上，推理至耳后；继以双手小鱼际着力，沿颈项斜方肌推理至双侧肩井穴，最后捏拿肩井穴 2～3 次收势	

4. 功效

施术后，受术者头目清爽，轻松舒适，精神焕发。

（二）上肢部保健推拿

1. 手法要领

上肢部皮肤薄弱，推拿操作宜手法柔和轻快。点、掐应着重于腧穴，尤其是肩、肘、腕关节部位；

揉、推须遵循经络；摇、抖灵巧到位，功力通臂贯肢；搓、理手臂要轻松灵活，柔和技巧。诸法连贯配合，施术轻重有度，勿强拉硬扯。

2. 体位

受术者取仰卧位，上肢放松，自然下垂；施术者站立其一侧。

3. 操作

上肢部保健推拿的操作，见表3-33。

表3-33 上肢部保健推拿操作简表

推拿步骤	操作方法	备注
推抚上肢	施术者一手托住受术者一侧腕部，另一手全掌着力，从受术者腕部开始，向心推按至腋窝处，而后再离心推按至腕部	反复施术3～5次
拿揉上肢	施术者一手托住受术者一侧腕部，另一手拇指与其余四指相对着力，沿经脉循行或肌肉轮廓，揉拿上肢肌肉和腧穴，由肩至臂腕部	反复施术3～5遍
点揉上肢穴	施术者一手握住受术者对侧手掌，另一手托住其肘臂，用拇指端或螺纹面分别点按并轻揉其曲池、手三里、内关、神门、合谷、劳宫等穴各30s	
摇肩关节	施术者一手扶持受术者肘部，另一手握其四指，先顺时针方向，后逆时针方向，环转摇动肩关节各3～5次	
抖动上肢	施术者以双手同时握住受术者一手的大、小鱼际部，在稍用力牵拉的基础上，上下抖动上肢2～3次	
揉按腕关节	施术者一手握住受术者一手手指，另一手四指托住其腕部，以拇指螺纹面轻轻揉按腕关节1～2min	亦可两手托腕，双拇指同时对一侧腕关节施术
摇手腕	施术者以一手握住受术者腕关节上部，以使之固定；另一手握其示、中、环和小指，并稍使之背屈，然后自内向外摇动其手腕3～5周	
捻、捋手指	施术者以一手扶托受术者腕部，另一手拇、示指螺纹面相对着力，夹持其指根部，做快速捻动，并向指端方向移动，施术时应以捻动手指关节处为主，时间约30s，然后再以屈曲的示、中指近侧关节的相对面着力，紧夹住受术者的手指根部，用力向指端方向迅速捋出，可听到受术者两指相撞发出一"嗒"的响声	一般按由拇指至小指的顺序逐指施术

4. 功效

施术后，受术者感到上肢舒适轻松，活动灵活自如。

（三）胸腹部保健推拿

1. 手法要领

胸腹部推拿手法操作应重视循经与取穴，配合呼吸节律，由胸及腹，条理连贯，左右照应。胸胁部施术宜轻巧灵活，速率均匀，勿施粗暴，对女性应忽略乳房部位；腹部施术应轻松柔和，均匀深透，摩运须热，按揉勿急，和缓顺应，勿伤脏器。

2. 体位

受术者取仰卧位，保持呼吸均匀，腹肌放松；施术者站立或坐于其侧。

3. 操作

胸腹部保健推拿的操作，见表 3-34。

表 3-34 胸腹部保健推拿操作简表

推拿步骤	操作方法	备注
掌根按压双肩	施术者以双手掌根同时着力，按压受术者双肩 5～6 次，并可用拇指指端同时点压其中府穴或缺盆穴 30s	起手时，应用力和缓，继而逐渐加强力度，然后缓缓放松按压
分推胸胁	施术者以双手拇指分置于受术者胸骨两侧的俞府穴处，其余四指抱定胸廓两侧，以全掌着力，向下推抚，并沿肋间隙由内向外逐肋分推至腋中线，直达乳根穴高处止	反复施术 3～5 遍，女性应避开乳房区
点揉胸部腧穴	施术者以一手或双手拇指螺纹面着力，从受术者天突穴开始，向下逐个点揉任脉诸穴至膻中穴；再从天突穴下的璇玑穴两侧俞府穴开始，向下逐个揉按足少阴经诸穴至神封穴；然后两手分别向外揉按俞府、气户各穴至中府穴和云门穴	反复施术 2～3 遍
搓摩双胁肋	施术者双手对称性地分置于受术者两胁肋部，以五指的掌侧及全掌着力，从渊液穴向下来回对搓其胁肋部至章门穴和京门穴之间，并可上下往返移动 5～10 遍	操作时压力不宜过重
全掌揉腹	施术者双手叠掌，全掌着力，从受术者右下腹开始，沿升、横、降结肠的方向顺时针轻揉全腹，时间 2～3min	手法要轻快，柔和，深透
拿揉腹直肌	施术者以两手四指分别置于受术者腹部两侧，向内合力将腹肌挤起，然后两手交叉，以双掌归拢扣合腹肌，使双手拇指置于腹肌一侧，余四指于腹肌另一侧，自上而下，揉拿提抖腹肌 3～5 次	
摩腹	施术者以掌心置于受术者脐部，全掌着力，以脐为重心，先顺时针方向，后逆时针方向，各旋转轻抹脐部 30 次	
点揉腹穴	施术者以拇指指端着力，或用示、中、环指指端，先沿受术者腹正中线任脉循行，由上至下分别点揉上脘、中脘、下脘及气海、关元各穴，然后点压天枢穴	每穴点压时间约 20s

4. 功效

施术后，受术者心胸舒适，呼吸顺畅，脘腹感到温暖舒适，精神倍增。

（四）下肢前侧部保健推拿

1. 手法要领

下肢部肌肉丰厚、韧带肌腱强劲，推拿操作手法宜深透有力，均匀持久；拿揉应遵经循筋，以线及面；推抚勿浮，搓摩须热，拍叩轻巧，运动准确有度；诸多手法配用灵活，技巧连贯，不可突施暴力。

2. 体位

受术者取仰卧位，双下肢放松，自然伸直；施术者站其一侧。

3. 操作

下肢前侧保健推拿的操作，见表 3-35。

表 3-35 下肢前侧保健推拿操作简表

推拿步骤	操作方法	备注
拿揉下肢前侧	施术者以双手拇指与其余四指螺纹面相对着力,于受术者下肢股前、内、外侧循经脉自上而下拿揉至足踝部	操作 3～5 遍
推按下肢前侧	施术者以全掌着力,紧贴受术者大腿根部,分别离心推按大腿内侧、前侧、外侧各 3～5 次;续后离心推按小腿内侧、前侧、外侧各 3～5 次	亦可酌情向心性推按
点揉下肢前、内、外侧各穴	施术者以拇指螺纹面着力,循受术者下肢前、内、外侧经脉走向,分别点压并揉按各腧穴。其中足三里、血海、阴陵泉、阳陵泉、三阴交等重点腧穴各施术 20s	
抱揉膝关节	施术者一手掌心着力,置受术者髌骨上,施以轻轻揉压 1～2min,然后双手掌心着力,如抱球状,抱住其膝关节两侧,相对用力,轻揉膝关节	操作 1～2min
推摩足背	施术者一手托扶受术者足底,以另一手拇指螺纹面、大鱼际或掌根推摩其足背 10～20 次	
环摇髋、膝、距小腿关节	施术者先摇髋关节做顺时针方向和逆时针方向环转摇动各 5～10 次;继而双手用力向胸部方向上推,使受术者髋、膝关节尽可能屈曲,然后用力将此下肢向远端牵拉成伸直状态,可施术 2～3 次;最后施术者摇小腿关节,先顺时针方向,后逆时针方向,环转摇动各 5～8 次	
叩拍下肢前侧	施术者双手以空拳或虚拳有节奏地自上而下分别叩打或叩拍受术者下肢前、内、外侧各 3～5 遍	

4. 功效

施术后,受术者感到下肢轻松舒展,行走轻快有力。

(五)颈项及肩部保健推拿

1. 手法要领

颈项及肩部肌肉韧带发达,张力较高,又为诸阳经脉汇聚之所,推拿操作手法要求稳定、深透、技巧灵活,慢而不滞,快而有序,轻重适宜,柔和深透,并注意施术方向、角度分寸和手法变化,切忌生硬力猛。

2. 体位

受术者俯卧位,保持颈肩部放松,施术者站其一侧或身后。

3. 操作

颈项及肩部保健推拿的操作,见表 3-36。

表 3-36 颈项及肩部保健推拿操作简表

推拿步骤	操作方法	备注
拿颈项及肩	施术者分别沿受术者的风府穴→大椎穴、风池穴→肩井穴两线反复操作	操作 3～5min
掌揉颈项及肩	施术者分别以双手掌大、小鱼际或掌根部着力,沿受术者风府穴→大椎穴一线操作用揉法和弹拨法,然后沿风池穴→肩井穴一线操作用揉法	反复施术 2～3min
按压棘突两侧	施术者以双手拇指指端分别置于受术者项部棘突两侧,自上而下按压	操作 2～3 遍
点揉颈肩部腧穴	施术者以双手拇指螺纹面或指端着力,分别点揉受术者颈项及肩部的风池、风府、大椎、肩井、秉风、曲垣、天宗等腧穴各 20s 左右	
拿肩井穴收势	双手拇指螺纹面与其余四指相对着力,同时拿捏其两肩井穴	反复施术 5～10 次,缓缓收势

4. 功效

施术后，受术者感颈项柔软舒适，肩部轻松舒展，头脑清爽，精神焕发。

（六）背腰部保健推拿

1. 手法要领

背腰部肌肤丰厚宽阔，推拿操作手法大多接触面大，且要求力达深透，推抚宜广而不浮；按压要重而不滞；拿揉均匀有力，动而不涩；叩拍节奏规律，轻重有度。诸手法需循经重穴，着力准确。背部手法当柔和而深透；脊部手法要力重而勿暴；腰肾部手法要轻巧；腰骶部手法应透达。

2. 体位

受术者取俯卧位；施术者站其一侧，并面向其头部。

3. 操作

背腰部保健推拿的操作，见表3-37。

表3-37　背腰部保健推拿操作简表

推拿步骤	操 作 方 法	备 注
揉按背腰部	施术者以双手或一手全掌着力，沿受术者督脉和足太阳膀胱经，自上而下揉按3～5遍	对需要增加力量、增加刺激的部位，可叠掌施术或用肘揉法
推抚背腰及两胁	施术者用掌推法或肘推法，从受术者脊柱两侧由上至下反复施术3～5次，然后自肩胛骨下缘开始，沿脊柱两旁由内斜向外，逐肋分推至腋中线，反复施术2～3遍	
点揉背腰部腧穴	施术者以双手拇指指端或螺纹面着力，从受术者大杼穴开始，沿足太阳膀胱经，向下逐穴点揉至膀胱俞；然后再沿督脉从大椎穴开始，向下逐穴揉压至腰俞	每穴施术约20s，反复施术2～3遍。对肾俞等重点腧穴可增加点揉时间至1min左右
捏脊	施术者沿着受术者脊柱的两旁，从下向上，自受术者尾骶部到枕项部，用拇指和示指做捏法，边提捏边有节奏地向前推进	反复施术3～5遍
搓擦命门穴	施术者先对掌搓热双手，继而迅速以一手扶在受术者背部，另一手放置其命门穴处，快速搓擦命门穴及两侧肾俞穴，直至受术者自觉腰部温热为止，时间为1～2min	搓擦后亦可缓揉命门穴片刻，以增加热感的渗透力
叩拍背腰部	施术者可视受术者体质状况以及施术部位不同，分别采用拳叩、叩拍、切击、指弹等手法，于受术者背腰部反复施术1～2min	一般脊柱区宜拍叩，肩胛区及脊柱两侧宜拳叩，腰骶部宜切击，肾区叩击力量不宜过大

4. 功效

施术后，受术者自觉腰背轻松舒适，头目清爽，心胸通畅，脘腹舒适。

（七）臀部及下肢后侧部保健推拿

1. 手法要领

下肢后侧肌肉丰厚，经脉主要为足太阳膀胱经与足少阴肾经所过，推拿手法多以揉拿按为主，要领参见下肢前侧部保健推拿。

2. 体位

受术者取俯卧位，施术者站其一侧。

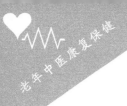
3. 操作

臀部及下肢后侧保健推拿的操作，见表3-38。

表3-38　臀部及下肢后侧保健推拿操作简表

推拿步骤	操作方法	备　注
拿捏臀部及下肢后侧	施术者自上而下拿揉受术者臀部及下肢后侧	反复施术3～5min。施术时以臀部、股后侧肌群及腓肠肌部为重点
推抚下肢后侧	施术者用掌推法或肘推法，从受术者臀横纹处开始，沿足太阳膀胱经和足少阴肾经，离心推抚至足跟部	反复施术3～5次
揉按臀部及下肢后侧	施术者用全掌揉或掌根揉法，揉按受术者臀部及下肢后侧	自上而下反复施术3～5min。其中臀部、股后侧及腓肠肌部重点施术
点按下肢后侧腧穴	施术者用肘尖或指间关节点按法，自上而下分别点按受术者下肢足太阳膀胱经腧穴各约20s	其中环跳、承扶、殷门等肌肉丰厚处腧穴，可用肘尖按压，昆仑、太溪等穴可用拿揉法
叩拍臀部及下肢后侧	施术者自上而下有节奏地叩击或拍打受术者臀部及下肢后侧	时间为1～2min
捻捋足趾	施术者以一手扶托受术者足背，另一手用捻法从足趾关节处向趾端方向捻动，每趾时间约30s。然后在缓慢拔伸的基础上，向趾端方向迅速捋出，可听到术者两指发出碰撞的声音	一般按拇趾到小趾的顺序依次施术
推揉足底	施术者以单手鱼际、掌根或双手拇指螺纹面着力，推、搓、揉受术者足弓、足底各3～5遍；最后以空拳有节奏地叩打其足跟部3～5遍	时间为3～5min

4. 功效

施术后，受术者感到下肢舒适轻快，行走和负重轻松有力。

▶▶ 任务实施

推拿保健技术实训

▶▶ 第一步：明确任务实施的目的。

1）掌握㨰法、揉法、一指禅推法、摩法、擦法、推法、搓法、抹法、按法、点法、捏法、拿法、弹拨法、捻法、抖法、振法、拍法、击法、摇法、扳法、拔伸法的规范性动作与应用技巧；掌握头面部、上肢部、下肢部、颈肩部、背腰部保健按摩技巧。

2）掌握㨰法、揉法、一指禅推法、摩法、擦法、推法、搓法、抹法、按法、点法、捏法、拿法、弹拨法、捻法、抖法、振法、拍法、击法、摇法、扳法、拔伸法的康复保健应用。

3）熟悉㨰法、揉法、一指禅推法、摩法、擦法、推法、搓法、抹法、按法、点法、捏法、拿法、弹拨法、捻法、抖法、振法、拍法、击法、摇法、扳法、拔伸法在人体各部位的手法应用。

4）了解胸腹部保健按摩知识。

▶▶ 第二步：准备任务实施的器材和人员。

模特（学生）、按摩床、按摩巾、按摩膏、视频资料等。

▶▶ 第三步：明确任务实施的方式（讲授＋示教＋实训）。

1）教师结合视频及相关教具进行讲授，以明确推拿保健技术不同手法及全身保健按摩的操作方法。

2）教师在模特（学生）身上示教各种推拿手法及分部位全身保健按摩的操作。

3）学生2人一组在身体适当部位进行规范性动作和技巧、全身保健按摩的操作练习。

▶▶ 第四步：明确任务实施的内容。

详细讲解各推拿手法的动作要领，以便学生观摩练习。

1）做好解释，取得受术者的配合。

2）安排受术者取合适体位，协助松开衣着，根据需要暴露施术部位，注意保暖。

3）在施术部位铺按摩巾，进行腰腹部推拿时，嘱受术者排空小便。

4）进行常用推拿手法如㨰法、揉法、一指禅推法、摩法、擦法、推法、搓法、抹法、按法、点法、捏法、拿法、弹拨法、捻法、抖法、振法、拍法、击法、摇法、扳法、拔伸法的操作，操作时压力、频率、摆动幅度均匀，动作灵活。

5）进行全身保健按摩。①全身保健按摩施术顺序：仰卧位，头面部→上肢部→胸部→腹部→下肢部；转俯卧位，颈肩部→背腰部→下肢部→足部；②还可根据受术者身体状况和要求选择局部保健按摩；③一般全身保健按摩45min，局部保健按摩30min；④操作时注意避开敏感部位。

6）操作过程中随时观察受术者对手法的反应，若有不适，及时调整手法或停止操作，以免发生意外。

7）操作手法轻重快慢适宜，用力需均匀，禁用暴力。每次推拿时间一般为15～30min。

8）操作完毕，清理用物，归还原处。

9）注意事项：施术者在操作前应修剪指甲，以免伤及受术者皮肤；注意推拿的禁忌证等。

▶▶ 第五步：任务实施思考与总结。

1）各常用推拿手法的动作要领是什么？

2）各常用推拿手法的注意事项是什么？

3）各常用推拿手法的康复保健应用是什么？

备注：本任务在实施时，可以分手法或手法类别来进行。

➔➔ 触类旁通

推拿保健特殊检查

在进行推拿保健操作前，施术者常会进行一些有针对性的特殊检查，见表3-39。

表 3-39　推拿保健特殊操作诊断

特殊诊断	操作方法	保健应用
压顶、叩顶试验（椎间孔挤压试验）	受术者坐位，施术者用双手重叠置于患者头顶，并控制颈椎在不同角度下进行按压	如引起颈痛和放射痛者为阳性，说明颈神经根受压
	正位时，用拳隔手掌叩击受术者头部	如引起颈痛并有上肢窜痛和麻木感，或引起患侧腰腿痛，均属阳性，提示颈或腰神经根受压
臂丛神经牵拉试验	受术者坐位，颈部前屈，施术者立于患侧，以一手抵住患侧头部，一手握患肢腕部，反方向牵拉	患肢有窜痛或麻木感为阳性，提示臂丛神经受压
头颈倾斜试验	受术者坐位，头稍后仰，下颌转向患侧，深吸气后屏住呼吸。施术者一手顶住受术者下颌，给以阻力，另一手摸受术者桡动脉	如脉搏减弱或消失，即为阳性，多见于前斜角肌综合征
颈部拔伸试验	受术者正坐，放松，施术者立于其身后，双手捧托于受术者枕部，缓慢用力，向上提起受术者头部	若受术者颈肩疼痛及麻木减轻，为阳性。本试验常作为颈部病症是否需要牵引的指征之一
椎动脉扭曲试验	受术者坐位，颈项放松，施术者立于受术者背后，双手托扶受术者头部做固定，使受术者最大限度地做仰头、转颈动作	如果出现明显的头昏、眩晕、恶心、呕吐症状，即为阳性
屈颈试验	受术者坐位，双下肢伸直，主动或被动屈颈，下颌贴近胸壁 1min 左右	引起腰腿痛为阳性，提示腰部神经根受压
仰卧挺腹试验	受术者仰卧，以枕部双足跟为支点，将腹部挺起，腰部及骨盆离开床面，同时咳嗽一声	如引起腰腿痛及下肢窜痛为阳性，提示腰部神经根受压
股神经牵拉试验	受术者俯卧，患肢屈膝 90°，施术者将患肢小腿上提或继续屈曲膝关节	如果出现沿股神经放射性疼痛，为阳性
双膝双髋屈曲试验	受术者仰卧，施术者将受术者屈曲的两下肢同时压向腹部	如活动受限疼痛，提示腰骶或髋关节病变。如将一侧屈曲的下肢压向对侧腹部引起骶髂关节疼痛，说明有骶髂韧带损伤或关节病变
骨盆分离或挤压试验	受术者仰卧，施术者用两手分别压在两侧髂骨翼上，并用力向外按（分离）或向内挤压	有疼痛者为阳性，提示骶髂关节病变，耻骨联合分离或骨盆骨折等
"4"字试验	受术者仰卧，健侧下肢伸直，患肢屈曲外旋，使足置于健侧膝上方，施术者一手压住患侧膝上方或另一手压住健侧髂前上棘，使患侧骶髂关节扭转	产生疼痛为阳性，提示髋关节病变即为骶髂关节有病变
直腿抬高和足背屈试验	受术者仰卧，双下肢伸直，在保持膝关节伸直的情况下，分别做直腿抬高动作，测量抬高时无痛的范围（抬高肢体与床面的夹角）	如有神经根受压时，可出现直腿抬高明显受限，一般多在 60° 以下，即出现受压神经根分布区域的疼痛，为直腿抬高试验阳性。然后将下肢降低 5°～10° 至疼痛消失，并突然将足背屈，坐骨神经痛再度出现为阳性，后者较前者对腰椎间盘突出症的诊断更有临床价值
床边试验	受术者仰卧，患侧臀部靠近床边，健侧下肢屈膝屈髋，以固定骨盆，施术者将其患肢移至床外并使之尽量后伸，使骶髂关节牵张和移动	若骶髂关节疼痛，则提示有病变
跟臀试验	受术者俯卧，两下肢伸直，肌肉放松，施术者握其足部，使足跟触到臀部	如腰骶关节有病变，则引起腰骶部疼痛，骨盆甚至腰部也随着抬起
搭肩试验（杜加氏试验）	受术者手搭于对侧肩部，观察肘关节是否可以紧贴胸壁	若肘关节不能靠紧胸膛，为杜加氏试验阳性，提示有肩关节脱位的可能

（续）

特殊诊断	操作方法	保健应用
肩关节外展试验	受术者肩关节做外展动作，此试验对于肩部疾病能做大致的鉴别	1）肩关节功能丧失，并伴有剧痛时，可能为肩关节脱位或骨折 2）肩关节炎时从外展到上举过程皆有疼痛 3）开始时不痛，外展角度越大时肩越痛，可能为肩关节粘连 4）外展过程中疼痛，上举时反而不痛，可能为三角肌下滑囊炎 5）从外展至上举60°～120°范围内有疼痛，超越此范围时反而不痛，可能为冈上肌肌腱炎 6）外展动作小心翼翼，并有疼痛者，可能为锁骨骨折
肱二头肌长腱试验	肩关节内旋试验：让受术者主动做肩极度内旋活动，即在屈肘位，前臂置于背后	肩痛者为阳性，说明肱二头肌长头腱鞘炎
	抗阻力试验：受术者肘关节用力屈曲；医师手握受术者腕部，对抗阻力，使受术者肘关节伸直	若受术者疼痛加剧，为抗阻力试验阳性，说明肱二头肌长头腱鞘炎
网球肘试验（密耳氏试验）	前臂稍弯曲，手半握拳，腕关节尽量屈曲，然后将前臂完全旋前，再将肘伸直	如在肘伸直时，肱桡关节的外侧发生疼痛，即为阳性
前臂屈、伸肌紧张（抗阻力）试验	受术者握拳、屈腕，掌心向下，检查者以手按压患者手背，受术者抗阻力伸腕	如肘外侧疼痛则为阳性，提示肱骨外上髁有炎性病灶
	受术者掌心向上，伸手指和背伸腕关节，检查者以手按压受术者手掌	患者抗阻力屈腕，肘内侧痛为阳性，提示肱骨内上髁有病变
肘三角	肱骨内、外上髁和尺骨鹰嘴三者关系，在伸肘位呈一直线，在屈肘90°位构成一等腰三角形，称为肘三角	肘后脱位时，肘三角即失去正常关系
握拳尺偏试验	患手握拳（拇指在里、四指在外），腕关节尺偏	桡骨茎突处疼痛为阳性，提示桡骨茎突狭窄性腱鞘炎
屈腕试验	使受术者腕关节极度屈曲	短时间后即引起手指麻痛，为腕管综合征体征
浮髌试验	受术者平卧，患肢伸直放松，施术者一手将髌骨上方髌上囊内液体向下挤入关节腔，另一手指按压髌骨，一压一放，反复数次	如有波动感即表示关节腔内有积液
侧向挤压试验	受术者仰卧，患膝伸直，股四头肌放松，施术者一手固定膝关节，另一手握距小腿关节，双手相对用力，做膝关节被动内翻或外翻活动，正常时无侧方活动，亦无疼痛	如韧带完全撕裂，则出现侧向异常活动；如韧带挫伤或部分撕裂则引起疼痛
抽屉试验	受术者仰卧，屈膝至90°位，肌肉放松，施术者双手握小腿上端将其向前、后反复推拉	正常时无活动，如向前滑动，提示交叉韧带损伤；向后滑动，则表示后交叉韧带损伤
膝关节旋转试验	受术者仰卧，施术者一手扶其膝部，另一手握踝，膝关节做被动屈伸活动的同时，内收内旋或外展外旋	引起弹响声或疼痛时为阳性，为半月板损伤
半月板研磨试验	受术者俯卧，髋关节伸直，患膝屈曲至90°。施术者一手跪压于患者大腿屈面，将其固定，用双手握住患足，挤压膝关节，并旋转小腿	引起疼痛者为阳性，提示半月板损伤；反之，将小腿提起，使膝关节间隙增宽，并旋转小腿，如引起疼痛，则为侧副韧带损伤
足内、外翻试验	检查者一手固定小腿，另一手握足，将距小腿关节极度内翻或外翻	如同侧疼痛，提示有内或外踝骨折可能，如对侧痛则多属副韧带损伤

→ 项目小结

中医康复保健技术是中医康复保健的主要部分，本项目主要介绍在老年中医康复保健服务工作中常用的灸法、拔罐、刮痧、耳穴、推拿等保健技术。

灸法保健具有其他中医康复保健技术不可替代的作用，如温经散寒等作用，适应证广泛，尤其擅长预防保健。它的基本操作技术也比较简单，较易掌握，但还是要注意其适应证与禁忌证、注意事项等。拔罐保健的难点与重点则是它的操作与康复保健应用，其具体运用的方法较多，康复保健应用时应注意正确选择施术部位和罐的大小，需规范操作，牢记注意事项，防止烫伤。刮痧保健的重点与难点也是它的操作与康复保健应用，实际工作中一定要灵活应用刮痧板，做到速度均匀、力度一致，会根据不同的部位选择相应的刮痧方法；要熟练掌握刮痧保健技术的适应证、禁忌证及注意事项。耳穴保健的难点与重点是耳穴的定位、操作与康复保健应用，熟悉其适应证、禁忌证及注意事项。推拿保健的重点与难点是常用推拿手法的操作与康复保健应用，操作时要注意支点的应用和施力的部位，反复练习，不断体会和反思，才能做到持久、有力、均匀、柔和，从而达到深透。

对于中医康复保健技术的实际操作，只有反复训练才能在应用时得心应手，从而取得较好的康复保健效果。

项目四 应用中医康复保健技术

→ 学习目标

知识目标

①掌握老年常见病症的中医康复保健技术的应用。②熟悉老年常见病症的病因病机、临床表现、注意事项。③了解老年常见病症的诊断要点。

技能目标

能进行老年常见病症的中医康复保健；能为老年人安排合适的康复保健环境。

情感目标

能与老年人及其家属进行有效沟通；能开展中医康复保健的健康教育等。

任务一 老年高血压的中医康复保健

→ 情境导入

李某，男，65岁，头痛、头晕1个月余，测血压170/106mmHg，嗜酒、吸烟，平素身体尚可，神志清，精神不振，形体肥胖，舌红无瘀点，苔黄腻，脉弦滑。

请思考： 1. 患者最可能被诊断为何病？病因病机可能是什么？

2. 为患者制定中医保健和日常护理方案。

→ 知识储备

老年高血压是指年龄60岁以上，血压持续或非同日3次以上收缩压（SBP）≥140mmHg和（或）舒张压（DBP）≥90mmHg。极少数老年人血压升高是某些疾病的一种表现，称为老年人继发性高血压（继发性高血压不在本篇论述范围之内）。高血压是老年人最常见病之一，是导致老年人脑卒中、冠心病、心力衰竭、肾衰竭发生率和病死率升高的主要危险因素之一，严重影响老年人的健康和生活质量。

一、老年高血压概述

（一）病因病机

中医学认为，本病与"肝""肾"两脏有关，体质的阴阳偏盛或偏衰、气化失调是发病的内在因素。其发病的机理主要为上实下虚。上实为肝气郁结，肝火、肝风上扰；下虚为肾阴虚损，水不涵木，肝失滋养，而致肝阳偏盛。患病日久，阴损及阳，可致阴阳两虚。一般来说，病早期多为肝阳偏盛，中期属肝肾阴虚，晚期多为阴阳两虚。中医无高血压之病名，根据高血压主要症状可归之于中医"头痛""眩晕""中风"等范畴。

目前，大多数老年人高血压病因不明。近半个世纪以来，我国人群高血压患病率上升很快，主要原因是我国经济发展，人民生活水平改善和生活节奏加快带来一系列不健康生活方式。其中最重要的是膳食不平衡，吸烟和饮酒过量，缺乏体力活动和心理压力增加。此外，遗传因素与高血压发病率明显相关。女性老年人常在绝经期前后由于内分泌失调出现高血压。老年人高血压发病机制还包括肾素血管紧张素系统兴奋性增高、中枢和交感神经系统失调、胰岛素抵抗、动脉硬化及粥样硬化、肾排钠功能下降、压力感受器敏感性降低与功能失衡等因素。

（二）临床表现

大部分病人起病缓慢，一般表现有头晕、头痛、耳鸣、眼花、失眠、乏力、心悸等。

后期表现为靶器官受损：心，发生高血压性心脏病，甚至出现严重心力衰竭；脑，出现脑出血和脑梗死等脑血管意外；肾，早期出现蛋白尿、多尿、尿比重降低，甚至出现严重肾功能衰竭。

老年高血压以单纯收缩期高血压为多见，且血压波动大，收缩压一日之内波动可达40mmHg。老年高血压多合并多器官功能改变，如心、脑、肾等脏器损害，易发生心力衰竭。老年高血压常合并多种慢性疾病，如肺心病、糖尿病、冠心病等。

（三）诊断要点

老年高血压诊断的主要依据为血压持续或非同日3次以上收缩压（SBP）≥140mmHg和（或）舒张压（DBP）≥90mmHg。既往有高血压病史，目前正在使用抗高血压药物，现血压未达到前述标准，也应诊断为老年高血压。极少数老年人血压升高为继发性高血压，应予以鉴别。

二、老年高血压的中医康复保健方法

老年高血压病，根据中医辨证论治，中医保健方法甚多且颇有疗效。我们先从耳针、艾灸着手。

（一）艾灸保健

（1）取穴

风池、曲池、太冲、涌泉。

（2）操作

温和灸，每穴灸10min，每日1次。

（二）拔罐保健

（1）取穴

肝火偏旺者取肝俞、行间、太冲、侠溪；痰浊上扰者取中脘、内关、足三里、丰隆；肾虚火旺者取肝俞、肾俞、三阴交、太冲。

（2）操作

肝火偏旺者采用刺络拔罐法，用梅花针在上述各穴轻叩刺，以局部皮肤发红或微出血为度，再拔罐；痰浊上扰者用单纯拔罐，并留罐；肾虚火旺者先搓揉太冲穴处，消毒后用毫针或三棱针快速点刺，挤出5～10滴血，用棉球按压止血，其余穴位用单纯拔罐；留罐10min。每日或隔日1次，10次为1个疗程。

（三）刮痧保健

刮痧使经络畅通，气血通达，可以改善、调整脏腑功能，使人体阴阳平衡。刮痧法对老年高血压有一定疗效，可以辅助使用。

（1）取穴

百会至风府、风池、足三里、肝俞、肾俞、太冲、涌泉。

（2）操作

先用刮痧板角部刮拭百会至风府、风池，20～30次，至皮肤发热；再用刮痧板棱角刮拭肝肾、肾俞至出痧为度；最后刮拭足三里、太冲、涌泉，涌泉可重刮，即用刮痧板棱角点按。

（四）耳穴保健

（1）取穴

耳穴降压沟、肝、交感、心、枕、额、神门、皮质下。

（2）操作

主穴每次取1～2穴，酌加配穴，每次选用1～2穴，以毫针中等强度刺激，留针20min，10天为1个疗程。或王不留行籽贴压，左右交替贴压，3天调换1次，20天1个疗程。

（五）推拿保健

一般老年原发性高血压的缓进型各期均可采用推拿降压康复保健，总的治疗原则是急则治其标，缓则治其本，具体平肝潜阳、滋养肝肾等，宜辨证施治。

（1）手法

一指禅推法、拿法、抹法、揉法、摩法、按法、擦法等。

（2）取穴

印堂、太阳、百会、风池、风府、头维、攒竹、关元、气海、神阙、中脘、肾俞、命门、涌泉等。

（3）操作

①头面颈部操作：受术者取坐位，用一指禅推法从印堂直线向上到发际，往返3～5次；再从印堂沿眉弓至太阳，可配合抹法往返3～5次；然后从印堂到攒竹、睛明，绕眼眶治疗，两侧交替进行，每侧3～4次；再以大鱼际揉法在额部治疗，从一侧太阳穴到另一侧太阳穴，往返3～4次；继以一指禅推法，从风府沿颈椎向下到大椎往返治疗3～4次；再在颈椎两侧膀胱经用一指禅推法往返3～4次；最后按揉百会、头维、太阳、风池、肩井、肩髃、曲池、合谷。②腹部操作：受术者仰卧位，施术者坐于其右侧，用掌摩法在关元、气海、神阙、中脘等穴治疗，摩法按顺时针方向操作，在摩腹过程中可配合按揉上述穴位，约10min。③腰部及足底操作：受术者俯卧位，以一指禅推法于两侧膀胱经肾俞、气海俞、大肠俞、关元俞及督脉命门、腰阳关等操作；再以擦法将上述穴位擦之透热；最后直擦足底涌泉穴以透热。

（4）辨证加减

属肝阳上亢者，重拿风池穴2～3min，掐太冲、行间穴各2～3min，取泻法；摩揉肝俞、肾俞、涌泉穴，透热为度。属痰浊壅盛者，以一指禅推法结合指按、指揉丰隆、解溪穴，取泻法；推、擦足三里穴，摩中脘穴，取补法。

三、老年高血压注意事项

1）调节情志，生活规律，保持充足睡眠及大便通畅。

2）适当运动，保持理想体重。

3）戒烟限酒。

4）避免暴露在过冷过热的环境中，冬季注意保暖。

5）坚持按医嘱服降压药，若血压达到Ⅲ级，或出现高血压危象，应及时就医调整用药种类或剂量。

6）应定期检测血压并记录，定期到医院复查。

➡️ 任务实施

老年高血压的中医康复保健模拟实训

▶▶ **第一步：明确任务实施的目的要求。**

1）掌握老年高血压温和灸、拔罐、耳穴与推拿保健技术。

2）熟悉老年高血压的注意事项。

3）了解老年高血压的其他康复保健方法。

▶▶ **第二步：准备任务所需教具、器材、人员。**

模特（学生）、视频资料、艾条、打火机、按摩床、按摩巾、王不留行籽或耳穴贴、75% 乙醇、消毒干棉球、玻璃罐、95% 乙醇等。

▶▶ **第三步：明确任务实施的方式（讲授 + 示教 + 实训）。**

1）教师结合视频资料、多媒体讲授老年高血压的相关理论知识。

2）教师在模特（学生）身上演示老年高血压的温和灸、拔罐、耳穴与推拿保健技术。

3）学生2人一组相互练习。

▶▶ **第四步：明确任务实施的内容与方法。**

1）施术者操作前准备：仪表大方，衣着整洁，洗手等。

2）评估：受术者的主要临床表现、既往史、施术部位的皮肤情况、对疼痛的耐受情况、心理状况、禁忌证等。

3）用物准备：治疗盘、艾条、艾绒、打火机、各种罐、刮痧板、刮痧油、75% 乙醇、95% 乙醇等。

4）受术者准备：取合理体位，松开衣着，保暖等。

5）定穴及确定方法：确定腧穴部位及中医康复保健方法。

6）操作：根据受术者评估情况选用灸法、拔罐、刮痧、推拿等康复保健方法按照施术要求进行操作。

7）观察：在操作的过程中随时询问受术者的反应，若有不适，及时调整。

8）整理：操作结束，协助受术者整理衣着，安排舒适体位，整理床单位，清理用物。

9）评价：施术部位的准确度，皮肤情况；体位是否合理；受术者的满意度及目标达到的程度等。

10）记录：详细记录施术后受术者的客观情况，并签名。

▶▶ **第五步：任务思考与总结。**

1）老年高血压常取哪些穴位进行温和灸？这些腧穴的定位、归经如何？

2）老年高血压常取哪些穴位进行拔罐保健？如何操作？

3）老年高血压常取哪些耳穴保健？如何操作？

4）老年高血压常选哪些手法进行推拿保健？如何进行该病的推拿操作？

➡️ 触类旁通

老年高血压的其他康复保健方法

老年高血压的康复保健除了前述的康复保健技术之外，还可以采取以下方法。

1. 中药外治法

高血压老年人可取平肝潜阳、滋阴清火的中药，采用药枕法、足浴法进行中药保健，可获得一定的疗效，具体方法见表4-1。

表4-1　老年高血压中药外治法表

方　法	药　物	操　作
药枕法	野菊花、桑叶、石膏、白芍、川芎、磁石、蔓荆子、青木香、淡竹叶	制成药枕，睡时用
足浴法	钩藤30g，少许冰片	每晚睡前放入盆内，加温水足浴，每次30min，10天1个疗程

2. 药膳保健

本类药膳具有滋阴潜阳、平肝疏郁、通络安神等功效，患者应根据中医辨证选择适合证型的药膳方进行服用，常用的具体膳方见表4-2。

表4-2　老年高血压药膳表

方　名	功　效	组　成	制法及用法	备　注
夏枯草煲猪肉	育阴潜阳、养血益精	夏枯草20g，桑椹20g，牡蛎20g，猪瘦肉250g，酱油、盐等适量	将夏枯草及牡蛎煎汁，猪肉切块，将煎汁与猪肉同入锅中，用文火煲汤，至七成熟时，加入桑椹、酱油、盐、糖等调料，继续煮至肉烂熟，汁液收浓即成，吃肉及桑椹	适用于老年高血压肝肾虚损、眩晕耳鸣
天麻蒸乳鸽	平肝熄风，定惊潜阳	天麻12g，乳鸽1只，绍酒10g，姜5g，葱10g，盐少许，酱油少许，鸡汤300mL	把天麻用淘米水浸泡3h，切片；乳鸽宰杀后，除去毛、内脏及爪；姜切片，葱切花；把酱油、绍酒、盐抹在乳鸽上，将乳鸽放入碗内，加入鸡汤，放入姜、葱和天麻片；将碗置蒸笼内，蒸约1h即成。每日1次，每次吃半只乳鸽，喝汤吃天麻	适用于高血压肝阳上亢患者
菊槐绿茶饮	生津止渴，清肝降压	菊花6g，槐花6g，绿茶6g	将菊花、槐花、绿茶放入杯内，加沸水250mL，盖严，5min即成	适用于高血压患者伴糖尿病患者

3. 饮食保健

老年高血压者的日常饮食也是需要特别注意的：①节制饮食，避免进餐过饱，减少甜食，控制体重。②避免摄入高热能、高脂肪、高胆固醇的食物，适量限制饮食中蛋白质的摄入量，每天每千克体重蛋白质摄入量应在1g以内。③食用油选择植物油，忌食荤油及油脂类食品。④应多吃维生素、纤维素含量丰富的蔬菜水果，饮茶宜清淡，忌饮浓茶、浓咖啡，少食辛辣。⑤严格控制饮酒，每日饮酒量限制在50mL以内，最好戒酒，绝对禁止酗酒。⑥降低摄盐量。对老年高血压患者，每日摄盐量限制在4g左右。⑦补充机体可吸收的钙，高钙饮食是控制高血压的有效措施之一。

4. 传统体育保健

（1）气功

气功是以意念活动调节身体功能的治疗方法，其中松静功具有明显的调整机体功能、增强机体抵抗力、治疗各种心身疾病的作用。高血压患者的体育保健可以以松静功的练习为主。气功练习每天1～2次，每次30～45min。

（2）太极拳

太极拳用意念引导动作，心境守静，动作柔和，有助于消除高血压患者的紧张激动情绪，有利于降血压。太极拳练习每天1～2次，每次20～30min。

任务二 老年心血管病的中医康复保健

情境导入

养老院老年人刘某，70岁，间断心前区疼痛3天；活动时出现心前区压榨性疼痛，持续5min，痛处不移，无放射，无大汗淋漓，含服硝酸甘油后有所好转；间断发作，伴心慌，休息后或含服药物后症状有所减轻，活动后加重；发病以来，神志清，精神差，饮食睡眠差。患者面色晦暗，舌质紫暗，脉沉涩。

请思考：1. 该老年人的病情可能是何诊断结果？属哪种类型？

2. 如何对老年人进行中医康复保健？

3. 老年人在日常生活中应注意哪些事项？

知识储备

老年心血管疾病在老年人常见病中占有极为重要的位置，其发病率和病死率随年龄的增加而增加，心血管疾病的发病率、病死率在老年人常见病中居首位。其中较常见的有老年心力衰竭、老年高血压及冠状动脉粥样硬化性心脏病。本篇仅就冠心病的中医康复保健进行陈述。

冠状动脉粥样硬化性心脏病简称冠心病，是由冠状动脉粥样硬化和（或）冠状动脉痉挛导致的心肌缺血缺氧性心脏病，世界卫生组织又将其命名为缺血性心脏病。本病属中医"胸痹""真心痛""厥脱"等范畴。

一、老年冠心病概述

（一）病因病机

中医学认为，冠心病的发生多与寒邪内侵、饮食不当、情志失调、年老体虚等因素有关。其病机有两方面：实为寒凝、气滞、血瘀、痰阻，痹遏胸阳，阻滞心脉；虚为心、脾、肝、肾亏虚，心阳虚衰。临床多虚实夹杂，或以实证为主，或以虚证为主。

在西医中，导致冠心病的病因目前尚未完全明确，但流行病学资料表明，冠心病受到多种因素影响，一般认为与年龄、性别、血脂异常、高血压、吸烟、肥胖、糖尿病，以及职业、饮食、遗传等因素有密切的关系。

（二）临床表现

老年冠心病可分为五种临床类型，即心绞痛型、心肌梗死型、无症状性心肌缺血型、缺血性心肌病型、猝死型。其中心绞痛型和心肌梗死型是冠心病最典型的临床类型，本节重点讨论此两种类型。

1. 心绞痛型

常见诱因是体力活动及情绪激动，症见突然心痛剧烈、如烧灼如针刺，牵扯发射至左肩，引臂内侧痛，并沿手少阴心经而循行至环指、小指，常伴有心悸、气短，往往迫使患者立即停止活动。疼痛出现后逐渐加重，持续 2 ～ 3min，超过 30min 者少见，心绞痛发作时停止活动后经休息或含服硝酸甘油，数分钟内即可缓解。老年人心绞痛症状可不典型，只表现为气紧、昏厥、胃痛等，易延误诊断和治疗。根据发作的频率和严重程度又可分为稳定型心绞痛、不稳定型心绞痛和变异型心绞痛 3 种类型。

2. 心肌梗死型

心肌梗死发生前 1 周左右常有先兆症状，如静息和轻微体力活动时发作的心绞痛，疼痛持续时间延长，硝酸甘油常不能缓解，伴有明显不适和倦怠。梗死发生时可无任何诱因，表现为持续性剧烈胸痛，压迫感，疼痛程度较心绞痛剧烈，范围也更加广泛，休息和含化硝酸甘油不能缓解，患者可伴有恶心呕吐、烦躁不安、多汗、心悸、头晕、乏力、呼吸困难及濒死感，持续 30min 以上，常达数小时，严重者可导致猝死。

（三）诊断要点

1. 心绞痛型

典型心绞痛可根据胸痛发作特点，休息或含服硝酸甘油后缓解，胸痛发作时典型的心电图缺血性改变即可诊断。

2. 心肌梗死型

典型老年人急性心肌梗死可根据既往心绞痛病史、心肌梗死后典型临床表现，结合特征性的心电图改变呈动态演变过程和实验室检查发现即可做出诊断。

二、老年冠心病的中医康复保健方法

（一）艾灸保健

（1）主穴

心俞、厥阴俞、膻中、内关、足三里、三阴交、膈俞等。

（2）操作

艾条温和灸 20 ～ 30min，以皮肤潮红为度，每日 1 次，10 次 1 个疗程。

（二）耳穴保健

（1）主穴

耳穴神门、心、肾、内分泌、皮质下、肾上腺、交感、小肠。

（2）操作

每次取 3～5 穴，毫针刺激或耳穴贴，留针 30min，每日 1 次，10 次 1 个疗程。

（三）推拿保健

老年冠心病的治疗原则是补心温阳，宣痹止痛。

（1）手法

一指禅推法、按法、揉法、擦法等。

（2）取穴

膻中、心俞、厥阴俞、内关、胸部任脉循行部位、背部督脉与膀胱经循行部位等。

（3）操作

①老年人取坐位或仰卧位，以一指禅推法结合指按、指揉法在膻中、内关穴操作各 3min；掐揉内关配合深呼吸，5min；横擦前胸部，透热为度；②老年人坐位或俯卧位，以一指禅推法结合指按、指揉法在心俞、厥阴俞操作各 3min；横擦背部，透热为度。

（4）辨证加减

属胸阳痹阻者，上述手法宜重，重推背部太阳经肺俞至膈俞，以泻为主。属阳气虚衰者，上述手法宜轻，轻摩心俞、厥阴俞，10～20min，以补为主。

三、老年冠心病的注意事项

1）冠心病患者活动应量力而行，以不引起心绞痛为度。

2）保持情绪稳定，避免不良刺激。

3）生活规律，保持充足睡眠。

4）良好的饮食习惯，保持大便通畅，切忌排便过度用力。

5）注意保暖，防止呼吸道感染。

6）常备抗心绞痛药物并正确保存；抗心绞痛药保存在深色瓶中，置于干燥处；备用的硝酸甘油 6 个月更换 1 次；随身携带药片应急；监护人应知道药片放置的位置，以便及时取药。

7）心绞痛发作频繁，疼痛持续时间延长，含服硝酸甘油无效者，应及时就医。

➡️ 任务实施

老年冠心病的中医康复保健模拟实训

▶ 第一步：明确任务实施的目的要求。

1）掌握老年冠心病温和灸、耳穴与推拿保健技术。

2）熟悉老年冠心病的注意事项。

3）了解老年冠心病的其他康复保健方法。

▶ 第二步：准备任务所需教具、器材、人员。

模特（学生）、视频资料、艾条、打火机、按摩床、按摩巾、王不留行籽或耳穴贴、75% 乙醇、消毒干棉球等。

▶ **第三步：明确任务实施的方式（讲授＋示教＋实训）。**

1）教师结合视频资料、多媒体讲授老年冠心病的相关理论知识。

2）教师在模特（学生）身上演示老年冠心病的温和灸、耳穴与推拿保健技术。

3）学生2人1组相互练习。

▶ **第四步：明确任务实施的内容与方法。**

1）施术者操作前准备：仪表大方，衣着整洁，洗手等。

2）评估：受术者的主要临床表现、既往史、施术部位的皮肤情况、对疼痛的耐受情况、心理状况、禁忌证等。

3）用物准备：治疗盘、艾条、艾绒、打火机、75% 乙醇、耳穴贴等。

4）受术者准备：取合理体位，松开衣着，保暖等。

5）定穴及确定方法：确定腧穴部位及中医康复保健方法。

6）操作：根据受术者评估情况选用灸法、耳穴、推拿等康复保健方法，按照施术要求进行操作。

7）观察：在操作的过程中随时询问受术者的反应，若有不适，及时调整。

8）整理：操作结束，协助受术者整理衣着，安排舒适体位，整理床单位，清理用物。

9）评价：施术部位的准确度，皮肤情况；体位是否合理；受术者的满意度及目标达到的程度等。

10）记录：详细记录施术后受术者的客观情况，并签名。

▶ **第五步：任务思考与总结。**

1）老年冠心病常取哪些穴位进行温和灸？这些腧穴的定位、归经如何？

2）老年冠心病常取哪些耳穴保健？如何操作？

3）老年糖尿病常选哪些手法进行推拿保健？如何进行该病的推拿操作？

➡ 触类旁通

老年冠心病的其他康复保健方法

老年冠心病的康复保健除了前述的康复保健技术之外，还可以采取以下方法。

1. 专方专药

针对冠心病，药店有很多中成药可以选择，功效以活血理气止痛为主，这些中成药在冠心病的治疗上都有不错的效果，见表4-3。

表4-3 冠心病专方专药表

药　名	功　效	用　法
冠心丹参滴丸	活血化瘀、通络止痛	每次8粒，每日3次，口服
血塞通片	活血化瘀、通脉活络	每次1～2片，每日3次，口服
麝香保心丸	芳香温通、益气强心	每次1～2粒，含化或吞服
速效救心丸	活血理气止痛	每次1～3丸，含化

（续）

药　　名	功　　效	用　　法
苏冰滴丸	芳香开窍、理气止痛	每次 2～4 丸，含化
活心丸	养心活血	每次 1～2 丸，含化或吞服
心血康胶囊	活血化瘀	每次 0.2g，每日 3 次，口服
补心气口服液	益气活血	每次 10mL，每日 3 次，口服
舒心口服液	益气活血	每次 20mL，每日 3 次，口服
心绞痛宁膏	活血化瘀、芳香开窍	外用，贴敷于心前区

2. 药膳保健

冠心病常用药膳具体见表 4-4。

表 4-4　冠心病药膳表

方　　名	组　　成	制法及用法
人参饮	人参 10g	炖盅隔水蒸，饮参汤
人参三七饮	人参 10g，三七 5g	炖盅隔水蒸，饮汤
人参三七炖鸡	人参 10g，三七 5g，鸡肉 500g	炖盅隔水蒸，食鸡，饮汤
双耳汤	白、黑木耳各 10g，冰糖少许	隔水蒸 1h 食用
山楂饮	山楂 30g 或新鲜山楂 60g	煎水代茶饮
芹菜汁	·鲜芹菜	鲜芹菜去根取汁，加热后服用，每次 50mL，每天 1 次

3. 饮食保健

老年冠心病患者的日常饮食保健也是非常重要的：①饮食宜清淡，少食或避免食用高动物性脂肪、高胆固醇食物，如肥肉、猪油、蛋黄、动物内脏等，以素食及豆制品为主；②食盐宜少，每天 3～6g 为宜；③少食多餐，忌暴饮暴食；④戒烟戒酒，不饮浓茶，忌辛辣刺激食物，保持标准体重；⑤保持大便通畅，每日水摄入量保持在 1000～1500mL。

4. 传统体育保健

积极的锻炼，可以促使心身放松，调节神经活动，促进循环系统功能，对冠心病的防治有良好的作用。老年人不宜做剧烈的运动，提倡练习太极拳、气功等。①气功：老年冠心病患者可以以松静功的练习为主，按病情选择坐功、卧功、站桩功。每天可练习 1～2 次，每次 20～30min。②太极拳：太极拳舒展自然、刚柔相济、放松身体，有助于老年冠心病患者的强身健体。可选择简化太极拳练习，开始运动量宜小，逐渐加大动作幅度，延长时间。太极拳练习每天 1～2 次，每次 20～30min。

任务三　老年脑血管意外后遗症的中医康复保健

情境导入

张某，男，67 岁，左侧半身不遂，伴语言欠流利 1 个月。患者 1 个月前有过中风昏迷史，抢救之后，现见其左侧身体无自主运动，语言欠流利，无头痛、头晕，神情、二便可控，舌红，苔黄腻而干，脉弦细。诊断为中风，辨证为中经络。遂采用针灸及推拿进行治疗，1 日 1 次，15 次为 1 个疗程，疗程间隔 2 天，治疗 6 个疗程后，左侧肢体功能得到改善，语言较清晰。

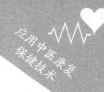
请思考： 1. 老年脑血管意外后遗症有哪些常用的中医保健方法？

2. 老年脑血管意外后遗症在保健服务过程中要注意什么？

→ 知识储备

脑血管意外后遗症是指脑出血、脑血栓形成、脑梗死、蜘蛛网膜下腔出血等度过急性期后，出现肢体功能障碍、语言障碍、疼痛等症候群，其中最常见的是肢体半瘫（或称半身不遂）。脑血管意外后遗症属于中医学"中风"的辨证范围。

一、老年脑血管意外后遗症概述

（一）病因病机

中风发病突然，其病理是逐渐形成的，与肝、肾、心、脾的关系最为密切，其病因与虚、风、痰、火四者密切相关，发病机理较为复杂。

1）情志所伤或所致肾功能衰竭，致阴阳失调，发为本病；或因暴怒伤肝，使肝阳暴动，引起心火，风火相扇，气热郁逆，气血并走于上而发病。

2）过食肥甘或劳倦伤脾，或肝阳素旺，横逆犯脾，脾失健运，痰湿内生，或肝火内灼，灼液成痰，痰郁化火，蒙蔽清窍，流窜经络而猝然发病。

3）脉络空虚，风邪内侵，中于经络气血痹阻，肌肉筋脉失于濡养；或形盛气衰，痰湿素盛，外风引动痰湿，闭阻经络而致不遂。

现代医学认为，脑血管意外后遗症的致病因素各有其特点，脑血栓形成最为多见，占脑血管意外的首位，常发生于高龄男性和素有脑动脉硬化的人，多在夜间睡眠或在休息等静止状态时发病，也有少数发生在白天，先有头昏、头晕、肢体麻木无力等短暂的脑部缺血症状，随之才发病者。

（二）临床表现

脑中风临床最主要的表现，是神志障碍和运动、感觉以及语言障碍。经过一段时间的治疗，除神志清醒外，其余症状依然会不同程度地存在。这些症状称为后遗症。后遗症的轻重，因患者体质和并发症而异，主要表现在以下几个方面。

（1）麻木

患侧肢体，尤其是肢体的末端，如手指或脚趾或偏瘫侧的面颊部皮肤有蚁爬感觉，或有针刺感，或表现为刺激反应迟钝。麻木常与天气变化有关，天气急剧转变、潮湿闷热或下雨前后，天气寒冷等情况下，麻木感觉尤其明显。

（2）口眼㖞斜

一侧眼袋以下的面肌瘫痪。表现为鼻唇沟变浅，口角下垂，露齿。鼓颊和吹哨时，口角歪向健侧，流口水，说话时更为明显。

（3）中枢性瘫痪

又称上运动神经元性瘫痪，或称痉挛性瘫痪、硬瘫，主要表现为肌张力增高，腱反射亢进，出现病理反射，呈痉挛性瘫痪。

（4）松弛性瘫痪

又称下运动神经元性瘫痪，或称周围性瘫痪、软瘫，主要表现为肌张力降低，反射减弱或消失，伴肌肉萎缩，但无病理反射。

（三）诊断要点

1）好发年龄在 40 岁以上。

2）有脑血管意外病史。

3）病发多有诱因，病前常有头晕、头痛、肢体麻木、力弱等先兆症状。

4）以半身不遂，口眼㖞斜，舌强言謇或不语，偏身麻木为主症。

5）颅脑 CT、核磁共振等检查有助于诊断。

二、老年脑血管意外后遗症的中医康复保健方法

脑血管意外后遗症是老年人临床常见病，且随着现代医学的不断进步，脑血管疾病抢救成功率不断提高，脑血管意外后遗症患者也不断增多。中国传统医学之针灸、推拿保健技术是本病症重要的治疗方法。

（一）艾灸保健

（1）取穴

气海、肾俞、太溪、足三里、中脘、胃俞。上肢瘫痪加肩井、曲池、外关、合谷；下肢瘫痪加伏兔、血海、三阴交、悬钟、犊鼻、阳陵泉；口眼㖞斜加颊车、地仓、下关、承浆、迎香。

（2）操作

运用艾条温和灸，每日 1 次，每次取 3～5 穴，每穴灸 5～8min。

（二）拔罐保健

（1）取穴

肩髃、臂臑、曲池、阳池、秩边、环跳、阳陵泉、丘墟。

（2）操作

老年人取舒适体位，每次上下肢各选 1～2 穴，选大小适宜之玻璃罐，用闪火法或投火法，将罐吸拔于所选穴位上，留罐 10min。每日 1 次。亦可采用走罐法。

（三）刮痧保健

（1）取穴

督脉：百会至风府、大椎至至阳；胆经：双侧风池至肩井；膀胱经：双侧风门至心俞；任脉：膻中至鸠尾；心包经：双侧曲泽至内关；肝经：双侧太冲；胃经：双侧丰隆。

（2）操作

在需刮痧部位涂抹适量刮痧油，按照刮痧顺序进行刮拭，以出痧为度。

（四）耳穴保健

（1）取穴

耳穴皮质下、神门、肾、脾、肝、脑点、坐骨神经、瘫痪肢体相应部位、降压沟。

（2）操作

每次 3～5 穴，毫针中等刺激，隔日 1 次，10 次 1 疗程。

（五）推拿保健

老年脑血管意外后遗症的推拿保健以舒筋通络、活血化瘀、滑利关节为主。

（1）手法

㨰法、一指禅推法、抹法、按揉法、拿法、搓法、擦法、捻法等并配合肢体被动运动。

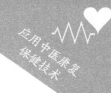

（2）取穴

头面部的印堂、睛明、阳白、鱼腰、太阳、四白、迎香、下关、颊车、地仓、人中；四肢部的肩髃、臂臑、曲池、手三里、外关、合谷、八髎、环跳、承扶、殷门、委中、承山、髀关、风市、伏兔、血海、梁丘、膝眼、足三里、三阴交、解溪等。

（3）操作

①头面部操作：受术者仰卧位，施术者面对受术者头顶而坐，先用拇指推印堂至神庭，再用一指禅推法自印堂依次至睛明、阳白、鱼腰、太阳、四白、迎香、下关、颊车、地仓、人中等穴，往返推1～2遍；然后推百会1min，并从百会横向推至耳郭上方发际，往返数次，强度要大，以有微胀感为宜；揉风池1min，同时用掌根轻柔患侧面颊；最后扫散头部两侧，拿五经，擦面颊。②上肢部操作：受术者侧卧位，施术者站于患侧，先拿肩关节前后侧，继之擦肩关节周围，再从肩到腕，依次擦上肢的前侧、外侧和后侧，往返擦2～3遍；然后按揉肩髃、臂臑、曲池、手三里、外关、合谷等穴，每穴1min；轻摇肩关节、肘关节和腕关节，拿上肢5遍，最后搓上肢，抖上肢，捻五指。③腰背部及下肢后侧操作：受术者俯卧位，施术者立于患侧，先手掌从大椎推督脉至骶骨尾3～5遍，继之用八字分推法推膀胱经3遍，再擦夹脊穴、膀胱经至足后跟，按八髎、环跳、承扶、殷门、委中、承山等穴，每穴1min；轻拍腰背部，擦背部、腰骶部及下肢后侧。④下肢前侧及外侧操作：受术者仰卧位，施术者立于患侧，先往返擦患肢外侧、前侧3～5遍，再按揉髀关、风市、伏兔、血海、梁丘、膝眼、足三里、三阴交、解溪等穴，每穴1min；轻摇髋关节、膝关节、距小腿关节，拿大腿、小腿肌肉3遍，最后搓下肢，捻五趾。

三、老年脑血管意外后遗症的注意事项

1）注意前兆：如突如其来的肢体虚弱或麻木、言语或运用文字有困难、剧烈头痛、失去平衡、眩晕或视力出现问题。当发觉这些异状时，须立即就诊。

2）妥善照顾：注意气候变化，防止过热、过冷，如冬天保暖、预防便秘、接受诊疗（高血压、糖尿病、心脏病患者应接受治疗与控制，以防脑中风的发生）。

3）均衡饮食：少盐、少糖、少油、定时定量、多吃蔬菜及补充水分、少吃动物性油脂与动物内脏；减少饮酒，拒绝吸烟。

4）规律运动：适度运动可以促进血液循环，减少血管阻塞机会；避免劳倦过度，防止跌仆。

5）情绪稳定：保持心情愉快，恬淡虚无，精神内守，控制情绪，避免大喜大悲等过度精神刺激。

6）定期体检：出现异常，及时治疗，避免再次中风的发生。

7）脑中风急救的黄金时间——决战3h。

➡️ 任务实施

老年脑血管病后遗症的中医康复保健模拟实训

▶▶ 第一步：明确任务实施的目的要求。

1）掌握老年脑血管病后遗症温和灸、拔罐、耳穴与推拿保健技术。

2）熟悉老年脑血管病后遗症的注意事项。

3）了解老年脑血管病后遗症的其他康复保健方法。

▶▶ 第二步：准备任务所需教具、器材、人员。

模特（学生）、视频资料、艾条、打火机、按摩床、按摩巾、王不留行籽或耳穴贴、75% 乙醇、消毒干棉球、玻璃罐、95% 乙醇、止血钳等。

▶▶ 第三步：明确任务实施的方式（讲授＋示教＋实训）。

1）教师结合视频资料、多媒体讲授老年脑血管病后遗症的相关理论知识。

2）教师在模特（学生）身上演示老年脑血管病后遗症的温和灸、拔罐、耳穴与推拿保健技术。

3）学生 2 人 1 组相互练习。

▶▶ 第四步：明确任务实施的内容与方法。

1）施术者操作前准备：仪表大方，衣着整洁，洗手等。

2）评估：受术者的主要临床表现、既往史、施术部位的皮肤情况、对疼痛的耐受情况、心理状况、禁忌证等。

3）用物准备：治疗盘、艾条、止血钳、艾绒、打火机、各种罐、刮痧板、刮痧油、75% 乙醇、95% 乙醇等。

4）受术者准备：取合理体位，松开衣着，保暖等。

5）定穴及确定方法：确定腧穴部位及中医康复保健方法。

6）操作：根据受术者评估情况选用灸法、拔罐、刮痧、推拿等康复保健方法，按照施术要求进行操作。

7）观察：在操作的过程中随时询问受术者的反应，若有不适，及时调整。

8）整理：操作结束，协助受术者整理衣着，安排舒适体位，整理床单位，清理用物。

9）评价：施术部位的准确度，皮肤情况；体位是否合理；受术者的满意度及目标达到的程度等。

10）记录：详细记录施术后受术者的客观情况，并签名。

▶▶ 第五步：任务思考与总结。

1）老年脑血管病后遗症常取哪些穴位进行温和灸？这些腧穴的定位、归经如何？

2）老年脑血管病后遗症常取哪些穴位进行拔罐保健？如何操作？

3）老年脑血管病后遗症常取哪些耳穴保健？如何操作？

4）老年脑血管病后遗症常选哪些手法进行推拿保健？如何进行该病的推拿操作？

➡➡ 触类旁通

快速识别中风

如何快速识别中风呢？通过记住一个单词"FAST"，就能快速识别中风：①F（Face，脸）：脸部一侧可能发生面瘫，患者无法微笑，嘴巴或眼睛下垂；②A（Arm，手臂）：疑似中风患者无法顺利举起单手或双手，或者单手或双手无力、麻木而动弹不得；③S（Speech，说话）：患者无法流利对答或说话含糊不清，尽管处于清醒状态，却无法说话；④ T（Time，时间）：如果发现上述三条中的一条或多条症状，应立即拨打急救电话。"FAST"中的主要中风症状可以识别90%的中风。除此之外，还应该注意中风的其他症状：一半身体出现麻木或无力；视觉突然丧失；头昏眼花；言语交流障碍，说不出话或者听不懂别人说的话；出现身体平衡和协调问题；吞咽困难；突发严重头疼，特别是同时伴有脖子僵硬；更严重时，会发生昏厥。

任务四　老年糖尿病的中医康复保健

➡ 情境导入

李某，男，70岁，于2002年12月15日在单位体检查出空腹血糖7.8mmol/L。患者体型偏瘦，多食易饥，饮水量适中，有口臭，尿多，大便干，舌红，苔黄，脉滑实有力，诊断为消渴，辨证为胃热炽盛证，遂采用针灸及推拿进行治疗，1日1次，15次为1疗程，疗程间隔2天，治疗6个疗程后，空腹血压降至5.7mmol/L。

请思考： 1. 老年糖尿病有哪些常用的中医保健方法？

2. 在老年糖尿病的保健服务过程中要注意什么？

➡ 知识储备

糖尿病是一组以慢性血葡萄糖（简称血糖）水平增高为特征的代谢性疾病，是因胰岛素分泌和（或）作用缺陷所致。长期糖类以及脂肪、蛋白质代谢紊乱可引起多系统损害，导致眼、肾、神经、心脏、血管等组织器官的慢性进行性病变、功能减退及衰竭；病情严重或应激时可发生急性严重代谢紊乱，如糖尿病酮症酸中毒、高血糖高渗状态等。本病使老年人生活质量降低，寿命缩短，病死率增高，应积极防治。

一、老年糖尿病概述

（一）病因病机

糖尿病的病因和发病机制尚未完全阐明。糖尿病不是单一疾病，而是复合病因引起的综合征，是包括遗传及环境因素在内的多种因素共同作用的结果。胰岛素由胰岛 B 细胞合成和分泌，经血液循环到达体内各组织器官的靶细胞，与特异受体结合并引发细胞内物质代谢效应，这整个过程中任何一个环节发生异常均可导致糖尿病。

我国传统医学对糖尿病已有认识，属"消渴"症的范畴，早在公元前 2 世纪，《黄帝内经》已有论述。消渴病的病因比较复杂，禀赋不足、饮食失节、情志失调、劳欲过度等原因均可导致消渴。消渴病变的脏腑主要在肺、胃、肾，其病机主要在于阴津亏损，燥热偏胜，而以阴虚为本，燥热为标，两者互为因果。

（二）临床表现

1）多饮、多尿、口渴：由代谢紊乱症状群血糖升高后渗透性利尿引起。

2）乏力、消瘦：由外周组织对葡萄糖利用障碍，脂肪分解增多，蛋白质代谢负平衡引起。

3）易饥、多食：这是为了补偿损失的糖，维持机体活动需要。

故糖尿病的临床表现常被描述为"三多一少"，即多尿、多饮、多食和体重减轻，可有皮肤瘙痒，尤其外阴瘙痒。血糖升高较快时可使眼房水、晶体渗透压改变而引起屈光改变致视力模糊。许多患者无任何症状，仅于健康检查或因各种疾病就诊化验时发现高血糖。

（三）诊断要点

1）"三多一少"症状。

2）常见人群：以糖尿病的并发症或伴发病首诊的患者；原因不明的酸中毒、失水、昏迷、休克；反复发作的皮肤疖或痈、真菌性阴道炎、结核病等；血脂异常、高血压、冠心病、脑卒中、肾病、视网膜病、周围神经炎、下肢坏疽以及代谢综合征等。

3）高危人群：IGR[IFG（空腹血糖调节受损）和（或）IGT（糖耐量减低）]、年龄超过45岁、肥胖或超重、巨大胎儿史、糖尿病或肥胖家族史。

此外，对30～40岁以上人群健康体检时或因各种疾病、手术住院时应常规排除糖尿病。

二、老年糖尿病的中医康复保健方法

糖尿病是老年人临床常见病，中国传统医学之艾灸、推拿疗法是本病症重要的治疗方法。

（一）艾灸保健

（1）取穴

足三里（双）、三阴交（双）、肾俞、胃俞、气海；口渴加支沟，善食易饥加中脘、中枢，多尿加关元。

（2）操作

运用艾条温和灸，每日1次，每次取3～5穴，每穴灸5～8min。

（二）推拿保健

推拿保健主要适用于2型糖尿病，对促进糖代谢、增加胰岛素分泌、维持血糖正常，进而缓解或消除各种临床症状具有很好的帮助作用，是防止糖尿病进一步发展、阻止并发症发生的有力辅助措施之一。

（1）手法

揉法、指揉法、点按法、拿法、擦法、拍法、击法、推法。

（2）取穴

膀胱经在背部的第一条线（与脊柱平行，左右分别旁开1.5寸的两条线）、膈俞、胰俞、肺俞、脾俞、胃俞、肝俞、胆俞、肾俞、三焦俞等。

（3）操作

①躯干部操作：老年人取俯卧位，完全放松；主要施术于胰俞，并根据老年人的不同证型配合不同的腧穴，一般而言，上消者多取肺俞，中消者多取脾俞、胃俞、肝俞、胆俞，下消者多取肾俞、三焦俞，揉法、指揉法、点按法多交替使用，揉法以经络温热为准，揉法以痛点柔软为度，按法以能耐受为宜，并延时30s左右，每穴3次；再以双手拇指在膀胱经上自上而下行推按法，反复三遍；最后以背部掌揉法、直推法、分推法、散法等至背部肌肉完全放松结束；老年人取仰卧位，摩腹，顺、逆时针方向交替操作20min左右。②四肢部操作：老年人取仰卧位，完全放松；术者以指揉患

者曲池穴 1min；点按三阴交穴、阴陵泉穴各 2min；用力均匀，以酸胀为度；拿上臂、下肢各 4 次，用揉捏法施于上臂、下肢各 4 次；用擦法擦涌泉穴以透热为度；用手指按揉每侧足三里穴 1min 左右；以拍法、击打法结束。

三、老年糖尿病的注意事项

（1）均衡饮食

少盐、少糖、少油、定时定量、多吃蔬菜及补充水分、少吃动物性油脂与动物内脏；减少饮酒，拒绝吸烟，切忌暴饮暴食。

（2）规律运动

适度运动可以促进血液循环，减少血管阻塞机会。

（3）情绪稳定

保持心情愉快，恬淡虚无，精神内守，控制情绪，避免大喜大悲等过度精神刺激。

（4）定期体检

定期监测血糖数值，若出现异常，应及时治疗。

➡ 任务实施

老年糖尿病的中医康复保健模拟实训

▶ **第一步：明确任务实施的目的要求。**

1）掌握老年糖尿病温和灸与推拿保健方法。
2）熟悉老年糖尿病的注意事项。
3）了解老年糖尿病的其他康复保健方法。

▶ **第二步：准备任务所需教具、器材、人员。**

模特（学生）、视频资料、艾条、打火机、按摩床、按摩巾等。

▶ **第三步：明确任务实施的方式（讲授＋示教＋实训）。**

1）教师结合视频资料、多媒体讲授老年糖尿病的相关理论知识。
2）教师在模特（学生）身上演示老年糖尿病的温和灸与推拿保健方法。
3）学生 2 人 1 组相互练习。

▶ **第四步：明确任务实施的内容与方法。**

1）施术者操作前准备：仪表大方，衣着整洁，洗手等。
2）评估：受术者的主要临床表现、既往史、施术部位的皮肤情况、对疼痛的耐受情况、心理状况、禁忌证等。
3）用物准备：治疗盘、艾条、艾绒、打火机、75% 乙醇、按摩巾等。

4）受术者准备：取合理体位，松开衣着，保暖等。

5）定穴及确定方法：确定腧穴部位及中医康复保健方法。

6）操作：根据受术者评估情况选用灸法、推拿等康复保健方法，按照施术要求进行操作。

7）观察：在操作的过程中随时询问受术者的反应，若有不适，及时调整。

8）整理：操作结束，协助受术者整理衣着，安排舒适体位，整理床单位，清理用物。

9）评价：施术部位的准确度，皮肤情况；体位是否合理；受术者的满意度及目标达到的程度等。

10）记录：详细记录施术后受术者的客观情况，并签名。

▶▶ **第五步：任务思考与总结。**

1）老年糖尿病常取哪些穴位进行温和灸？这些腧穴的定位、归经如何？

2）老年糖尿病常选哪些手法进行推拿保健？如何进行该病的推拿操作？

➡ 触类旁通

老年糖尿病防治的"五驾马车"

糖尿病目前虽还没有根治方法，但绝不是不治之症，完全是一种可防可治的疾病。因此当您得知自己或家人患有糖尿病时，绝对没有必要过分紧张和恐慌，通过积极治疗，老年人完全可以过正常人的生活，享有健康人的寿命。

1996年国际糖尿病联盟召开大会，确定了当今公认的糖尿病的五大治疗原则，即常说的防治糖尿病的"五驾马车"。

1. 糖尿病知识教育

让公众学习了解糖尿病基础知识，懂得糖尿病给人们健康带来的危害，掌握该病的防治方法，提高老年人的自我血糖控制和调节能力，减少和延缓并发症的发生、发展。

2. 做好病情监测

主要是自我血糖监测。无论何时，只要生活规律发生了变化，都需要监测血糖，以了解这些改变对血糖产生了多大的影响。

3. 饮食治疗

饮食治疗是糖尿病治疗的基本措施，无论糖尿病的类型、病情轻重、应用哪一类药物治疗，均应通过饮食治疗减轻胰岛负担，降低过高的血糖以改善症状。糖尿病饮食治疗的原则是合理控制总热量和食物成分比例。在饮食方面，可适当结合我国的传统药膳，具体见表4-5。

表4-5 老年糖尿病药膳方简表

药 膳 方	组 成	保 健 应 用
麦冬五味子瘦肉汤	麦冬20g，苦瓜200g，五味子6g，瘦肉200g，葱花、调味品少许，每日1次	养阴清热，降糖，宁心安神，适用于心肺火旺证
葛根芍药粥	葛根粉20g，鲜山药50g，白芍60g，魔芋粉丝20g，胡萝卜10g，粳米50g，调味品适量，每日1次	清热养阴、生津、补血，用于阴虚热盛夹瘀证
参竹老鸭汤	北沙参15g，玉竹10g，鸭肉250g，隔日1次	养阴清热，润燥补虚，用于肺胃热证

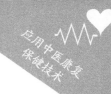

4. 运动治疗

规律运动能给 2 型糖尿病患者带来许多好处，比如可以减少体脂含量、提高肌肉利用葡萄糖的能力、提高胰岛素的敏感性、降低血浆胰岛素水平、改善葡萄糖的代谢等。但不恰当的运动对病程长的人，特别是老年人有可能造成一些不良后果，在心血管方面可引起心肌缺血甚至梗死，微血管方面可引起视网膜出血、尿蛋白，代谢方面能引起低血糖、高血糖或酮症等。因此，制订运动方案前应对患者进行评估，根据评估情况制订切实可行的运动方式、次数、强度及每次运动的持续时间等，并根据运动时一些生化指标的变化相应调整其他治疗方案，使老年人更乐于自觉长期坚持规律的有氧运动，并可结合家务劳动进行。

5. 药物治疗

包括口服药物治疗和胰岛素治疗。

任务五 老年失眠的中医康复保健

➡ 情境导入

杨某，男，72 岁，3 个月前做胃次全切除术后渐渐失眠。就诊：面色萎黄，难睡多梦易醒，每晚睡 2h 左右，心悸，头晕，体倦乏力，气短懒言，不想活动，饮食无味，食少腹胀，大便溏，日 2 次，舌淡白，舌边有齿印、瘀斑，苔薄白，脉细弱，诊断为失眠，辨证为心脾两虚，遂采用针灸进行治疗，1 日 1 次，7 次为 1 疗程，疗程间隔 2 天。治疗 4 个疗程后，夜睡 4h，心悸、头晕减轻，体力渐复。继续治疗 4 疗程，告知睡眠正常。

请思考： 1. 老年失眠有哪些常用的中医保健方法？

2. 老年失眠在保健服务过程中要注意什么？

➡ 知识储备

失眠是指老年人对睡眠时间和（或）质量不满足并影响日间社会功能的一种主观体验。失眠属于中医学"不寐"的辨证范围。

一、老年失眠概述

（一）病因病机

失眠的致病因素虽多，但其病理变化，总属阴盛阳衰，阴阳失交，一为阴虚不能纳阳，一为阳盛不得入于阴。其病位主要在心，与肝、脾、肾密切相关。

（1）情志所伤

由情志不遂，肝气郁结，肝郁化火，邪火扰动心神，神不安而不寐，或由五志过极，心火内炽，心神扰动而不寐，或由思虑过度损伤心脾，心血暗耗，神不守舍，脾虚生化泛源，营血亏虚，不能奉养心神。

（2）饮食不节

宿食停滞，脾胃受损，酿生痰热，壅遏于中，胃气失和，阳气浮越于外而卧不安。

（3）病后

年迈，久病血虚，年迈血少，引起心血不足，心失所养，心神不安而不寐。

（4）禀赋不足

心虚胆怯，素体阴虚，兼因房劳过度，肾阴耗伤不能上俸于心，水火不济，心火独亢，或肝肾阴虚，肝阳偏亢，火盛神动，心肾失交而神志不宁。

（二）临床表现

失眠最主要的表现，是老年人不能获得正常的睡眠，轻者入睡困难或寐而易醒，醒后不寐；重者彻夜难眠，常伴有头痛、头晕、心悸、健忘、多梦、神疲乏力等症。根据中医辨证，略有不同。

1）心脾两虚者多梦易醒，伴心悸、健忘、头晕目眩、神疲乏力、面色不华、舌淡、苔白，脉细弱。

2）痰热扰心者睡眠不安，心烦懊恼，胸闷脘痞，口苦痰多，头晕目眩，舌红、苔黄腻，脉滑数。

3）肝火扰心者心烦不能入睡，烦躁易怒，胸闷胁痛，头痛眩晕，面红目赤，口苦，便秘尿黄，舌红，苔黄，脉弦数。

4）心肾不交者心烦不寐，或时寐时醒，手足心热，头晕耳鸣，心悸，健忘，颧红潮热，口干少津，舌红，苔少，脉细数。

（三）诊断要点

1）轻者入寐困难或寐而易醒，连续3周以上，重者彻夜难眠。

2）常伴有头痛、头晕、心悸、健忘、多梦、神疲乏力等症。

3）常有饮食不节，情志失常，思虑过度，劳倦乏力，病后体虚等诱因。

二、老年失眠的中医康复保健方法

失眠是临床常见病，而老年失眠症不同于中青年那样多由精神负担、思虑过度、心血耗伤导致，除社会与心理因素外，主要是由年老带来的全身和大脑皮质生理变化引起的。因此，采用中医康复保健防治老年失眠应掌握以下3个原则：①强调安神镇静：失眠的关键在于心神不安，故安神镇静是防治失眠的基本法则；②注意调整脏腑气血阴阳：失眠主要由脏腑阴阳失调及气血不和所致，所以应着重调治所病脏腑及其气血阴阳；③注重精神治疗：消除顾虑及紧张情绪，保持精神舒畅，在防治中有重要作用。

（一）艾灸保健

（1）取穴

神门、内关、三阴交。心脾两虚加脾俞、心俞；阴虚火旺：加太冲、太溪；心胆气虚加心俞、胆俞；痰热内扰加中脘、丰隆；肝郁化火加太冲、行间。

（2）操作

将艾条充分燃烧后，对准已选定的穴位，燃着的一端距离穴位1cm左右，待患者喊疼时快速将艾条移开，2～3s后再将燃着的一端靠近所选穴位1cm左右，重复上述动作。艾条移开1次记为1壮，每穴1次灸治20壮，每日1次。

（二）拔罐保健

（1）取穴

心脾两虚者取心俞、脾俞、内关、神门、足三里、三阴交；肝郁气滞者取肝俞、内关、神门、太冲、胆俞、阳陵泉；心肾不交者取心俞、肾俞、内关、神门。

（2）操作

单纯拔罐法，留罐10min，每日1次，5次为1疗程。

（三）刮痧保健

（1）取穴

老年失眠症的刮痧保健取穴可参考拔罐保健取穴。

（2）操作

每穴刮5～10min，隔日1次。

（四）耳穴保健

（1）取穴

神门、交感、内分泌、皮质下、心、脾、肾。

（2）操作

每次选取2～3个穴位，采用压痛法，选好穴位后做好标记，用75%乙醇棉球在耳穴上做常规消毒，用左手固定耳郭，右手持镊子夹取粘有王不留行籽的胶布，对准所取穴位敏感点上贴压，并用拇指和示指尖或指腹相对置于贴有王不留行籽耳穴的耳郭正面和背面，一压一松地垂直按压耳穴上的药丸，以感到酸麻胀而略感灼痛为度，每天按压3～5次，每次1～2min，特别是临睡前必按1次，每3天1换。两耳轮换贴压。

（五）推拿保健

老年失眠推拿保健主要以安神镇静为主。

（1）手法

一指禅推法、抹法、按法、扫散法、拿法等。

（2）取穴

印堂、神庭、睛明、攒竹、鱼腰、太阳、头维、角孙、四白、风池、百会、肩井等。

（3）操作

①老年人取端坐位，施术者立于前方，用抹法由印堂向上至神庭5～7遍，再从印堂向两侧眉弓至太阳穴往返3～5遍；②一指禅推印堂→左眼上眶→左侧太阳穴→左眼下眶→左睛明穴→印堂→右眼上眶→右侧太阳穴→右眼下眶→右睛明穴（此法又称"∞"推法）5～7遍；再用抹法沿上述部位往返操作5～7遍；③按神庭、头维、角孙、攒竹、鱼腰、太阳、四白、睛明等穴，每穴依次按5～7次；④术者分别用双手在老年人的头部两侧做扫散法，每侧5～7次；⑤施术者立于背后，用五指拿法由头顶开始至枕骨下部转用三指拿法，反复3～5遍；再按百会穴1min，拿风池、肩井穴，各30s。

（4）辨证加减

心脾两虚者，可加按揉心俞、脾俞、胃俞、足三里等穴；阴虚火旺者，可加横擦命门、肾俞等穴；痰热内扰者，可加按揉心俞、脾俞、胃俞、足三里、丰隆等穴；肝郁化火者，可加按揉肝俞、太冲等穴；胃气不和者，可加按揉中脘、天枢、胃俞、脾俞、足三里等穴。

三、老年失眠的注意事项

1）养成按时作息，养成良好的习惯，建立有规律的作息制度。

2）均衡饮食，少盐、少糖、少油、定时定量、多吃蔬菜及补充水分，晚餐应清淡，不宜过饱，更忌浓茶、咖啡。

　　3）环境舒适，注意睡眠环境的安宁，床铺要舒适，卧室光线要柔和，并努力减少噪声。

　　4）情绪稳定，保持心情愉快，恬淡虚无，精神内守，控制情绪，避免大喜大悲等过度精神刺激。

　　5）坚持适当的体力活动或锻炼，增强体质，持之以恒，促进身心健康。

➡️ 任务实施

老年失眠症的中医康复保健模拟实训

▶▶ **第一步：明确任务实施的目的要求。**

　　1）掌握老年失眠症的温和灸、拔罐、耳穴与推拿保健方法。

　　2）熟悉老年失眠症的注意事项。

　　3）了解老年失眠症的其他康复保健方法。

▶▶ **第二步：准备任务所需教具、器材、人员。**

　　模特（学生）、视频资料、艾条、打火机、按摩床、按摩巾、王不留行籽或耳穴贴、75%乙醇、消毒干棉球、玻璃罐、95%乙醇等。

▶▶ **第三步：明确任务实施的方式（讲授+示教+实训）。**

　　1）教师结合视频资料、多媒体讲授老年失眠症的相关理论知识。

　　2）教师在模特（学生）身上演示老年失眠症的温和灸、拔罐、耳穴与推拿保健方法。

　　3）学生2人1组相互练习。

▶▶ **第四步：明确任务实施的内容与方法**

　　1）施术者操作前准备：仪表大方，衣着整洁，洗手等。

　　2）评估：受术者的主要临床表现、既往史、施术部位的皮肤情况、对疼痛的耐受情况、心理状况、禁忌证等。

　　3）用物准备：治疗盘、艾条、艾绒、打火机、各种罐、刮痧板、刮痧油、75%乙醇、95%乙醇等。

　　4）受术者准备：取合理体位，松开衣着，保暖等。

　　5）定穴及确定方法：确定腧穴部位及中医康复保健方法。

　　6）操作：根据受术者评估情况选用灸法、拔罐、刮痧、推拿等康复保健方法，按照施术要求进行操作。

　　7）观察：在操作的过程中随时询问受术者的反应，若有不适，及时调整。

　　8）整理：操作结束，协助受术者整理衣着，安排舒适体位，整理床单位，清理用物。

　　9）评价：施术部位的准确度，皮肤情况；体位是否合理；受术者的满意度及目标达到的程度等。

　　10）记录：详细记录施术后受术者的客观情况，并签名。

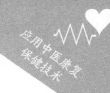

▶▶ 第五步：任务思考与总结

1）老年失眠症常取哪些穴位进行温和灸？这些腧穴的定位、归经如何？

2）老年失眠症常取哪些穴位进行拔罐保健？如何操作？

3）老年失眠症常取哪些耳穴保健？如何操作？

4）老年失眠症常选哪些手法进行推拿保健？如何进行该病的推拿操作？

触类旁通

老年失眠的其他康复保健方法

失眠按病因可划分为原发性和继发性两类。原发性失眠通常缺少明确病因，继发性失眠包括由于躯体疾病、精神障碍、滥用药物等引起的失眠，以及与睡眠呼吸紊乱、睡眠运动障碍等相关的失眠。

按摩穴位配合音乐疗法能够有效缓解老年人的失眠症状，提高患者的生活质量，值得临床推广使用。行音乐疗法前应与老年人沟通，了解老年人的喜好，征得老年人同意后选择较为舒缓的音乐进行治疗。例如：可选择中国传统曲目《春江花月夜》《渔舟唱晚》等。治疗期间，应适当调节音乐音量，避免声音过大，无法达到预期效果。持续播放 1h 后，可结束音乐疗法。

任务六 老年颈腰痛的中医康复保健

情境导入

王某，男，71 岁，腰痛反复发作 1 年余，加重半个月。患者 1 年前因腰部闪挫致腰痛，初起痛甚，活动受碍，后渐转为隐痛或酸痛，腰椎 X 线片无异常。现症见左侧腰部隐痛酸楚，夜卧痛甚易醒，形寒怕冷，下肢酸软无力，舌质淡暗，苔薄白，脉沉细涩。查体：左侧腰肌及骶骨椎部有轻压痛。腰椎 CT 扫描示：未见异常。西医诊断：腰肌劳损。中医诊断：腰痛。证属肾阳亏虚，瘀阻肾络。治以温补肾阳，化瘀通络。遂采用针灸及推拿进行治疗，1 周 3 次，7 次为 1 疗程，治疗 2 个疗程后，腰部隐痛及酸楚无力减轻，弯腰活动已不甚痛，腰膝及下肢自感有力，睡眠改善。并嘱腰部适度功能锻炼。

请思考：1. 老年颈腰痛有哪些常用的中医保健方法？

2. 老年颈腰痛在保健服务过程中要注意什么？

知识储备

颈腰痛是指因颈腰椎的骨质增生、椎间盘退行性病变、慢性劳损或外伤后，刺激或压迫颈腰部神经、脊髓、血管而出现肢体、关节和肌肉的酸痛、麻木以及进行性感觉和运动功能障碍等一系列症状和体征的综合征，其中最常见的是脊柱一侧或两侧的弥散性酸痛。颈腰痛属于中医学"项肩痛""腰脊痛"的辨证范围。

一、老年颈腰痛概述

(一)病因病机

颈腰痛的致病因素主要与感受外邪、慢性劳损、跌扑损伤和年老体衰、肝肾不足有关,好发于40岁以上的中老年人。感受风寒湿邪,客于经络,失其温煦;或湿热之邪,阻碍经脉;或跌仆闪挫、外伤未愈、反复过劳,导致气血凝滞,经络痹阻,僵凝疼痛;或素体禀赋不足,或年高肝肾亏虚,肝血不能充盈其筋,肾气不能坚强其骨,故脉络失于温煦濡养,导致颈腰痛。

(二)临床表现

颈腰痛最主要的临床表现,以颈项、腰背等部位疼痛、肢体关节麻木以及进行性感觉和运动功能障碍为主症。

(1)风寒湿痹

感受风寒,或坐卧湿地而致颈项、腰背酸楚疼痛,活动受限,甚则上下肢麻木发冷,遇寒加重,或伴形寒怕冷、全身酸痛,舌苔薄白或白腻,脉弦紧。

(2)劳伤血瘀

反复劳损或有外伤史,劳累后加重,刺痛不移,痛处僵直,活动不利,舌紫暗,有瘀点,脉涩。

(3)肝肾亏虚

起病缓慢,隐隐作痛,酸痛为主,乏力易倦,伴头晕眼花、耳鸣、腰膝酸软,舌红少苔,脉细弱。

(三)诊断要点

1)好发年龄在40岁以上。

2)有反复劳损或外伤史。

3)病发多与感受外邪、慢性劳损、跌扑损伤和年老体衰、肝肾不足有关。

4)以颈项、腰背等部位疼痛、肢体关节麻木以及进行性感觉和运动功能障碍为主症。

5)颈腰部X线、CT、核磁共振等检查有助于诊断。

二、老年颈腰痛的中医康复保健方法

颈腰痛是中老年人的常见病、多发病,严重影响患者的生活质量,近年来颈腰痛的发病呈年轻化与严重化趋势。临床报道治疗颈腰痛的方法种类繁多,其中具有中医药特色的非手术治疗方法应用广泛,疗效明显。中国传统医学之艾灸、推拿保健是本病症的重要治疗方法。

(一)老年颈痛的中医康复保健方法

1. 艾灸保健

(1)取穴

大椎、天柱、后溪、颈椎夹脊。风寒湿痹加风门、风府祛风通络;劳伤血瘀加膈俞、合谷、太冲活血化瘀、通络止痛;肝肾亏虚加肝俞、肾俞、足三里补益肝肾。

(2)操作

针刺配合温和灸,隔日1次,每次30min。

2. 拔罐保健

(1)取穴

大椎、大杼、肩井、曲池、合谷、天宗。

（2）操作

先用梅花针轻叩上述部位，以微出血为度；血止后走罐，走罐前在罐口和走罐部位均匀涂抹上红花油，走至皮肤潮红为止。隔日1次，10次为1疗程。

3. 刮痧保健

（1）取穴

风池、肩井、天柱、大椎、昆仑。

（2）操作

在需刮痧部位涂抹适量刮痧油，从风池穴一直到肩井穴，一次到位，中间不要停顿；然后刮颈后天柱穴至大椎穴，分别由两侧向大椎穴刮拭，用力要轻柔，不可用力过重，可用刮痧板棱角刮拭，以出痧为度；最后刮足部外侧昆仑穴，重刮，30次，出痧为度。

4. 推拿保健

老年颈痛的推拿保健以舒筋活血，通络止痛，整复错位为原则。

（1）取穴

风池、风府、肩井、天宗、曲池，颈肩背及上肢部。

（2）手法

按揉法、拿揉法、㨰法、拔伸法等。

（3）操作

受术者取坐位，术者立于其后。用拇指指腹按揉风池穴1min，从风池穴至颈跟部拿捏颈项两旁的软组织，由上而下操作5min；随后用㨰法放松受术者颈肩部、上背部及上肢部的肌肉5min；然后做颈项部拔伸法，边牵引边使头颈部前屈、后伸及左右旋转。

（二）老年腰痛的中医康复保健方法

1. 艾灸保健

（1）取穴

委中、腰阳关、肾俞、大肠俞、阿是穴。风寒湿痹加腰俞；劳伤血瘀加膈俞；肝肾亏虚加命门。

（2）操作

针刺配合温和灸，隔日1次，每次30min。

2. 刮痧保健

（1）取穴

委中。风湿腰痛加阿是穴、肾俞、腰阳关、风府；劳伤血瘀加阿是穴、水沟、阳陵泉、膈俞、次髎、夹脊；肝肾亏虚加肾俞、志室、太溪。

（2）操作

在需刮痧部位涂抹适量刮痧油，自上而下刮拭，至皮肤发红、皮下紫色痧斑痧痕形成为止。劳伤血瘀者可在委中放痧。

3. 拔罐保健

（1）取穴

肾俞、大肠俞、环跳、委中。风寒腰痛加志室、气海俞、关元俞、风市、阳陵泉、飞扬、昆仑；劳伤血瘀取血海、膈俞、三阴交、合谷、期门、秩边、承山；肝肾亏虚取足三里、昆仑、命门、气海、关元。

（2）操作

①风寒腰痛者：使受术者俯卧，以中、大号玻璃罐，以闪火法吸拔，吸力要强，时间 10～15min，昆仑穴用最小抽气罐吸拔，以上穴位可同时拔，还可走罐；②劳伤血瘀者：使受术者俯卧，用大中号玻璃罐以闪火法吸拔，拔时深重，时间为 10～15min，视情况延长，最好要拔出痧来，刺血罐拔环跳、大肠俞、委中、承山；③肝肾亏虚者：使受术者俯卧，选拔肾俞、大肠俞、委中、足三里，用最小的抽气罐拔昆仑穴，每次拔罐不超过5个，用中、小号玻璃罐，以闪火法吸拔，吸力不宜太强，时间为 5～10min，1日1次，穴位轮换取用。

4. 推拿保健

老年腰痛的推拿保健以舒筋通络，温经活血，解痉止痛为原则。

（1）取穴

腰阳关、肾俞、大肠俞、八髎、秩边、委中、承山及腰臀部。

（2）操作

受术者取俯卧位，施术者用㨰法、揉法沿两侧足太阳膀胱经从上向下施术 5～6遍；依次按揉两侧三焦俞、肾俞、气海俞、大肠俞、关元俞、膀胱俞、志室、秩边等穴位，以酸胀为度；用掌擦法直擦腰背两侧膀胱经，横擦腰骶部，以透热为度，达活血通络之目的。

三、老年颈腰痛注意事项

1）注意颈部、腰部保暖，防止受凉。

2）低头时间不宜过长，多后仰，适当活动颈部。

3）枕头高度应适宜。

4）腰痛者，选择硬板床为宜，但不宜睡地板。

5）晨起适当活动腰部，使腰肌放松、协调。

➡ 任务实施

老年颈腰痛的中医康复保健模拟实训

▶ 第一步：明确任务实施的目的要求

1）掌握老年颈腰痛温和灸、拔罐与推拿保健方法。

2）熟悉老年颈腰痛的注意事项。

3）了解老年颈腰痛的其他康复保健方法。

▶ 第二步：准备任务所需教具、器材、人员

模特（学生）、视频资料、艾条、打火机、按摩床、按摩巾、消毒干棉球、玻璃罐、95% 乙醇等。

▶ 第三步：明确任务实施的方式（讲授＋示教＋实训）

1）教师结合视频资料、多媒体讲授老年颈腰痛的相关理论知识。

2）教师在模特（学生）身上演示老年颈腰痛的温和灸、拔罐与推拿保健方法。

3）学生2人1组相互练习。

▶▶ 第四步：明确任务实施的内容与方法

1）施术者操作前准备：仪表大方，衣着整洁，洗手等。

2）评估：受术者的主要临床表现、既往史、施术部位的皮肤情况、对疼痛的耐受情况、心理状况、禁忌证等。

3）用物准备：治疗盘、艾条、艾绒、打火机、各种罐、刮痧板、刮痧油、75%乙醇、95%乙醇等。

4）受术者准备：取合理体位，松开衣着，保暖等。

5）定穴及确定方法：确定腧穴部位及中医康复保健方法。

6）操作：根据受术者评估情况选用灸法、拔罐、刮痧、推拿等康复保健方法，按照施术要求进行操作。

7）观察：在操作的过程中随时询问受术者的反应，若有不适，及时调整。

8）整理：操作结束，协助受术者整理衣着，安排舒适体位，整理床单位，清理用物。

9）评价：施术部位的准确度，皮肤情况；体位是否合理；受术者的满意度及目标达到的程度等。

10）记录：详细记录施术后受术者的客观情况，并签名。

▶▶ 第五步：任务思考与总结

1）老年颈腰痛常取哪些穴位进行温和灸？这些腧穴的定位、归经如何？

2）老年颈腰痛常取哪些穴位进行拔罐保健？如何操作？

3）老年颈腰痛常选哪些手法进行推拿保健？如何进行该病的推拿操作？

➡ 触类旁通

老年颈腰痛的药物熏蒸保健

颈部疼痛多与慢性损伤、疲劳外伤等因素有关，临床常见有落枕、颈椎病、肌筋膜炎以及颈椎骨关节炎等。腰部疼痛多与急慢性损伤、退行性变、炎性变等因素有关，临床常见急性腰肌扭伤、慢性腰肌劳损、腰椎间盘突出症等。二者的康复保健除了上述的保健方法之外，还可采用中药熏蒸的方法。

1. 老年颈痛的药物熏蒸

乳香30g、没药30g、羌活30g、独活30g、秦艽30g、透骨草30g、海风藤30g、川续断30g、桑寄生30g、红花15g、桂枝15g，将上述中药浸泡10min，用5000mL水进行煎煮，水沸腾10min后，将药汁倒到器具中，用毛巾浸药汁热敷于颈肩部，每次10～15min，每天2次，温度为40～50℃，半个月为1个疗程，治疗两个疗程。热敷结束后患者可适当休息，同时给患者准备毛巾，快速擦干热敷部位，避免着凉受风，影响治疗效果。热敷时如有局部疼痛或出现水疱，应停止操作，给予适当处理。中药热敷医疗时期，应注意合理安排睡眠时间，增强颈背部肌肉的锻炼，适度活动。

2. 老年腰痛的药物熏蒸

将独活、透骨草、防风、白芷、秦艽、蔓荆子、川乌、没药、川芎、乳香、红花、牛膝、刘奇奴、甘草诸药为散剂 100g，用米醋拌湿拌匀，一般湿度以用手一握成团，放下后自动散开为佳。把拌好的药装入缝好的 30cm×40cm 的治疗袋，药袋的平均厚度为 1.5～2cm，放入锅内热蒸 30～40min，待冷却至 40～60℃，将药袋置于腰部疼痛区域热敷（此剂量药物袋每日加温，可连续应用 10 天），1 次 1 天，每次 2～3h，10 天为 1 个疗程，连续 3 个疗程。

同时，老年颈腰痛还可结合日常锻炼：做颈项前屈后伸、左右侧屈、左右旋转及前伸后缩等活动锻炼；做腰部前屈后伸、左右侧屈、左右旋转锻炼，以增强腰背肌力；此外还可以适当做体操、太极拳等运动。

任务七　老年膝关节病的中医康复保健

➡ 情境导入

卢某，男，77 岁，左侧膝关节反复疼痛 2 年，加重 2 个月余，伴肿胀 2 个月。患者 2 年前出现左侧膝关节疼痛，近 2 个月膝关节疼痛加剧，上下楼梯疼痛加重，行走不便，膝关节肿胀，膝关节 MRI 提示：退行性膝关节病变，关节腔中等量积液，无外伤史、无红肿，舌暗，苔少而滑，脉涩弦细。诊断为膝痹，辨证为肝肾亏虚兼夹气滞血瘀，遂采用针灸及推拿进行治疗，隔日 1 次，7 次为 1 疗程，治疗 2 个疗程后，左侧膝关节疼痛明显减轻，关节肿胀消退。

请思考：1. 老年膝关节病有哪些常用的中医保健方法？
　　　　2. 老年膝关节病在保健服务过程中要注意什么？

➡ 知识储备

膝关节病主要是关节软骨面的退行性变和继发性的骨质增生、滑膜损伤、髌骨软骨面慢性损伤、半月板损伤引起的以疼痛、关节活动障碍为主的常见慢性疾病。膝关节病属于中医学"痹证"的辨证范围。

一、老年膝关节病概述

膝关节病主要是关节软骨面退行性变和继发性的骨质增生，骨性关节炎占膝关节病的首位，并且多好发于中老年人，女性多于男性，与年龄的增加导致机体退行性改变关系密切。

（一）病因病机

本病与外感风寒湿热之邪和人体正气不足有关。

1）风、寒、湿等邪气，在人体卫气虚弱时侵入人体而致病。

2）汗出当风、坐卧湿地、涉水冒雨等，均可使风寒湿等邪气侵入机体经络，留于关节，导致经脉气血闭阻不通，不通则痛，正如《素问·痹论》所说："风、寒、湿三气杂至，合而为痹。"根据感受邪气的相对轻重，常分为行痹（风痹）、痛痹（寒痹）、着痹（湿痹）。

3）若素体阳盛或阴虚火旺，复感风寒湿邪，邪从热化或感受热邪，流注关节，则为热痹。

总之，风、寒、湿热之邪侵入机体，痹阻关节肌肉筋络，导致气血闭阻不通，筋脉关节失于濡养产生本病。

（二）临床表现

老年膝关节病临床最主要的类型是骨性关节炎，症状以膝关节疼痛、关节活动障碍为主。由于是老年退行性疾病，临床治疗即使痊愈后亦易复发，主要表现在以下几个方面。

1）发病缓慢，多见于中老年肥胖女性，往往有劳累史。

2）膝关节活动时疼痛加重，其特点是初期疼痛为阵发性，后为持续性，劳累及夜间更甚，上下楼梯疼痛明显。

3）膝关节活动受限，甚则跛行。极少数患者可出现交锁现象或膝关节积液。

4）关节活动时可有弹响、摩擦音，部分患者关节肿胀，日久可见关节畸形。

5）膝关节痛是本病患者就医常见的主诉。其早期症状为上下楼梯时的疼痛，尤其是下楼时为甚，呈单侧或双侧交替出现，是出现关节肿大，多因骨性肥大造成，亦可见关节腔积液，出现滑膜肥厚的很少见，严重者出现膝内翻畸形。

（三）诊断要点

1）膝关节有反复劳损或创伤史。

2）症状多是逐步加重，可因劳累、外伤而突然加重。排除风湿病、类风湿性关节炎、膝关节严重创伤（如骨折、半月板损伤等）、下肢畸形及关节感染。

3）膝关节疼痛和发僵，早晨起床时较明显，活动后减轻，活动多时又加重，休息后症状缓解。

4）有典型的膝关节疼痛症状伴关节活动受限，上下楼梯疼痛及半蹲位膝部疼痛加重。

5）典型症状为膝关节肿胀，有时内、外侧关节间隙有压痛或叩击痛；关节活动有弹响摩擦音，关节挛缩或股四头肌萎缩。

6）X线片，可见骨关节边缘增生，关节间隙变窄，韧带钙化，胫骨髁间刺变尖，有时可见骨质疏松，有时可见关节内游离体。

二、老年膝关节病的中医康复保健方法

老年膝关节病是一种常见慢性疾病，随着年龄的增长，发病率提高，疾病带来的疼痛和关节活动障碍降低了老年患者的生活质量。这种疾病亦有治疗方法，中国传统医学之针灸、推拿保健是防治本病的有效方法。

（一）艾灸保健

（1）取穴

内外膝眼、血海、梁丘、阴陵泉、阳陵泉、鹤顶。肝肾亏虚加肾俞、肝俞、三阴交；脾胃虚弱加足三里、脾俞、胃俞；寒湿困阻加关元、肾俞；热湿邪偏重加大椎、曲池。

（2）操作

运用艾条温和灸，每日1次，每次取3～5穴，每穴灸5～8min。

（二）推拿保健

推拿保健能通过手法的作用舒筋活血通络，保护关节，亦可防止患侧因长期关节失用而产生肌肉萎缩，是一种有效的治疗方法。

（1）取穴

内外膝眼、血海、梁丘、阴陵泉、阳陵泉、鹤顶、足三里、承扶、委中、承山、太溪及膝关节周部位。

（2）手法

点法、按法、擦法、揉法、拿法、摇法等。

（3）操作

①受术者俯卧位，施术者先以点法点按内外膝眼、血海、梁丘、阴陵泉、阳陵泉、鹤顶、足三里、承扶、委中、承山、太溪及膝关节周部位，每穴1min；后用擦法、按揉法、拿捏法作用于大腿股四头肌及膝髌周围，直至局部发热为度；②受术者仍俯卧位，施术者站在患膝外侧，用双手拇指将髌骨向内推挤，同时垂直按压髌骨边缘压痛点，力量由轻逐渐加重，后用单手掌根部按揉髌骨下缘，反复多次；③施术者做膝关节摇法，同时配合膝关节屈伸、内旋、外旋的被动活动，最后在膝关节周围行擦法5min；④受术者俯卧位，施术者于大腿后侧、腘窝及小腿一侧施以擦法约5min，主要治疗部位在腘窝部的委中穴。

三、老年膝关节病的注意事项

1）注意膝关节保暖，尽量穿着长裤，不要把膝关节直接暴露在冷空气中。

2）可热敷，以改善血液循环，减轻膝部不适，缓解膝部疼痛和肌肉痉挛，减轻肿胀。

3）要劳逸结合，避免关节过度负重，长时间处于某一体位，特别是小于90°，不要久坐、久站。应适当活动关节，如多游泳，坚持多骑自行车，少走路，尤其是少上下台阶及走不平路。

4）对肥胖人应节制饮食，减少体重，减少关节的承重，多摄取含蛋白质，维生素及矿物质食物。

5）对有不良姿势的应尽量予以纠正，使用手杖、拐杖，减轻关节负重。

6）合理使用支具、夹板、护膝带、弹性粘带，增加关节的稳定性。

7）加强关节周围按摩、推拿。

8）加强膝部力量锻炼。例如跪膝，双膝跪于床缘，身体直立，膝关节保持90°，每天坚持0.5h。

9）加强膝关节活动范围训练。如膝疼痛影响正常生活时就要到医院进行检查、治疗。

➡️ 任务实施

老年膝关节病的中医康复保健模拟实训

▶▶ 第一步：明确任务实施的目的要求。

1）掌握老年膝关节病的温和灸与推拿保健方法。

2）熟悉老年膝关节病的注意事项。

3）了解老年膝关节病的其他康复保健方法。

▶▶ 第二步：准备任务所需教具、器材、人员。

模特（学生）、视频资料、艾条、打火机、按摩床、按摩巾、消毒干棉球等。

▶▶ **第三步：明确任务实施的方式（讲授＋示教＋实训）。**

1）教师结合视频资料、多媒体讲授老年膝关节病的相关理论知识。

2）教师在模特（学生）身上演示老年膝关节病的温和灸与推拿保健技术。

3）学生2人1组相互练习。

▶▶ **第四步：明确任务实施的内容与方法。**

1）施术者操作前准备：仪表大方，衣着整洁，洗手等。

2）评估：受术者的主要临床表现、既往史、施术部位的皮肤情况、对疼痛的耐受情况、心理状况、禁忌证等。

3）用物准备：治疗盘、艾条、艾绒、打火机、按摩巾等。

4）受术者准备：取合理体位，松开衣着，保暖等。

5）定穴及确定方法：确定腧穴部位及中医康复保健方法。

6）操作：根据受术者评估情况选用灸法、推拿等康复保健方法，按照施术要求进行操作。

7）观察：在操作的过程中随时询问受术者的反应，若有不适，及时调整。

8）整理：操作结束，协助受术者整理衣着，安排舒适体位，整理床单位，清理用物。

9）评价：施术部位的准确度，皮肤情况；体位是否合理；受术者的满意度及目标达到的程度等。

10）记录：详细记录施术后受术者的客观情况，并签名。

▶▶ **第五步：任务思考与总结。**

1）老年膝关节病常取哪些穴位进行温和灸？这些腧穴的定位、归经如何？

2）老年膝关节病常选哪些手法进行推拿保健？如何进行该病的推拿操作？

➡ 触类旁通

老年膝关节病的其他康复保健方法

老年膝关节病是很常见的慢性疾病之一，对老年患者的生活质量带来很大影响。健康的生活习惯对老年膝关节有很好的保护作用，在临床诊断上还应和风湿、类风湿、膝关节严重创伤（如骨折、半月板损伤、十字韧带或副侧韧带损伤、下肢畸形如膝内外翻及关节感染化脓性关节炎、关节结核等）鉴别开来。对于老年膝关节病的康复保健，除了上述方法之外，还可采用中医热敷保健方法。

1）治则：除湿通络，祛风散寒，补益肝肾。

2）方药：薏苡仁汤加减（苍术20g、羌活20g、独活20g、防风20g、麻黄10g、桂枝10g、怀牛膝30g、桃仁30g、红花30g、川芎15g）。本方煎成汤药，用热毛巾热敷于膝关节周围，适用寒湿痹痛，气滞血瘀，脉络瘀阻的病症。苍术、羌活、独活、防风祛风除湿；麻黄、桂枝、怀牛膝温经散寒，祛湿止痛；桃仁、红花、川芎活血通络。

3）随症加减：关节肿胀甚者，加萆薢、五加皮、茯苓以利水通络；若肌肤麻木，加海桐皮、豨莶草以祛风通络；肝肾亏虚加杜仲、桑寄生补益肝肾。

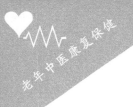

任务八　老年心理健康问题的中医康复保健

➡ 情境导入

　　刘老，男，65 岁，神智异常 1 年余。患者退休后一直闲置在家，常年失眠，易发怒，血压 140/90mmHg，高血脂，神情呆滞，无头痛，四肢感觉正常，二便可控，舌红，苔黄腻而干，脉弦，诊断为郁证，辨证为肝火上炎，遂采用针灸及推拿，并配合中药进行治疗。针灸推拿隔日 1 次，中药每日两剂，15 次为 1 疗程，疗程间隔 2 天。治疗 6 个疗程后，神智异常得到改善，身体各项指标转正常，精神状态良好。

　　请思考： 1. 老年心理健康问题有哪些常用的中医保健方法？

　　　　　　　2. 老年心理健康问题在保健服务过程中要注意什么？

➡ 知识储备

　　心理健康是指心理活动和心理状态的正常，包括心理过程和个体心理特征的正常。老年心理健康问题主要表现为：感觉、知觉衰退；言语能力衰退、记忆力下降；想象、思维能力衰退；情绪变化不稳定，容易焦虑不安；意志衰退，且容易自卑；个性心理特点明显，习惯心理顽固；性格更容易发生变化；敏感多疑；易产生孤独感和失落感；害怕衰老和死亡。老年心理健康问题属于中医"郁证"的辨证范围。

一、老年心理健康问题概述

（一）病因病机

老年心理健康问题的致病因素各有其特点，但总的来说可归为内因和外因两类。

（1）气机郁结

反复持久的不良刺激，超过了机体情志的调节，影响了肝主疏泄的功能，使肝失条达。病位主要在肝，进而影响脾、胃、心，病性主要是气滞，进而可郁而化火，津停成痰，血阻成瘀；病机主要是肝气郁结，进而致肝郁脾虚，肝胃不和，肝火扰心。

（2）痰浊内蕴

情志内伤，气郁化火，炼津为痰，上扰清窍；痰火扰胆，则胆的功能失常，其"主决断"的正常判断能力亦随之失常，不能控制自己的意识和动作；痰火扰心则心烦心悸、入睡困难等。病位主要在心、脑、胆，病性主要是痰浊，病机是痰蒙心神，痰扰清窍，胆郁痰扰。

（3）瘀血内阻

情志不遂，气机失调，气血运行受阻，气滞血瘀，瘀血内阻，神明不能内守，则精神抑郁、性情急躁、胸胁憋闷胀痛；血滞不养心神则心悸失眠健忘。病位与肝关系密切，病性主要是瘀血，病机是瘀血内阻。

（4）精髓不足

年老体弱，肝肾渐亏，或抑郁日久不愈，损及于肾，精髓化生不足，元神脑府失养，神机运转不利，脑功能得不到正常发挥则"脑转耳鸣，胫酸眩冒，目无所见，懈怠安卧"。病位主要在脑、肾，病性是精髓不足，病机是肾精不足，元神失养。

（5）气血不足

心理压力过大，思虑劳神过度，损伤脾气，气血乏源，机体失养。病位在心脾，病性是气血不足，病机是心脾气血两虚。

（6）阴虚内热

若年老体虚，肝肾渐衰，元阴渐少，阴液不足，神明失养。另外，在21世纪的今天，由于饮食结构的改变，竞争意识的增强，工作生活节奏的加快，情志所伤愈发突出，气有余便是火，气郁化火，耗伤阴液，不得制阳，阴虚内热，既导致上述精神症状，又因阴亏气耗而表现为自觉疲乏、精力不足。病位主要在心、肝、肾，病性主要是阴亏，病机为肝肾阴亏，心肾不交。

（7）阳气不足

年高肾亏，久病及肾，元阳渐亏，心神无力振奋则抑郁、少眠、健忘；肾志为恐，心主神志，肾阳不足。病位在肾，影响到心、脾，病性是阳虚，病机主要是心肾阳虚，脾肾阳虚。

总之，老年心理健康问题的基本病因是情志不遂，导致气机郁滞、气血阴阳失调、脏腑功能失常、精神异常改变等，其病机的基本核心是气机郁滞，由此导致了血瘀、痰蕴、精亏、气虚、血虚、阴虚、阳虚等病态链的病性反应，并贯穿于老年心理健康问题的全过程，多数情况下还占主导地位。通过分析、归纳老年心理健康问题中医病因病机，究其中医病理本质，有利于中医的辨证分型和治疗。

（二）临床表现

老年心理健康问题最主要的表现是神志和精神状态的改变。临床表现的轻重，因体质、生活环境及生存状态而异，主要表现在以下几个方面。

1. 感知能力减退

老年人由于感觉器官敏锐度降低，对客观事物的感知能力也逐渐衰退，表现为：

（1）视力下降

即人们常说的老花眼。

（2）听力减退

老年人由于听觉器官功能的衰退，鼓膜变厚，或因精神疲惫和过度劳累而患老年性耳聋。

（3）味觉不敏感

伴随年龄增长，味觉细胞逐渐减少且敏感度降低。

2. 认知功能下降

（1）记忆力减退

大部分老年人的记忆力是随着年龄的增长、大脑皮质的逐步萎缩而趋于下降的。

（2）智力的生理性老化

老年人的智力从总体上看呈下降趋势。

（3）思维弱化及障碍

即思维的迟钝、贫乏和奔逸，伴随着强制性思维和逻辑障碍。

3. 情绪情感变化

老年群体较易产生消极情绪，根据其情绪变化的幅度，可分为两种。

（1）易怒型

即情绪波动幅度较大，多语好动，墨守成规，闹钟模式，暴躁固执。

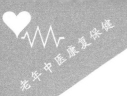

（2）淡漠型

即情感淡漠，求知欲减弱，不爱与人接触，时常感到孤独、寂寞、抑郁、忧伤，性格内向、多疑、孤僻。

（三）诊断要点

1）好发年龄在60岁以上老年人。

2）病发多因退休、丧偶或家庭矛盾等生活剧变引起。

3）以感知能力减退、认知功能下降、情绪情感变化为主症。

4）老年心理健康问卷或自评表有助于诊断。

二、老年心理健康问题的中医康复保健方法

老年心理健康问题是老年人常见病，且随着现代医学的不断进步，人类自然寿命应比现在实际的寿命更长，但由于疾病、创伤或心理、社会等不良影响，使人们未能达到预期寿命而过早死亡。危害老年人的常见病为心血管疾病、脑血管疾病和癌症。而这些疾病是慢性非传染性疾病，均属"心身疾病"。中国传统医学之针灸、推拿保健是本病症重要的防治方法。

（一）艾灸保健

（1）取穴

水沟、内关、神门、太冲。肝气郁结者，加曲泉、膻中、期门；气郁化火者，加行间、侠溪、外关；痰气郁结者，加丰隆、阴陵泉、天突、廉泉；心神惑乱者，加通里、心俞、三阴交、太溪；心脾两虚者，加心俞、脾俞、足三里、三阴交；肝肾亏虚者，加太溪、三阴交、肝俞、肾俞。

（2）操作

水沟用雀啄泻法，以眼球湿润为佳；神门用平补平泻法；内关、太冲用泻法。配穴按虚补实泻法操作，隔日一次。

（二）耳穴保健

（1）取穴

耳穴心、肝、脾、内分泌、皮质下、枕、额。

（2）操作

将王不留行籽贴于约0.6cm×0.6cm的胶布中央，贴敷在所选取的耳穴上并适当按压片刻，以局部酸胀、发热为度。每日自行按压5次，每次每穴按压30s，4天更换1次，左右耳交替。

（三）推拿保健

推拿保健能通过手法的作用，疏肝解郁，补益脾肾，是老年心理健康问题康复保健较为有效的治疗方法。三部推拿法作用于头、腹、背部，通过对整体的调整，使气机调畅，上下通达，心肾相交，阴阳调和，促进精气神的相互转化，达到上安其神、中通其气、下定其精、补养心脾、气运血达之目的。

（1）取穴

印堂、神庭、百会、太阳、中脘、神阙、气海、关元、肩井、夹脊穴、心俞、脾俞、胃俞、肾俞等。

（2）手法

拿法、按揉法、推法、振法、击法、摩法、一指禅推法等。

（3）操作

①头面部操作：受术者取仰卧位，施术者双手用拿法施于头部两侧10遍左右；按揉印堂

1min，再由印堂以两拇指交替直推至神庭5～10遍，拇指由神庭沿头正中线（督脉）点按至百会穴，指振百会穴约1min；双手拇指分推前额、眉弓至太阳穴3～5遍；指振太阳穴约1min；侧击头部，掌振两颞、头顶，约2min。上述操作以患者有深沉力透感和轻松舒适感为宜。②腹部操作：受术者取仰卧位，施术者掌摩腹部6min左右，逆时针方向操作，顺时针方向移动；按揉或一指禅推法施于中脘、神阙、气海、关元各1min，指振各穴；双掌自肋下至耻骨联合，从中间向两边平推3～5次；掌振腹部约1min；③背部操作：受术者取俯卧位，提拿两肩井约1min，使患者有轻松舒适感为宜；直推背部督脉及两侧太阳经，每侧推约10次左右，手法要深沉有力，速度均匀和缓；双手拇指由上到下逐个点按脊椎两侧的华佗夹脊穴；按揉背部太阳经，重点按揉心俞、脾俞、胃俞、肾俞，每穴约1min，以局部酸沉为度；双掌交替轻轻叩击背部两侧太阳经。

三、老年心理健康问题的注意事项

（1）注意前兆

如有孤独、寂寞、失落、焦虑、抑郁和烦躁等负面情绪，性格、脾气发生巨大变化，当发觉这些异状时，须立即就诊。

（2）妥善照顾

做好老年人退休后安排，保障正常的老年生活需求，并找到适合的位置，做喜欢做的事，顺利转换角色。

（3）参与交流

充实生活，积极参与社会活动、加强人际交往，争取做一些力所能及、有意义的事，从而提高生活质量。

（4）均衡饮食

少盐、少糖、少油、定时定量、多吃蔬菜及补充水分、少吃动物性油脂与动物内脏；减少饮酒，拒绝吸烟。

（5）规律运动

适度运动可以保持健康体魄，降低心理压力；避免劳倦过度，防止跌仆。

（6）情绪稳定

保持心情愉快，恬淡虚无，精神内守，控制情绪，避免大喜大悲等过度精神刺激。

（7）定期体检

出现异常，及时治疗，避免诱发其他健康问题。

对老年心理健康问题应采取"早防范、早治疗"的原则。

➡️ 任务实施

老年心理健康问题的中医康复保健模拟实训

▶▶ **第一步：明确任务实施的目的要求。**

1）掌握老年心理健康问题的雀啄灸、耳穴与推拿保健方法。

2）熟悉老年心理健康问题的注意事项。

3）了解老年心理健康问题的其他康复保健方法。

▶▶ **第二步：准备任务所需教具、器材、人员。**

模特（学生）、视频资料、艾条、打火机、按摩床、按摩巾、王不留行籽或耳穴贴、75% 乙醇、消毒干棉球等。

▶▶ **第三步：明确任务实施的方式（讲授＋示教＋实训）。**

1）教师结合视频资料、多媒体讲授老年心理健康问题的相关理论知识。

2）教师在模特（学生）身上演示老年心理健康问题的雀啄灸、耳穴与推拿保健方法。

3）学生 2 人 1 组相互练习。

▶▶ **第四步：明确任务实施的内容与方法。**

1）施术者操作前准备：仪表大方，衣着整洁，洗手等。

2）评估：受术者的主要临床表现、既往史、施术部位的皮肤情况、对疼痛的耐受情况、心理状况、禁忌证等。

3）用物准备：治疗盘、艾条、艾绒、打火机、耳穴贴、按摩巾等。

4）受术者准备：取合理体位，松开衣着，保暖等。

5）定穴及确定方法：确定腧穴部位及中医康复保健方法。

6）操作：根据受术者评估情况选用灸法、耳穴、推拿等康复保健方法，按照施术要求进行操作。

7）观察：在操作的过程中随时询问受术者的反应，若有不适，及时调整。

8）整理：操作结束，协助受术者整理衣着，安排舒适体位，整理床单位，清理用物。

9）评价：施术部位的准确度，皮肤情况；体位是否合理；受术者的满意度及目标达到的程度等。

10）记录：详细记录施术后受术者的客观情况，并签名。

▶▶ **第五步：任务思考与总结。**

1）老年心理健康问题常取哪些穴位进行温和灸？这些腧穴的定位、归经如何？

2）老年心理健康问题常取哪些耳穴保健？如何操作？

3）老年心理健康问题常选哪些手法进行推拿保健？如何进行该病的推拿操作？

➡➡ 触类旁通

老年心理健康问题的药膳保健

鉴于老年人原发疾病和消化能力减退，合理饮食对于老年人十分重要，要"少食多餐，定时定量"，高蛋白、高纤维素、高维生素、低盐、低脂、低糖、少吃辛辣。中医药膳调理有一定的科学道理，可以尝试。首乌、五味子、党参、黄芪、桑椹有抗自由基抗氧化的作用；酸枣仁、柏子仁等可调节中枢神经系统；山药、麦冬、枸杞可促进代谢；仙灵脾、鹿角胶可以调节内分泌。按照中医辨证以及药物归经制作药膳更可以起到明显的作用。"人之年寿长短，元气所察，本有厚薄，然能善养，亦可延年。"人过中年后，各项生理机能就逐渐走向衰退，这是一个不可抗拒的自然规律。古往今来，曾有许多帝王苦于人生短如朝露，多方探求长生不老之术，但都贻笑千古。做好自我保健，尤其是心理护理，注重中医养生，调整好生活方式，完全可以益寿延年，提高老年人的生活质量。

任务九　老年便秘的中医康复保健

情境导入

甘某，女性，65岁，便秘2年余，通常3～5天排便1次，排便需久蹲方出，便后脚麻身倦，偶于便前出现左下腹疼痛现象，排气排便后疼痛消失。便质软，无黏液及脓血。腹部触诊无压痛，皮肤温度以下腹部较上腹部低，舌质淡而边有齿印，苔薄白，两脉细弱，诊断为虚秘。穴取神阙、天枢、气海、关元、足三里，采取艾灸拔罐法，先在上述各穴用艾条温灸10～15min，以局部皮肤红晕为度，后拔罐，留罐15min，每日1次。治疗第2天排粪1次，自述排便较容易，时间有所缩短。坚持治疗10天后，每天均排粪。嘱患者经常用艾条灸足三里、关元，以益气保健。随访1年，除排粪偶有2天1次外，基本恢复正常。

请思考： 1. 什么是便秘？其病因病机如何。

2. 除了任务中提及的康复保健方法，便秘还可选用什么康复保健方法？

3. 便秘者在日常生活中应该注意什么？

知识储备

便秘，指因大肠传导功能失常导致粪块秘结不通，排便时间延长，或者欲排便而艰涩不畅的一种病症。便秘虽属于大肠功能失调，但与脾胃以及肾脏的关系密切。此证古代文献中有"阴结""阳结""脾约""热秘""冷秘""虚秘""气秘"等说，名称繁多。

一、老年便秘概述

（一）病因病机

便秘的病因是多方面的，主要有外感寒热之邪，内伤饮食情志，病后体虚，阴阳气血不足等。本病病位在大肠，并与脾、胃、肺、肝、肾密切相关。其病因病机归纳起来，大致可分为以下几个方面。

1）胃积热体阳盛，或热病之后，余热留恋，或肺热肺燥，下移大肠，或过食醇酒厚味，或过食辛辣，或过服热药，致肠胃积热，耗伤津液，肠道干涩失润，粪质干燥，难于排出，形成所谓"热秘"。

2）气机郁滞，忧愁思虑，脾伤气结；或抑郁恼怒，肝郁气滞；或久坐少动，气机不利，导致腑气郁滞，通降失常，传导失职，糟粕内停，不得下行，或欲便不出，或出而不畅，或排便干结而成气秘。

3）阴寒积滞，恣食生冷，凝滞胃肠；或外感寒邪，直中肠胃；或过服寒凉，阴寒内结，导致

175

阴寒内盛，凝滞胃肠，传导失常，糟粕不行，而成冷秘。

4）气虚阳衰，饮食劳倦，脾胃受损；或素体虚弱，阳气不足；或年老体弱，气虚阳衰；或久病产后，正气未复；或过食生冷，损伤阳气；或苦寒攻伐，伤阳耗气，导致气虚阳衰，气虚则大肠传导无力，阳虚则肠道失于温煦，阴寒内结，便下无力，使排便时间延长，形成便秘。

5）阴亏血少，素体阴虚；津亏血少；或病后产后，阴血虚少；或失血夺汗，伤津亡血；或年高体弱，阴血亏虚；或过食辛香燥热，损耗阴血，导致阴亏血少，血虚则大肠不荣，阴亏则大肠干涩，肠道失润，粪便干结，便下困难，而成便秘。

上述各种病因病机之间常常相兼为病，或互相转化，如肠胃积热与气机郁滞可以并见，阴寒积滞与阳气虚衰可以相兼；气机郁滞日久化热，可导致热结；热结日久，耗伤阴津，又可转化成阴虚等。然而，便秘总以虚实为纲，冷秘、热秘、气秘属实，阴阳气血不足所致的虚秘则属虚。虚实之间可以转化，可由虚转实，可因虚致实，而虚实并见。归纳起来，形成便秘的基本病机是邪滞大肠，腑气闭塞不通或肠失温润，推动无力，导致大肠传导功能失常。

西医认为，便秘究其原因是粪便在肠腔中滞留过久，粪便中水分大量被肠壁吸收，致使粪便干燥坚硬，无法正常排出，形成便秘。老年人由于年龄的增加，随着胃肠道功能的生理性退化，包括胃肠蠕动减慢、肛肠肌肉过度收缩、体内缺水等原因，加上老年人受精神抑郁、不良饮食习惯、活动减少、药物不良反应等因素的影响，60岁以上的老年人便秘的发病率明显增高，可达到50%左右。

（二）临床表现

便秘的主要临床表现是每周排便次数少于3次，和（或）排便费力、排便不净、粪块质硬或呈硬球状。由于其他疾病兼见粪块秘结者，不在本篇论述范围。

（三）诊断要点

通过临床表现基本可以诊断便秘。应详细询问老年人的饮食、生活习惯及工作情况，既往病史、手术史，特别是有无痔核、肛瘘及肛裂史，近来有无服药史，尤其有无长期服用泻药史，以明确导致便秘的原因。对老年患者，大便习惯改变，应警惕是否有胃肠道肿瘤发生的可能。

二、老年便秘中医保健方法

（一）艾灸保健

艾灸是一种温热刺激，热秘一般不采用艾灸保健技术，其余类型都可辨证取穴，进行艾灸治疗。

（1）取穴

天枢、大肠俞、上巨虚。气秘加中脘、行间、太冲；虚秘（气虚便秘）加肺俞、脾俞、足三里（气虚），虚秘（血虚便秘）加脾俞、膈俞、足三里（血虚）；冷秘加肾俞、命门、神阙。

（2）操作

温和灸每穴5~15min，每日1次，10次为1疗程；或直接灸，艾炷如麦粒大，每穴7壮，每日1次，10次为1疗程。

（二）拔罐保健

（1）取穴

天枢、气海、关元、足三里、脾俞、肾俞、三阴交、照海等。

（2）操作

可先在上述各穴用艾条温和灸 10 ～ 15min，以局部皮肤红晕为度，后拔罐，留罐 15min，每日 1 次，10 次为 1 疗程。

（三）刮痧保健

（1）取穴

大肠俞、小肠俞、天枢、肾俞。实证便秘加大椎、内庭；虚证便秘加足三里、气海、三阴交。

（2）操作

在需刮痧部位涂抹适量刮痧油，先刮颈后高骨大椎穴，用力要轻柔，可用刮痧板棱角刮拭，以出痧为度。刮拭肾俞至大肠俞、小肠俞，加天枢、气海，用刮痧板角部由上至下刮拭 30 次，出痧为度。最后用刮痧板角部重刮内庭、三阴交、足三里 30 次，可不出痧。

（四）耳穴保健

（1）取穴

直肠下段、大肠。

（2）操作

将王不留行籽贴于约 0.6cm×0.6cm 的胶布中央，贴敷在所选取的耳穴上并适当按压片刻，以局部酸胀、发热为度。每日自行按压 5 次，每次每穴按压 30s，4 天更换 1 次，左右耳交替。

（五）推拿保健

老年便秘的推拿保健，以和肠通便为原则，但需进一步审证求因，辨证论治。凡虚证气血两亏者都宜健脾和胃、补益气血；阴寒凝结者宜温中散寒；实证如胃肠燥热者宜清热降浊；肝气郁结者宜疏肝理气。

（1）取穴

膈俞、肝俞、脾俞、胃俞、肾俞、大肠俞、八髎、中脘、天枢、气海、大横、足三里、支沟、关元、期门、章门、膻中。

（2）手法

一指禅推法、摩法、振法、按法、揉法、擦法。

（3）操作

①受术者取仰卧位，施术者坐于床右，先施一指禅推法于中脘、天枢、气海、关元穴 5 ～ 8min，然后顺时针方向摩腹约 10min；②使受术者俯卧，施一指禅推法于脾俞、胃俞、大肠俞、八髎，往返 3 次；最后按揉前述穴位，以酸胀为度；③每日 1 次，20 次为 1 疗程；对虚秘手法宜柔和，对实秘当须沉着。

（4）辨证加减

属热秘者，加摩天枢、气海、关元、大横 5min，直擦八髎、按揉支沟、足三里，以酸胀为度；属气秘者，加揉章门、期门；属冷秘者，加按揉脾俞、肾俞、大肠俞、横擦脘腹部和腰骶部，以透热为度；属虚秘者，加揉脾俞、肾俞、足三里。

三、老年便秘的注意事项

1）调节情志，保持情志舒畅。

2）养成晨起定时排便的习惯。

3）谨慎服用泻药。一般情况下，尽量避免服用泻药。如若多日不便或排便困难，老年人可选用液状石蜡等刺激性较小的润滑性泻药。

4）有心血管疾病病史的老年人发生便秘，切忌排便时用力过度，增加心脏负荷，可予以轻泻剂或者开塞露帮助排粪。便前可给予硝酸甘油片等。

5）注意药物对排粪的影响。老年人常服用多种药物，不少药物可能出现便秘的不良反应，如止痛药、抗胆碱药、利尿药等。

➡️ 任务实施

老年便秘的中医康复保健模拟实训

▶ **第一步：明确任务实施的目的要求。**

1）掌握老年便秘温和灸、拔罐、刮痧、耳穴与推拿保健方法。

2）熟悉老年便秘的注意事项。

3）了解老年便秘的其他康复保健方法。

▶ **第二步：准备任务所需教具、器材、人员。**

模特（学生）、视频资料、艾条、打火机、按摩床、按摩巾、王不留行籽或耳穴贴、75% 乙醇、消毒干棉球、玻璃罐、95% 乙醇、刮痧板、刮痧油等。

▶ **第三步：明确任务实施的方式（讲授＋示教＋实训）。**

1）教师结合视频资料、多媒体讲授老年便秘的相关理论知识。

2）教师在模特（学生）身上演示老年便秘的温和灸、拔罐、刮痧、耳穴与推拿保健方法。

3）学生 2 人 1 组相互练习。

▶ **第四步：明确任务实施的内容与方法。**

1）施术者操作前准备：仪表大方，衣着整洁，洗手等。

2）评估：受术者的主要临床表现、既往史、施术部位的皮肤情况、对疼痛的耐受情况、心理状况、禁忌证等。

3）用物准备：治疗盘、艾条、艾绒、打火机、各种罐、刮痧板、刮痧油、耳穴贴、75% 乙醇、95% 乙醇等。

4）受术者准备：取合理体位，松开衣着，保暖等。

5）定穴及确定方法：确定腧穴部位及中医康复保健方法。

6）操作：根据受术者评估情况选用灸法、拔罐、耳穴、刮痧、推拿等康复保健方法，按照施术要求进行操作。

7）观察：在操作的过程中随时询问受术者的反应，若有不适，及时调整。

8）整理：操作结束，协助受术者整理衣着，安排舒适体位，整理床单位，清理用物。

9）评价：施术部位的准确度，皮肤情况；体位是否合理；受术者的满意度及目标达到的程度等。

10）记录：详细记录施术后受术者的客观情况，并签名。

▶ **第五步：任务思考与总结。**

1）老年便秘常取哪些穴位进行温和灸？这些腧穴的定位、归经如何？

2）老年便秘常取哪些穴位进行拔罐、刮痧保健？如何操作？

3）老年便秘常取哪些耳穴保健？如何操作？

4）老年便秘常选哪些手法进行推拿保健？如何进行该病的推拿操作？

➡ **触类旁通**

老年便秘的其他康复保健方法

便秘此证，虽症状单纯，但由于病因病机不同，可分虚实论治。实证有热秘和气秘；虚证概括有气虚、血虚及阳虚（冷秘）。诸秘临床各有特点，不得混同施治。除了上述康复保健方法外，还可以采用以下康复保健方法。

1. 老年便秘的中成药保健

老年便秘的康复保健，在市面上有不少针对性的中成药可供选择，见表4-6。

表4-6　便秘辨证中成药保健

类　型	症　状	治　法	方药（中成药）
热秘	便块干结不通，腹满痞实，面红身热，心烦口干或者口舌生疮，小便短赤；舌质红、苔黄燥，脉数滑	清热润燥泻结	上清丸、牛黄解毒片
气秘	粪便干结，胁腹胀痛，纳呆嗳气，舌苔白腻，脉弦	顺气行滞	麻仁丸
虚秘	虽有便意，临厕努挣乏力，汗出气短，便后疲乏，排粪后并不甚硬，面色㿠白，神疲气怯，舌质淡嫩、苔薄白，脉沉细	益气养血润肠	补中益气丸、五子润肠丸
冷秘	粪块秘结，腹中冷痛，四肢不温，小便清长，舌质淡、苔白润，脉沉滑	温通开秘	半硫丸

2. 老年便秘的药膳保健

老年便秘的药膳主要是润下类药食组成的药膳方，适用于年老体弱、肠道干燥、津液缺乏、不能濡润，以致大便艰涩难解之症，需生津养液、润滑大肠，促使排粪而不使峻泻，见表4-7。

表4-7　老年便秘药膳表

药膳名	功　效	组　成	制　法	备　注
麻子苏子粥	理气养胃、润肠通便	紫苏子、大麻子各20g，粳米50g	苏子、大麻子洗净研末，加水再研，取汁，用药汁煮粥啜之	大麻子不可服用过量
蜂蜜决明茶	润肠通便	生决明子10～30g，蜂蜜适量	决明子捣碎，水200～300mL，煎煮5min，冲入蜂蜜，搅匀后当茶饮	决明子煎煮时间不宜过长
升麻芝麻炖猪大肠	升提中气、补虚润肠	黑芝麻100g，升麻15g，猪大肠一段，调料适量	升麻、黑芝麻入洗净大肠内，两头扎紧，入砂锅，加葱、姜、盐、黄酒、清水适量，文火炖3h	适用于年老津枯，或兼见脱肛、子宫脱垂等中气下陷者

3. 老年便秘的传统体育保健

老年人每日晨起做适当运动，如太极拳、五禽戏、八段锦等，能增强消化系统功能，有利于大肠蠕动，防治便秘。但要注意循序渐进，量力而为，持之以恒，才能取得良好的效果。

防治便秘除了上述方法，还有就是要规律和科学地饮食。老年人不合理的饮食习惯如食用精细食物、辛辣刺激的食物，都是引起老年便秘的主要原因之一。因此，在日常饮食中老年人应该注意以下几点：①多摄入富含膳食纤维的食物，如各种蔬菜、水果（尤其是果皮）、海带、豆类、粗粮等，促进肠道蠕动；②摄入充足的水分，每日晨起饮一杯温开水或蜂蜜水，可增加肠道蠕动，促进排便；③多吃含 B 族维生素的食物，如粗粮、豆类、蔬菜等；④酌情多食产气食物，如萝卜、洋葱、蒜苗、红薯等，可增加肠蠕动；⑤适当进食富含油脂的干果，如瓜子仁、核桃、芝麻、花生等，可作为肠道润滑剂，利于通便；⑥少食刺激性食物，包括浓茶、咖啡、辛辣油腻煎炸食物。

任务十　老年急症的中医康复保健

➡ 情境导入

丁某，女，68 岁，素体肥胖，一年来常感左胸憋闷疼痛。近日因劳累后出现左胸部阵发型闷痛，时有针刺感，痛时引及左肩背和左内臂，胸闷心悸，痰多欲呕，头晕乏力，舌淡苔腻，脉滑数。

请思考：1. 该老年人是何急症？何证型？

2. 如何对该老年人进行中医急救处理？

3. 该老年人在日常生活中当如何进行中医康复保健？

➡ 知识储备

急症，是指严重威胁人类生命健康的急性病症，古代常称之为"暴疾""卒病"或"暴卒"，总之是指起病急骤，变化迅速，病情危重，病势凶险的一系列病症。

急症的内容十分广泛，既可以是独立的疾病，如急性胃脘痛、心绞痛、脑血栓、急性中毒、意外创伤等，也可以是兼见于多种疾病过程中的突发症状，如高热、昏迷、抽搐等。本篇仅针对老年人发病率较高的昏厥、虚脱、内脏绞痛（心绞痛、胆绞痛、肾绞痛）、出血（呕血、便血、尿血）、中暑等急症进行陈述。

一、老年昏厥的中医康复保健

昏厥，指骤起而短暂的意识和行动的丧失。

（一）老年昏厥概述

1. 病因病机

中医学认为，昏厥多由于年高体弱，元气亏虚，或病后气血未复，每因操劳过度、骤然起立致使经气一时紊乱，气血不能上充于头，阳气不达四肢而致。或因情志异常波动，或剧烈疼痛，以致经气逆乱，清窍受扰而忽然昏倒。

西医学中，昏厥的病因很多，主要包括自主神经调节失常导致的血管舒缩障碍、心律失常、脑血管短暂缺血，也可见于低血糖、重度贫血者及过度换气者。

2. 临床表现

轻者突感眩晕、恶心、躯体发软、行动无力，重者迅速失去知觉而昏倒，全身肌紧张度消失，有时有心率减慢、呼吸暂停，甚至心脏暂停搏动、瞳孔散大、流涎及尿失禁等。其特点为发作时间短暂，一般持续 1～2min 后恢复清醒。

3. 诊断要点

根据临床表现可诊断，需要与眩晕、虚脱进行鉴别诊断。昏厥发生时意识丧失，而眩晕发生时，无论多么严重，持续时间多长，不应有意识障碍。昏厥与虚脱的区别在于虚脱（休克）早期无意识障碍，周围循环衰竭征象较明显而持久。

（二）老年昏厥的中医康复保健方法

救治昏厥老年人多采用推拿、耳针、艾灸等法，对情绪激动、外伤疼痛引起的昏厥效果良好。

1. 耳穴保健

（1）取穴

耳穴神门、肾上腺、皮质下、心、脑点、交感。

（2）操作

每次取 2～3 穴，留针 30min，实证强刺激，虚证轻刺激，每分钟捻转 1 次，或以王不留行籽贴耳穴刺激。

2. 艾灸保健

（1）取穴

足三里、百会、神阙、气海。

（2）操作

两穴均取，以艾条行雀啄灸法，直至患者复苏。

3. 推拿保健

推拿保健对昏厥的治疗以理气开窍为主，要注意保持呼吸道通畅。

（1）取穴

人中、攒竹、合谷、太冲、百会、印堂、太阳、肩井、膻中、中府、章门、期门、肺俞、心俞、膈俞、脾俞、胃俞、风池、风府。

（2）手法

掐法、按法、抹法、拿法、擦法、摩法、揉法、捏法等。

（3）操作

①受术者取仰卧位，施术者以大拇指掐按人中、攒竹穴，按或掐合谷、太冲穴，按百会、印堂穴，并从印堂抹至太阳穴，往返操作数遍；拿肩井穴以窍开神清为度；②拇指按、揉、擦膻中穴和前胸部，约 3min；拇指按、揉中府、章门、期门穴，每穴约 1min；顺时针方向摩、揉腹部约 3min；③受术者取俯卧位，施术者揉其背部两侧膀胱经，往返操作 3min，并用拇指按揉肺俞、心俞、膈俞、脾俞、胃俞穴，每穴约 1min；捏拿颈脊柱两侧，并配合按风府、拿风池穴，以酸胀为度。

（三）老年昏厥的注意事项

1）引起昏厥的原因很多，应详细检查，明确病因，以采取相应的治疗措施。

2）尽量避免昏厥的诱发因素，如精神刺激、疲劳、长时间站立等。

二、老年虚脱的中医康复保健

虚脱，是以面色苍白、神志淡漠，或昏迷、肢冷汗出、血压下降为特征的危重急症。

（一）老年虚脱概述

1. 病因病机

本病多由大量出血、大吐大泻，或六淫邪毒、情志内伤、药物过敏、中毒、久病虚衰等严重损伤气血津液，而致脏腑阴阳失调，气血不能供养全身所致，甚者出现阴阳衰竭，亡阴亡阳之危候。

虚脱在西医学中是休克的主要表现。就病因可分为低血容量性休克、心源性休克、感染性休克、过敏性休克及神经源性休克；就症状可分为休克早期、休克中期和休克晚期。

2. 临床表现

虚脱的临床表现为血压下降，心率增快，脉搏细弱，全身无力，四肢湿冷，皮肤潮红、苍白或紫绀，尿量减少，烦躁不安，反应迟钝，神智异常，甚至昏迷等，如不采取有效措施可导致死亡。

3. 诊断要点

有典型临床表现时，休克的诊断并不难，重要的是要在其早期能及时发现并处理。

（1）早期诊断

当有交感神经 - 肾上腺功能亢进征象时，即应考虑有休克的可能。早期症状诊断包括：血压升高而脉压差减少、心率增快、口渴、皮肤潮湿、黏膜发白、肢端发凉、皮肤静脉萎陷、尿量减少（25～30mL/h）。

（2）诊断标准

①有诱发休克的原因；②有意识障碍；③脉搏细速，超过100次/min或不能触知；④四肢湿冷，胸骨部位皮肤指压阳性（压迫后再充盈时间超过2s），皮肤有花纹，黏膜苍白或发绀，尿量少于30mL/h或尿闭；⑤收缩血压低于10.7kPa（80mmHg）；⑥脉压差小于2.7kPa（20mmHg）；⑦原有高血压者，收缩血压较原水平下降30%以上。凡符合上述第①项以及第②、③、④项中的两项和第⑤、⑥、⑦项中的一项者，可诊断为休克。

（二）老年虚脱的中医康复保健方法

从临床经验来说，中医保健方法适用于休克早期与中期，晚期效果较差。通过推拿指压、艾灸、耳针等方法刺激相应穴位，可使血压上升，心排量增加，呼吸增强，尿量增多。

1. 耳穴保健

（1）取穴

耳穴肾上腺、皮质下、升压点、心，可配神门、肺、交感、肝。

（2）操作

两耳交叉取穴，轻刺激，间歇运针，或以王不留行籽贴耳穴刺激。

2. 艾灸保健

（1）取穴

关元，可配膻中、百会、气海、神阙。

（2）操作

灸关元，效果不佳加配穴，使用艾条以雀啄法灸，汗出脉动为度。对感染性和低血容量性休克效果较好。

3. 推拿保健

（1）取穴

内关、少商、合谷、足三里、水沟。

（2）手法

按压法。

（3）操作

双侧穴位都取，反复指压各穴，手法中强以上刺激，直至患者脸色由青紫或青灰转为白色，大汗淋漓，口中呼出大气方可逐渐减轻，最后轻揉各个穴位；主要治疗过敏性休克。

需要强调的是，目前不能认为中医保健的方法可以完全代替其他急救措施。因此，根据不同的情况，积极配合中西医疗法协同救治是十分必要的。

（三）老年虚脱的注意事项

1）早期发现，及时严密观察。在虚脱的早期抢救治疗，大多可予以挽回，早期发现很重要。

2）患者应平卧，气急不能平卧者，可采用半卧位。

3）注意保暖和安静，尽量不要搬动患者，必须搬动时动作要轻。

三、老年内脏绞痛的中医康复保健

疼痛是临床上最常见的自觉症状之一，内脏绞痛是指一类发生在内脏器官的剧烈如刀绞的疼痛。现对老年人最常见的心绞痛、胆绞痛、肾绞痛的中医保健方法进行讲述。

（一）老年心绞痛的中医康复保健

心绞痛，中医又称胸痹，是以左胸膺、膻中处、心前区、胸骨后等部位猝发或逐渐加重的疼痛、憋闷为主要临床表现的急性病症。本篇论述范围不包括真心痛（急性心肌梗死）。

1. 老年心绞痛概述

（1）病因病机

心绞痛是由于七情内伤，情绪激动，起居失节，过食饱食，年老体虚，气血不足，气候变化，感受寒邪等导致的气滞血瘀，寒凝痰结，阻遏心脉，闭塞心络，闭而不通，因而疼痛。

西医认为心绞痛是因冠状动脉粥样硬化而供血不足，心肌急性缺血而胸痛。

（2）临床表现

突然心痛剧烈，如烧灼、如针刺，牵扯发射至左肩，引臂内侧痛，并沿手少阴心经而循行至环指、小指，常伴有心悸、气短，偶可伴有濒死感，往往追使患者立即停止活动，重者还出汗。

（3）诊断要点

①病史：患者素有高血压、高脂血症、糖尿病等宿疾，存在心痛的易发因素如肥胖、吸烟等，又因情志波动、饱食、劳倦、气候变化等而诱发，很可能有既往相同的发作史。②有典型临床表现。③缓解方式：心痛逐步加重，历时 1～5min，很少超过 15min；休息或含服硝酸甘油，疼痛在 1～2min 内（很少超过 5min）迅速缓解。

2. 老年心绞痛的中医康复保健方法

心绞痛的中医康复保健可从耳针、艾灸两个方面入手。

（1）艾灸保健

1）取穴：心俞、厥阴俞、巨阙、膻中、内关。

2）操作：艾条温和灸 15 ～ 20min，以皮肤潮红为度，每日 1 ～ 2 次，可用于心绞痛老年人的日常保健。

（2）刮痧保健

1）取穴：厥阴俞、心俞、神堂、至阳、天突，膻中、巨阙、内关、足三里、三阴交、太溪。

2）操作：刮厥阴俞、心俞、神堂、至阳；点揉天突、膻中、巨阙，刮曲泽、内关及上肢前侧、足三里、三阴交；点揉太溪。

（3）耳穴保健

1）取穴：耳穴皮质下、肾上腺、交感、神门、心、脾、肾。

2）操作：毫针刺激，或揿针埋藏，或王不留行籽贴压。

3. 老年心绞痛的注意事项

1）心绞痛发作频繁者（每日 3 次以上），疼痛程度较重者，应卧床休息，及时吸氧，待病情稳定后再起床活动。

2）心痛者活动应量力而行，以不引起心痛为度。

3）保持情绪稳定，避免不良刺激。

4）应予以易消化、低脂低盐饮食，戒酒禁烟。

5）多进食水果蔬菜，粗纤维食物，保持大便通畅，切记排便过度用力。

6）注意保暖，防止呼吸道感染。

（二）老年胆绞痛的中医康复保健

胆绞痛是以右上腹剧烈疼痛为主要表现的急症，中医属于胁痛的范畴。老年人胆绞痛常见于急性胆囊炎和胆石症。

1. 老年胆绞痛概述

（1）病因病机

因情志失调，肝气郁结；气郁日久，气滞血瘀；精血亏损，肝阴不足；脾失健运，湿热内郁，导致胁痛（胆绞痛）。

急性胆囊炎疼痛是由细菌感染，高度浓缩的胆汁或返流入胆囊的胰液产生化学刺激所致的疼痛。胆石症引起的胆绞痛是由于患者常在饱餐、进食油腻食物后或睡眠中体位改变时，由于胆囊收缩或结石移位加上迷走神经兴奋，结石嵌顿在胆囊壶腹部或颈部，胆囊排空受阻，胆囊内压力升高，胆囊强力收缩而引起绞痛。

（2）临床表现

主要临床症状为右上腹痛，疼痛剧烈，常放射至右肩胛区，伴有恶心、呕吐或出现黄疸和高热。

（3）诊断要点

根据胆绞痛典型的临床表现以及患者胆囊炎或胆石症的既往病史可以诊断。

2. 老年胆绞痛中医康复保健方法

中医康复保健方法适用于急性单纯性胆囊炎的治疗和胆石症临床症状的缓解。

（1）耳穴保健

耳穴保健能增加肌体的防御能力和代谢功能，对胆囊功能也有明显的调节作用，在此基础上产生抗炎镇痛的效果，使胆囊从病理状态得以恢复，治疗原则是疏肝利胆、行气止痛。

1）取穴：耳穴肝、胆、交感、神门。

2）操作：毫针刺，强刺激。剧痛缓解后，可行耳穴压丸法，两耳交替进行。

（2）推拿保健

推拿保健对胆绞痛有一定的疗效，与耳穴配合使用疗效更佳。

1）取穴：膈俞、肝俞、胆俞、阿是穴、背部膀胱经穴；章门、期门、胸胁部；阳陵泉、胆囊穴、足三里、三阴交、太冲、行间。

2）手法：点法、按法、一指禅推法、擦法、揉法、搓法。

3）操作：①背部操作：受术者取坐位或俯卧位，施术者用点法或按法在膈俞、肝俞、胆俞及阿是穴处进行强刺激治疗，每穴3min；以一指禅推法在背部膀胱经操作3min；擦背部膀胱经，透热为度。②胁肋部操作：受术者取坐位，施术者以一指禅推法结合指按法、指揉法在章门、期门操作，每穴2min，擦、搓两侧胁肋部，以透热为度。③四肢部操作：以一指禅推法结合点法、按法、揉法在阳陵泉、胆囊穴、足三里、三阴交、太冲、行间操作，每穴1min，擦小腿前外侧，以透热为度。

3. 老年胆绞痛的注意事项

1）胆绞痛急性发作时应卧床休息，禁食，急性发作缓解时，酌情给予流质或半流质饮食。

2）中医保健方法疗效不佳时，须及时改用其他有效疗法（包括手术疗法）。

3）中医保健方法适用于结石较小（直径小于1cm）、胆囊排出功能较好者，并可配合中西医结合方法，以提高排石效果。

（三）老年肾绞痛的中医康复保健

肾绞痛，指由于泌尿系结石，尤其是输尿管结石导致的突然发作的肾区剧烈疼痛。

1. 老年肾绞痛概述

（1）病因病机

中医学认为肾绞痛属于"石淋"的范畴，湿热下注，煎熬尿液，结为砂石。

西医学认为，急性肾绞痛大多由结石所致，而且大部分发生于输尿管结石，故所谓的肾绞痛其实很大一部分是输尿管绞痛。肾绞痛不是一个独立的疾病，是由多种原因导致的肾盂或者输尿管平滑肌痉挛所致，其发病没有任何先兆，疼痛程度甚至可以超过分娩、骨折、创伤、手术等。

（2）临床表现

主要的临床表现为绞痛突然发生，疼痛多呈持续性或间歇性，并沿输尿管向髂窝、会阴、阴囊及大腿内侧放射，并出现血尿或脓尿，排尿困难或尿流中断，肾区可有叩击痛。

（3）诊断要点

根据临床表现，一般可以判断为肾绞痛。为了进一步治疗，需要进行必要的检查，从而明确结石部位、大小和数量。对于怀疑为肾绞痛的患者，尿液分析是非常重要的检查。约85%的病例出现肉眼或镜下血尿，但缺少镜下血尿者并不能排除肾绞痛的可能。肾绞痛的发作常伴随血白细胞计数增高。

2. 老年肾绞痛的中医康复保健方法

中医康复保健方法适用于结石较小（直径小于1cm）的泌尿系结石症。

（1）耳穴保健

1）取穴：耳穴肾、输尿管、神门、压痛点。

2）操作：毫针刺或耳穴压丸法，两耳交替进行。

（2）推拿保健

推拿保健防治老年肾绞痛，以活血通络、解痉止痛为原则。

1）取穴：肾俞、大肠俞、膀胱俞、京门、水道、关元、中极、秩边、三阴交、阴陵泉、太溪等穴。

2）手法：点法、揉法、一指禅推法等。

3）操作：受术者俯卧，施术者站其身旁，用示指或拇指的第一指间关节屈曲凸起部分在受术者背部肾俞、大肠俞、膀胱俞、三焦俞以及背部膀胱经第一侧线上的阿是穴进行点揉，每穴 1～2min；然后用小鱼际横擦腰臀部，以透热为度。受术者仰卧，施术者坐其身旁，先施一指禅推法于关元穴约 2min；然后用中指指端按揉水道、归来、气冲、中极、京门，每穴 1～2min；用拇指指端按揉三阴交、阴陵泉、太溪、涌泉，每穴 1～2min；最后拿委阳 10～30 次。

3. 老年肾绞痛的注意事项

1）平时宜调节饮食，根据结石成分适当调节食物。如草酸盐结石患者，少吃菠菜、土豆、豆类等富含草酸的蔬菜；尿酸盐结石患者，少吃肝、肾及豆类等含嘌呤丰富的食物。

2）治疗时，嘱患者多饮水、多活动，以促结石排出，肾绞痛患者可在肾区热敷。

3）有感染的患者，可加用抗生素或清热解毒的中药。

4）中医康复保健效果不佳时，宜改用其他疗法（如体外震波碎石或手术疗法）。

四、老年出血的中医康复保健

出血是机体不同部位各种出血的病症。其急症包括咯血、吐血、衄血、便血、尿血等。本篇将针对衄血、便血和尿血三种出血进行论述。出血是许多疾病的一种临床症状，必须查明病因，明确诊断，以便采取相应措施。

（一）老年衄血的中医康复保健

衄血是指鼻出血，为一种常见病症。

1. 老年衄血概述

（1）病因病机

其病因病机一般为火与虚：肝火、胃火、风热犯肺，热毒内蕴、肾精亏虚，气血两亏等可导致衄血。本病可由局部病变（如炎症、外伤、鼻中隔偏曲、肿瘤等）和全身性疾病（如血压增高、凝血功能障碍、血管张力改变等）引起。

（2）临床表现

衄血即鼻出血，出血量多少不一，轻者仅为涕中带血，重者可引起失血性休克，反复鼻出血可导致贫血。局部病变引起的出血多发生于单侧鼻腔，量少；全身性疾病引起的出血多位于双侧鼻腔，交替性或同时出血，量多，时间长，难以遏止。

（3）诊断要点

详细询问病史及出血情况，确认出血源于鼻腔或相邻组织，排除咯血和呕血；估计出血量，评估患者当前循环系统状况；排查全身性疾患，明确鼻出血病因。老年人衄血常常与高血压和动脉硬化有关，出血部位多见于鼻腔后部，此部位出血一般较为凶猛，不易止血，出血常迅速流入咽部，从口中吐出，应予以鉴别诊断。

2. 老年衄血的中医康复保健方法

对于单纯性的鼻出血，可从推拿、艾灸、刮痧等方法入手，及时治疗后，大多可痊愈，愈后良好。

（1）耳穴保健

1）取穴：耳穴鼻、肾上腺、皮质下等。肺热者加耳穴肺；胃热者加耳穴胃；肝热者加耳穴肝等。

2）操作：毫针刺或耳穴压丸法，两耳交替进行。

（2）艾灸保健

1）取穴：孔最。

2）操作：点燃艾条于穴位上方 3cm 处，一起一落、忽近忽远如鸟雀啄食，约 5min。

（3）刮痧保健

1）取穴：风池、大椎、上星、通天、迎香、合谷。

2）操作：常规消毒后，在穴位上涂抹刮痧油或润肤乳，用刮痧板棱角刮拭，先刮风池、大椎，再刮上星、通天，然后刮迎香，最后刮合谷。

（4）推拿保健

1）取穴：少商。

2）手法：掐揉法等。

3）操作：掐揉少商穴 30s，松 10s，反复 10 余次，左右手交替。

3. 老年衄血的注意事项

1）积极治疗引起鼻出血的原发病。

2）坚持体育锻炼，增强体质，避免感受风邪。

3）戒烟限酒，少食肥甘厚味。

4）避免情志失调，肝郁化火。

（二）老年便血的中医康复保健

便血是指血随粪便而下之病症。便血只是一个症状，并非一种疾病。

1. 老年便血概述

（1）病因病机

便血均由胃肠之脉络受损所致，或湿热蕴结肠道，损伤肠道脉络以致便血；或脾胃虚寒，中气不足，统血无力，血溢肠内，随大便而下。

便血常见于消化道出血、肠道炎症、痔、脱肛、肛裂、直肠息肉、肿瘤等。

（2）临床表现

血随粪便而下，或便前便后，或便与血相混杂，甚至单纯下血。便血量多少不一，血色鲜红或者暗红。便血多见于下消化道出血，特别是结肠与直肠病变的出血，但亦可见于上消化道出血。便血的颜色取决于消化道出血的部位、出血量与血液在胃肠道停留的时间。便血伴有皮肤、黏膜或其他器官出血现象者，多见于血液系统疾病及其他全身性疾病。

（3）诊断要点

1）注意便血的特点：了解便血的发生和发展过程：如内痔、肛裂常在大便后出血；结肠息肉等常呈反复、间歇性少量便血；中晚期肠道肿瘤可为持续性少量便血。分清便血性状、出血方式、颜色和出血量：如内痔出血呈点滴状或喷射状；肛裂则是血附于粪便表面或手纸染血，出血量少；

如出血较多，血液在肠腔内潴留，排出时可呈黑色，多考虑上消化道病变；若为紫红色、暗红色或有血块，或血色鲜红，则多来自下消化道；混有黏液并有臭味，应想到有肿瘤的可能。

2）注意便血的伴发症状：如直肠息肉（癌）等便血常伴有肛门下坠、里急后重；内痔、息肉便血无肛门疼痛；肛裂则伴有肛门疼痛及便秘；慢性结肠炎常伴腹泻、左下腹隐痛；肠套叠伴有剧烈的腹痛甚至休克等。

2. 老年便血的中医康复保健方法

中医康复保健方法适用于中、小量便血的老年人。

（1）耳穴保健

1）取穴：耳穴大肠、直肠、肛门、肾上腺、皮质下等。

2）操作：毫针刺或耳穴压丸法，两耳交替进行。

（2）艾灸保健

1）取穴：太白、脾俞、中脘、气海等。

2）操作：对气海穴以艾卷雀啄法温灸；中脘穴先施泻法，后施补法，以补为主；余穴均用补法。此法适合脾胃虚寒之便血。

3. 老年便血的注意事项

1）便血的患者除了止血，主要是针对原发病的治疗。

2）出血量大的患者，应及时到医院进行救治。

3）大量出血患者应暂时禁食，中、小量出血者，宜进流质饮食如鲜牛奶。

（三）老年尿血的中医康复保健

尿血指血随尿液而出。

1. 老年尿血概述

（1）病因病机

尿血的病位在肾及膀胱，主要的病机是热伤脉络及脾肾不固。热伤脉络又分实热和虚热；脾肾不固又有脾虚和肾虚之别。引起尿血的原因常有肾结核、泌尿系结石、肾炎、肿瘤等。

（2）临床表现

正常的尿液含有极少量的红细胞。未经离心的尿液在显微镜下每个高倍视野可有红细胞 $0 \sim 2$ 个，如果超过此数，即为尿血。见尿血同时伴有较长期的尿频、尿急、尿痛者，以肾结核的可能性较大；如血尿伴眼睑、面部或全身浮肿，血压增高及发热等症状，可能是急性肾炎；如尿血伴剧烈的尿频、尿急、尿痛者，大多为急性膀胱炎；如排尿不畅、尿道口不痛，但肉眼见淡红色尿或显微镜下见红细胞微量者，多为前列腺炎症；尿血伴腰痛症状，有时发生剧烈的肾绞痛者，可能为肾或输尿管结石；年龄在 40 岁以上，无明显症状和疼痛的尿血，可能有泌尿系统肿瘤；尿血、腰痛与体位及日常活动有明显关系者，如症状在卧床休息后好转，体力活动增加后加重，则肾下垂的可能性较大；如尿血伴全身其他部位出血者，可能由血液病引起。

（3）诊断要点

根据临床表现可诊断，并应明确原发病因，以便针对病因治疗。

2. 老年尿血的中医康复保健方法

（1）耳穴保健

1）取穴：耳穴膀胱、尿道、肾、肾上腺、皮质下等。

2）操作：毫针刺或耳穴压丸法，两耳交替进行。

（2）艾灸保健

1）取穴：脾俞、肾俞、气海、三阴交。

2）操作：艾卷温和灸，此法适用于脾肾亏虚之尿血。

3. 老年尿血的注意事项

1）多饮水，少抽烟或不抽烟，少吃刺激性食物。

2）避免经常使膀胱高度充盈，感觉有尿意即要去排尿，以减少尿液在膀胱内的存留时间。

3）积极进行原发病的治疗。

五、老年中暑的中医康复保健

中暑又称中热、阳暑，是在夏日酷暑或者高温环境下，感受暑热或高温而发生的疾病，临证时以高热、汗出、心悸、头晕、嗜睡，甚至神昏、抽搐为特征，民间常称为"发痧"。

1. 老年中暑概述

（1）病因病机

盛夏酷暑之日，于烈日暴晒下，或久劳于高温之室，热郁气逆，阻遏气机，热闭于内，闭塞清窍，而发为中暑。

西医学认为中暑系由高温环境引起体温调节中枢障碍，汗腺功能衰竭和（或）水、电解质丢失过量所致。年老体弱、肥胖之人，在高温环境中容易发病。

（2）临床表现

中暑的临床表现根据程度不同分为三级。

1）中暑先兆：在高温环境下活动一段时间后，出现乏力、大量出汗、口渴、头痛、头晕、眼花、耳鸣、恶心、胸闷、体温正常或略高症状。

2）轻度中暑：除以上症状外，有面色潮红、皮肤灼热、体温升高至38℃以上，也可伴有恶心、呕吐、面色苍白、脉率增快、血压下降、皮肤湿冷等早期周围循环衰竭表现。

3）重症中暑：除轻度中暑表现外，还有热痉挛、腹痛、高热昏厥、昏迷、虚脱或休克表现。

（3）诊断要点

老年人在盛夏酷暑季节，高温作业环境中突然发病，有明确感受暑热的病史，根据临床表现确定中暑程度。老年人中暑应与中风相鉴别。

2. 老年中暑的中医康复保健方法

中医康复保健方法对中暑疗效显著，简单易行，民间应用甚多。其中刮痧保健对中暑效果良好，且操作简单，取材方便，民间应用广泛。

（1）刮痧保健

1）取穴：头部（眉心、两太阳穴）、颈部（喉结两侧、颈部两侧）、背部（肩部、背部脊柱两侧、肩胛部的冈上或冈下或内缘）、胸部（胸中线、胸骨两旁、前胸肋两旁）、四肢（肘窝、腘窝、两足后跟肌腱处）。

2）操作：用刮痧板（或其他）蘸润滑油，用光滑边缘于限定部位多次向一个方向刮动，直至皮肤潮红或出现紫红色。注意刮动力量适中，谨防刮破皮肤，选择部位多少依病情轻重而定。

（2）耳穴保健

1）取穴：耳穴心、枕、脑、缘中等。

2）操作：毫针刺或耳穴压丸法，两耳交替进行。

（3）推拿保健

老年中暑的推拿保健，可参照前面的老年昏厥推拿保健，另可加以下操作。

1）取穴：大椎、肺俞、足三里、委中等。

2）手法：一指禅推法、按法、揉法、拿法等。

3）操作：在老年昏厥的推拿保健基础上，加一指禅推法或拇指按、揉颈椎棘突两侧，往返操作 3～5min；拇指按揉大椎、肺俞、足三里，拿委中，以酸胀为度。

3. 老年中暑的注意事项

1）保持良好的阴凉通风的环境，大汗淋漓者，不宜当风吹拂，应及时用毛巾擦拭。

2）大汗者，鼓励多饮淡盐水。

3）饮食宜半流质而清淡。

4）降温过程中，密切关注体温、血压和心脏情况，避免发生因体温过低而虚脱的情况。

➡️ 任务实施

老年急症的中医康复保健模拟实训

▶▶ **第一步：明确任务实施的目的要求。**

1）掌握老年常见急症的艾灸、推拿、耳穴等中医康复保健方法。

2）熟悉老年常见急症的注意事项。

3）了解老年常见急症的其他康复保健方法。

▶▶ **第二步：准备任务所需教具、器材、人员。**

模特（学生）、视频资料、艾条、打火机、按摩床、按摩巾、王不留行籽或耳穴贴、75% 乙醇、消毒干棉球、玻璃罐、95% 乙醇等。

▶▶ **第三步：明确任务实施的方式（讲授＋示教＋实训）。**

1）教师结合视频资料、多媒体讲授老年常见急症的相关理论知识。

2）教师在模特（学生）身上演示老年常见急症的温和灸、耳穴与推拿等保健方法。

3）学生 2 人 1 组相互模拟练习。

▶▶ **第四步：明确任务实施的内容与方法。**

1）施术者操作前准备：仪表大方，衣着整洁，洗手等。

2）评估：受术者的主要临床表现、既往史、施术部位的皮肤情况、对疼痛的耐受情况、心理状况、禁忌证等。

3）用物准备：治疗盘、艾条、艾绒、打火机、各种罐、刮痧板、刮痧油、75% 乙醇、95% 乙醇等。

4）受术者准备：取合理体位，松开衣着，保暖等。

5）定穴及确定方法：确定腧穴部位及中医康复保健方法。

6）操作：根据受术者评估情况选用灸法、拔罐、刮痧、推拿等康复保健方法，按照施术要求进行老年常见急症的中医康复保健。

7）观察：在操作的过程中随时询问受术者的反应，若有不适，及时调整。

8）整理：操作结束，协助受术者整理衣着，安排舒适体位，整理床单位，清理用物。

9）评价：施术部位的准确度，皮肤情况；体位是否合理；受术者的满意度及目标达到的程度等。

10）记录：详细记录施术后受术者的客观情况，并签名。

▶ **第五步：任务思考与总结。**

在实际工作中面对老年急症，应该具备什么素质？进行怎样的应急处理？

➡ **触类旁通**

老年急症的其他康复保健方法

1. 老年心绞痛的日常养生保健方法

针对心痛急症，市面上有很多中成药可以选择，功效以活血理气止痛为主。这些中成药在心痛的治疗上都有不错的效果，见冠心病专方专药表（表4-3）。对于老年心绞痛的康复保健，除了上述方法外，日常的生活养生保健也非常重要。

1）多吃富含维生素和膳食纤维的食物，如新鲜蔬菜、水果、粗粮等。

2）多吃海鱼和大豆有益于冠心病的防治。

3）平时可多吃有利于降血糖和改善冠心病症状的食物，如大蒜、洋葱、山楂、黑木耳、大枣、豆芽、鲤鱼等食物。

4）可吃些丹参、灵芝等中药，喝些护心养心的茶，如天草丹参保心茶，丹参对冠心病有很好的疗效。

2. 老年肾绞痛的药膳保健

肾绞痛患者急性疼痛解除后，可以服用利水通淋的药膳方清热去湿利尿，帮助结石的排出，见表4-8。

表4-8 肾绞痛药膳方表

方　名	功　效	组　成	制　法	备　注
金钱草饮	清肝泄热，排石利尿	金钱草200g，冰糖少许	金钱草洗净切碎，入药煲，加水300g，煎煮至100g，调入冰糖代茶饮	肝功能差者忌食
荠菜鸡蛋汤	清肝泄热、祛湿利尿	荠菜250g，鲜鸡蛋1个，食用油、盐适量	荠菜洗净切段，鸡蛋去壳打匀，清水煮汤，温热服用，每天1次，连食30天	可佐餐，感冒发烧者不宜食用

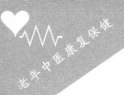

3. 老年便血的其他康复保健方法

老年便血除了上述康复保健方法，市面上还有专方专药以及药膳来进行止血，见表4-9、表4-10。

表4-9　便血专方专药表

方　药	功　效	用　法
大黄散(大黄、黄芩、黄连，比例2:2:1)	清热泻火、止血	每次5g，每日4次，必要时可1～2h服用1次
血宁冲剂	清胃泻火、凉血止血	每次1g，每日4次
云南白药、田七粉	活血止血	任选1种，每次2～3g，每日4次，口服
止血宝颗粒	凉血止血	每次3g，每日3次，口服

表4-10　便血药膳方表

药膳方	组成	功效与应用	用　法
还童茶	槐角1kg	清热、凉血止血，适用于肠道湿热之便血	采秋季槐荚果，洗净、晾干，烘烤至深黄色，上笼蒸，再烘干，除去内黑色种子，取干燥果皮轧碎，分装每份10g。白开水冲泡饮用，每次10g，每日2次
苎麻根粥	苎麻根10g，淮山药5g，莲子肉5g，糯米50g	补脾益肾、止血，适用于脾胃虚寒之便血	苎麻根、淮山药、莲子肉切碎，与糯米共煮为粥，空腹食用，每日2次

4. 老年尿血的其他康复保健方法

1）中药敷贴：中药敷贴对尿血有一定疗效，在明确尿血病因后可辅助使用。将鲜小蓟洗净，捣烂如糊状，每晚敷两侧肾俞穴，用敷料盖好，胶布固定。第2天清洗后更换，1周为1个疗程。

2）药膳保健：明确尿血病因，积极治疗原发病的同时，根据辨证，应用药膳方辅助治疗尿血，见表4-11。

表4-11　老年尿血药膳方表

药膳方	组　成	功效与应用	用　法
茅根车前饮	白茅根、车前子(布包)各50g，白糖25g	凉血止血、利尿通淋，适用于实热证尿血	将白茅根、车前子和适量水放入砂锅，水煎20min，放入白糖，代茶频饮
旱莲草粳米粥	旱莲草10g，白茅根15g，粳米60g	凉血止血，滋阴益肾，适用于虚热证尿血	旱莲草、白茅根加水适量，煎取药汁400mL；粳米洗净入锅，入药汁和适量清水，武火煮沸，文火煮至烂粥即可
艾叶炖母鸡	艾叶15g,老母鸡1只，米酒60mL，葱白2段，盐适量	益气扶阳散寒止血,适用于虚寒证尿血	将老母鸡宰杀，去毛和内脏，剁块，入沸水烫透。加入艾叶、米酒和适量清水，煮沸，加盐，葱白，小火煨至烂熟。食肉喝汤，佐餐食用，连用5～7天

5. 老年中暑的其他康复保健方法

1）一般处理：发现中暑患者，立即使其离开高温环境，移至阴凉、安静、通风的地方休息；给予清凉饮料，淡盐水、西瓜汁、绿豆汤都可；物理降温，可用冷水（井水）、冰水或乙醇（30%）擦身，同时用风扇向患者扇风。

2）专方专药：目前市面上有不少针对中暑的中成药，效果不错，见表4-12。

表 4-12　中暑专方专药表

药　　名	功　　效	用　　法
人丹	清热解暑	10～20 粒含化或口服
十滴水	清热解暑	4～5mL 口服
解暑片	清热解暑	1～4 片口服
避瘟丹	避秽化浊止呕	2～4 丸口服
玉枢丹	避秽化浊止呕	2～5 丸口服
安宫牛黄丸、至宝丹	清热解毒、开窍醒脑	每次 1 粒，口服

➡ 项目小结

　　中医康复保健技术是对前面所学理论与技术的综合应用。本项目主要介绍了老年高血压、老年心血管病、老年脑血管意外后遗症、老年糖尿病、老年失眠、老年颈腰痛、老年膝关节病、老年心理健康问题、老年便秘及老年常见急症的概述、中医康复保健方法及注意事项。概述中分别介绍了定义、病因病机、临床表现及诊断要点；中医康复保健方法中依病症的不同分别介绍了灸法、拔罐、耳穴、刮痧、推拿等技术的应用。本项目的重点和难点是要学生掌握老年常见病症的中医康复保健方法，能够熟练运用中医康复保健技术对老年人进行康复保健治疗和指导。同时，还要关注在进行中医康复保健时的注意事项。学生在学习时应该抓住重点和难点，采用多媒体、案例讨论、模拟实训等多种学习方法，注意与实际工作结合，以巩固所学知识与技能。

　　在对老年人常见病症进行康复保健的同时，要针对不同的疾病症状和功能障碍，综合运用多种传统的康复保健方法，如药膳、药浴、传统体育运动等。功能锻炼应尽早开始，并以循序渐进、持之以恒为原则，充分发挥老年人的主观能动性。通过多种方式的康复保健，最终达到延长老年人的生命、最大限度恢复老年人的活动能力、提高老年人生活质量的目的。另外，还应注意老年人常见病症的健康教育，降低病症的复发率。

参 考 文 献

[1] 张吉. 针灸学 [M]. 北京：人民卫生出版社. 2012.

[2] 曹仁发. 中医推拿学 [M]. 北京：人民卫生出版社. 2012.

[3] 石学敏. 针灸推拿学 [M]. 北京：中国中医药出版社，2006.

[4] 陈建尔，甑德江. 中国传统康复技术 [M]. 北京：人民卫生出版社，2014.

[5] 吕美珍. 中国传统康复技术实训指导 [M]. 北京：人民卫生出版社，2010.

[6] 黄岩松. 中医康复保健 [M]. 天津：天津大学出版社，2009.

[7] 黄岩松. 实用中医养生 [M]. 武汉：华中科技大学出版社，2010.

[8] 郭长青，刘平，等. 图解刮痧疗法 [M]. 北京：中国医药科技出版社，2012.

[9] 陆再英，钟南山. 内科学 [M]. 北京：人民卫生出版社，2008.

[10] 周仲瑛. 中医内科学 [M]. 北京：中国中医药出版社，2003.

[11] 沈晓明. 经络腧穴临证精要 [M]. 北京：北京科学技术出版社，2011.

[12] 王华. 针灸学 [M]. 北京：高等教育出版社，2008.

[13] 曹恒炎，江艳华，王元樑. 中老年糖尿病患者的中医药膳 [J]. 中外医学研究，2010，8（25）：64.

[14] 褚海林，王恩萍. 推拿结合西药治疗 2 型糖尿病 60 例 [J]. 浙江中医学院学报，2003，27（4）：72.

[15] 王启才. 针灸治疗学 [M]. 北京：中国中医药出版社，2003.

[16] 杨玉秀. 按摩穴位配合音乐疗法改善老年失眠的临床效果分析 [J]. 中外医疗，2014，（18）：65-66.

[17] 黄锦文，庞贞兰. 颈腰痛中医药治疗的研究进展 [J]. 临床合理用药杂志，2012（20）：171-172.

[18] 曲燕. 中药热敷护理疗法治疗颈椎病的临床观察 [J]. 辽宁中医杂志，2015（3）：611-613.

[19] 朱桂香. 中药热敷对腰椎间盘突出症腰痛的疗效分析 [J]. 中国实用医药，2011（22）：133-134.

[20] 罗才贵. 推拿治疗学 [M]. 北京：人民卫生出版社，2001.

[21] 周仲瑛. 中医内科学 [M]. 北京：中国中医药出版社，2007.

[22] 沙乘风. 老年心理健康问题初探 [J]. 南京中医药大学学报，2008，9（3）：185-186.

[23] 吴振云. 老年心理健康的内涵、评估和研究概况 [J]. 中国老年学杂志，2003，23（12）：799-801.

[24] 谢一文. 老年心理健康问题与心理健康教育初探 [J]. 现代交际，2015（4）：20.

[25] 贾天奇，等. 传统体育疗法与未病学 [J]. 体育与科学，2007，28（4）：12-14.

[26] 陈志刚，等. 运用压痛敏感耳穴治验失眠 1 例 [J]. 中医药导报，2010，16（11）：81.